活発脳をつくる 60歳からのおりがみ

監修 古賀良彦 精神科医・杏林大学名誉教授

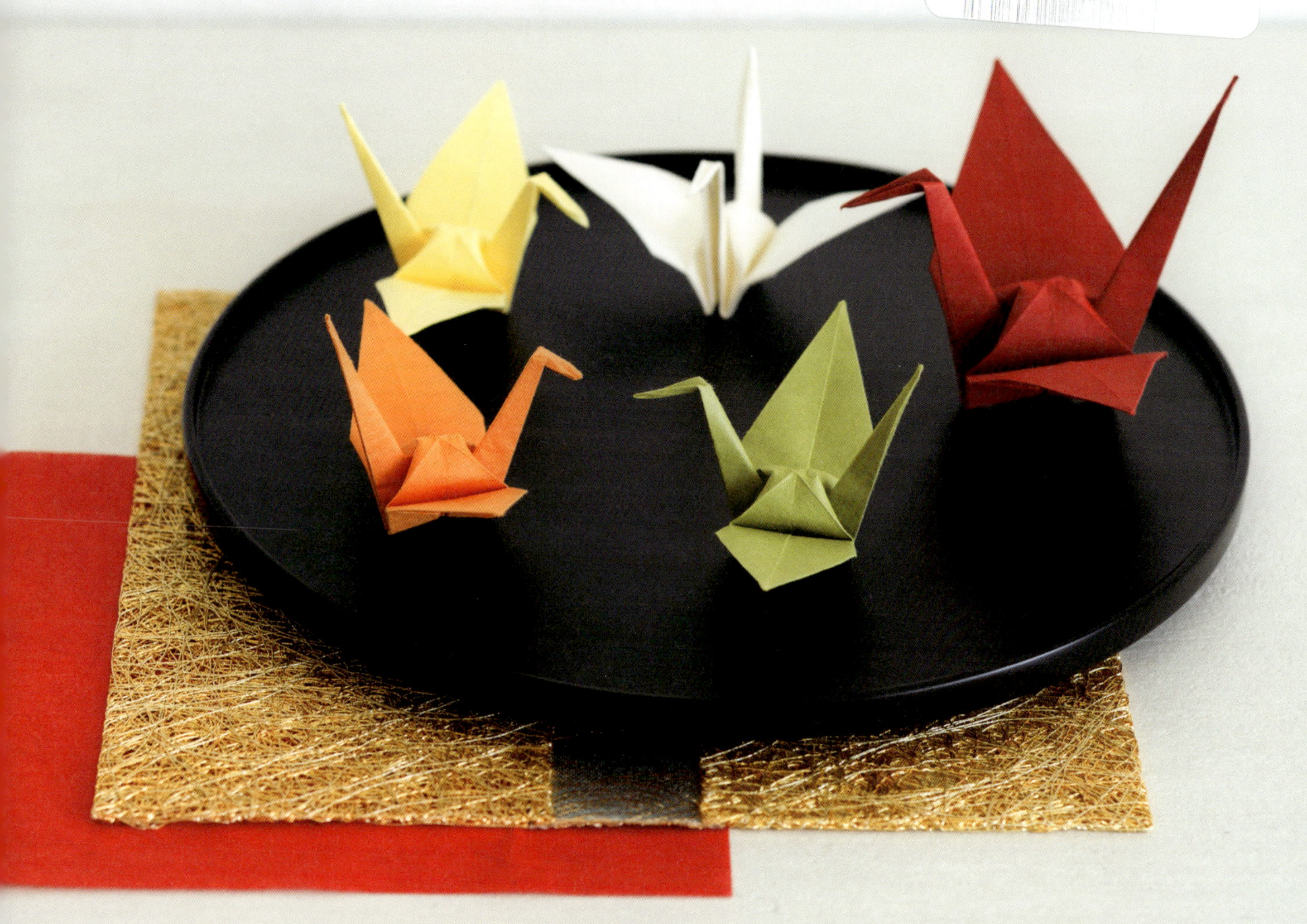

主婦の友社

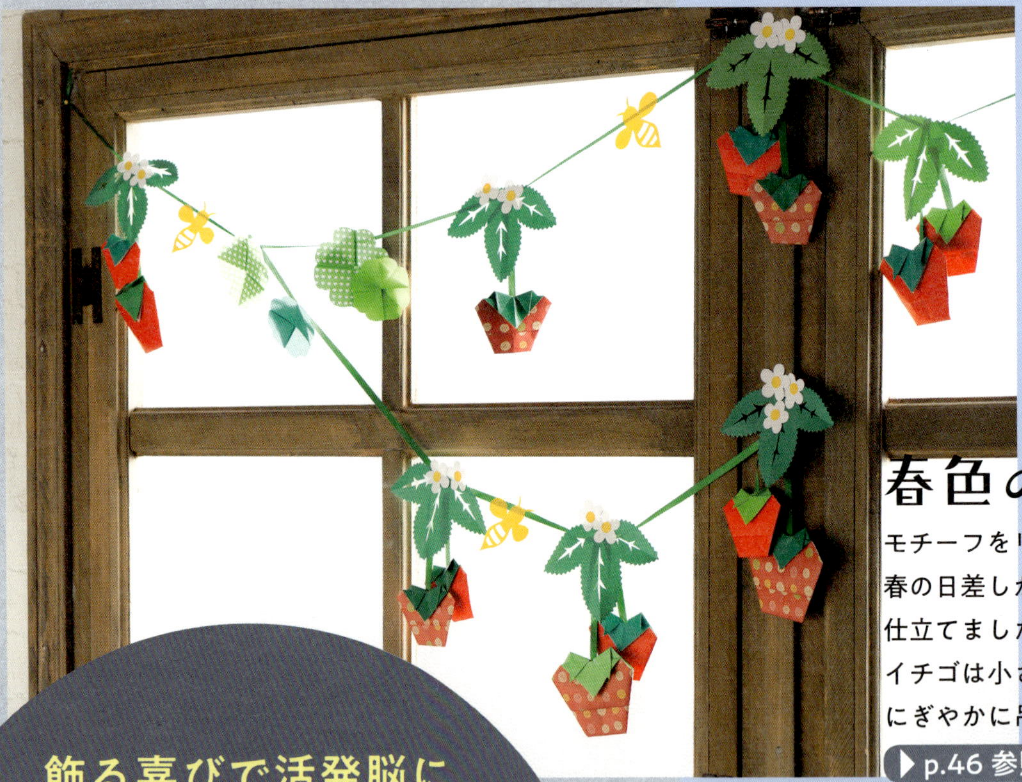

使用おりがみ作品
イチゴ
クローバー

春色のガーランド

モチーフをリボンでつないで、
春の日差しが似合うガーランドに
仕立てました。
イチゴは小さめに折って
にぎやかに吊るしましょう。

▶p.46 参照

飾る喜びで活発脳に

考えて工夫することは、人だけに許された、とても高度な機能。脳の活性化に大いに役立ちます。「折って終わり」にせず、おりがみをさらに別の作品に発展させてみませんか？　また、すてきなものに囲まれ、それを「すてき」と感じる脳の働きも、脳を衰えさせない大事な刺激になります。おりがみの発展作品例や飾り方例を参考に、楽しんで暮らしを彩ってください。

(※14ページからもあわせてお読みください)

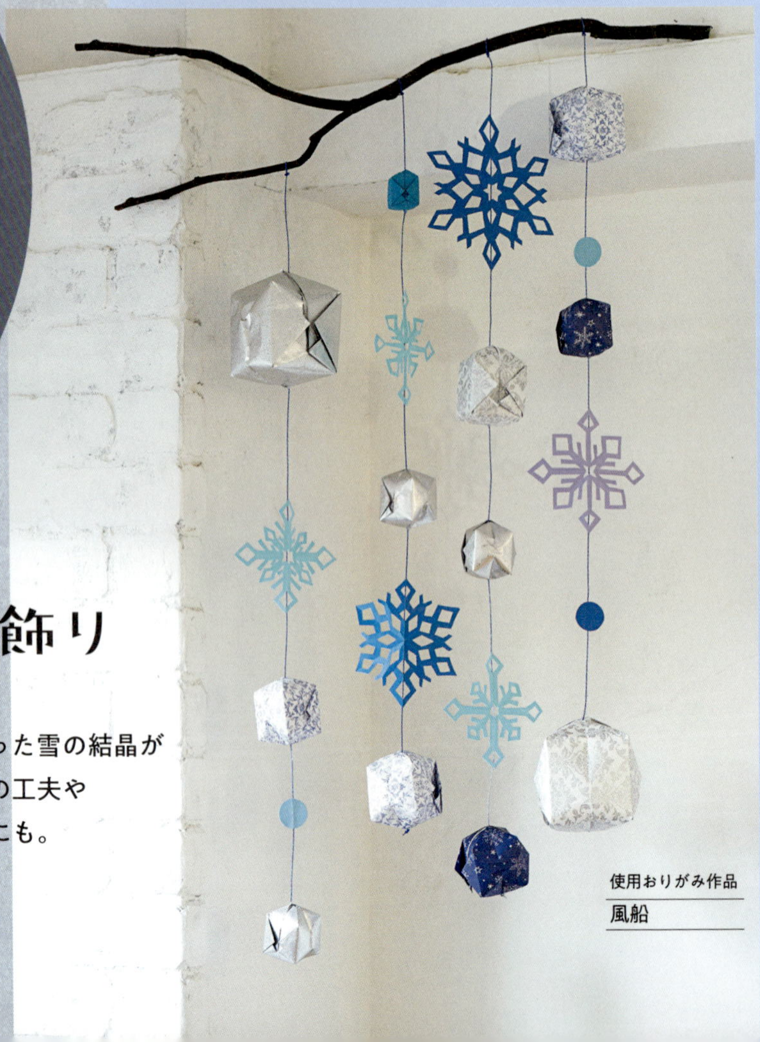

風船の吊るし飾り

風船を大小さまざまに。
銀や青系の紙色や、切り紙で作った雪の結晶が
冬らしい装いですが、モチーフの工夫や
紙のチョイスしだいでどの季節にも。

▶p.46 参照

使用おりがみ作品
風船

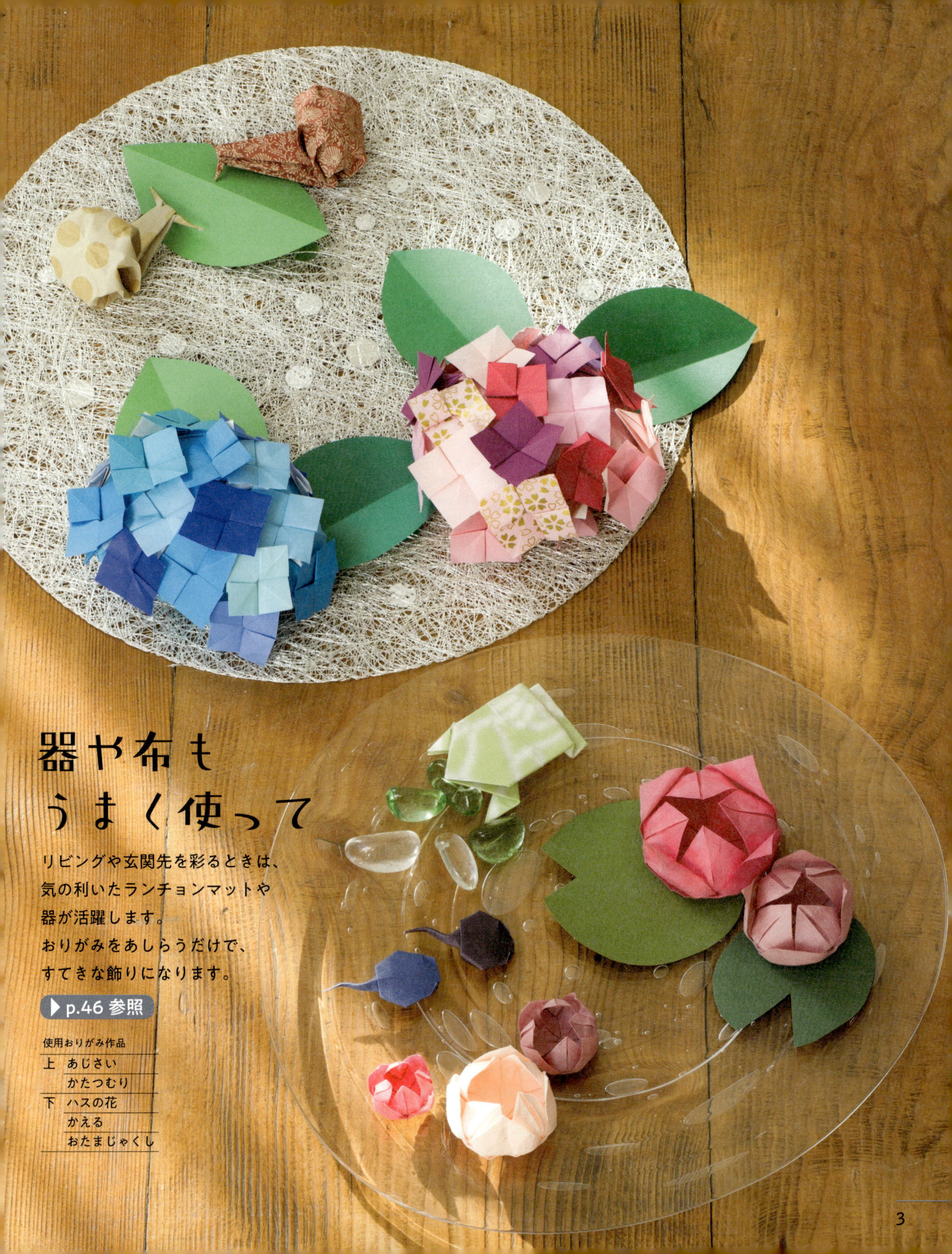

器や布も うまく使って

リビングや玄関先を彩るときは、
気の利いたランチョンマットや
器が活躍します。
おりがみをあしらうだけで、
すてきな飾りになります。

▶p.46 参照

使用おりがみ作品

上　あじさい
　　かたつむり
下　ハスの花
　　かえる
　　おたまじゃくし

使用おりがみ作品

うぐいす

梅の花

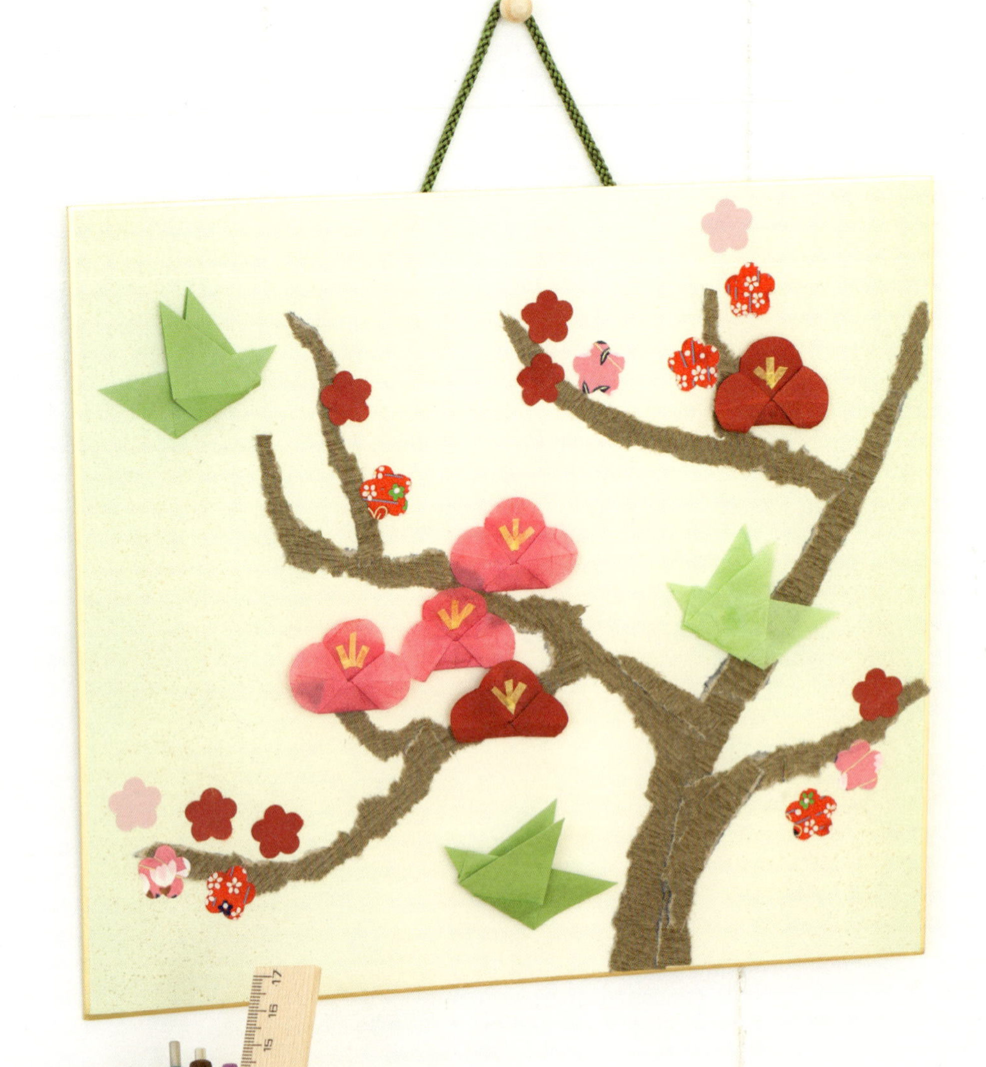

ちぎり絵などとの合わせ技も

おりがみを飾るのに手軽な色紙。
ちぎり絵などでひと手間かけると
風情が加わります。
梅の花も折るのは数輪にしぼって、
ほかはクラフトパンチで抜いています。
牛乳パックも、驚きの変身でペン立てに。

▶ p.46 参照

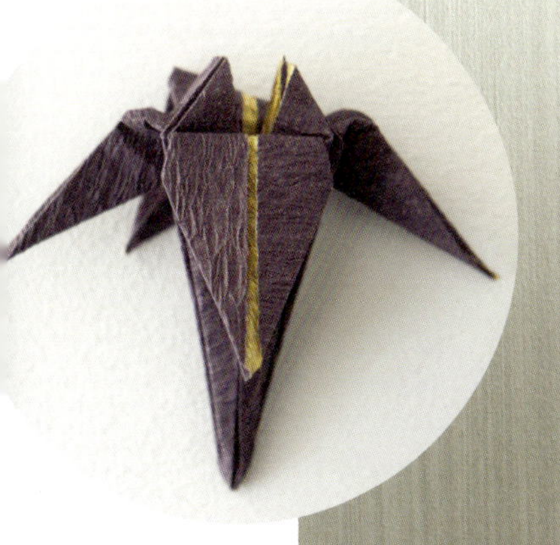

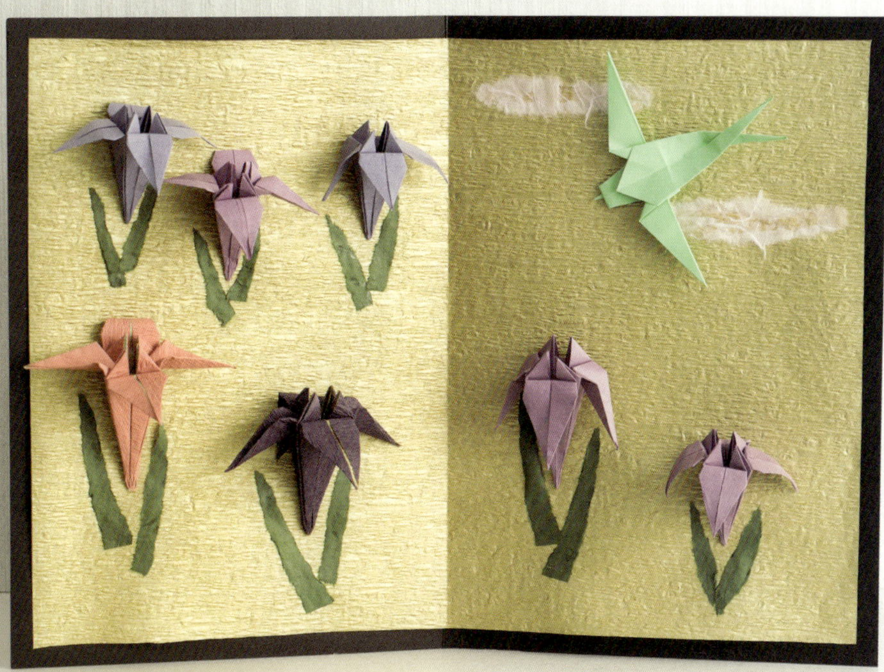

立体的な作品を貼った屏風

立体のおりがみだって、
大胆にあしらってみましょう。
好きな形につぶしたり、
折り曲げたりできるのも、紙のよさ。
尾形光琳の『燕子花（かきつばた）図』を
気取ってみました。
屏風は黒い厚紙に金のもみ和紙を貼っています。

使用おりがみ作品
あやめ
つばめ

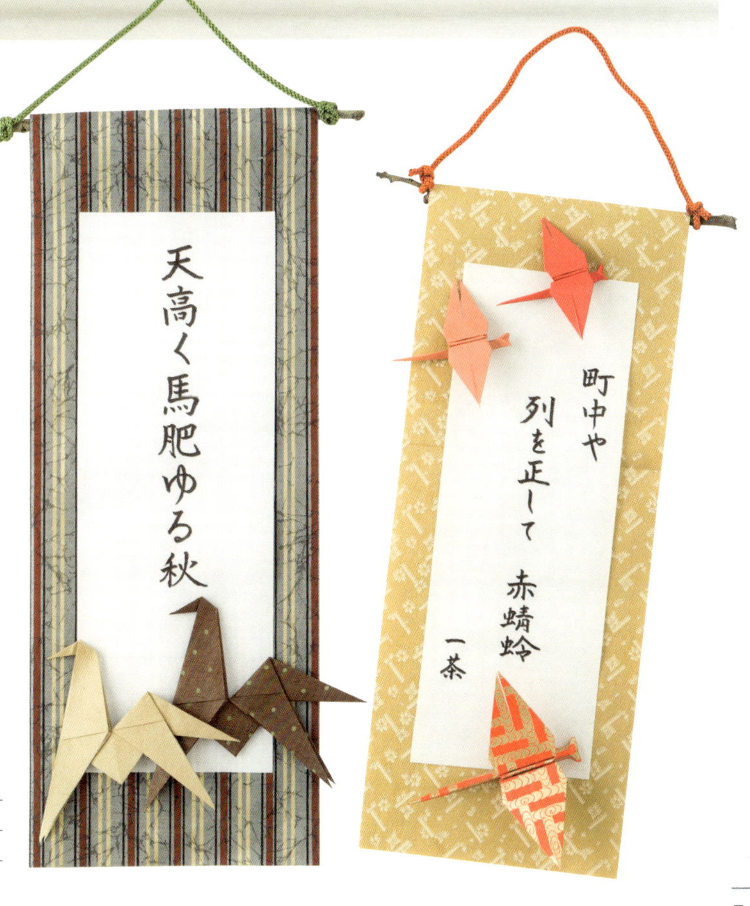

和紙を使って掛け軸風に

ちょっとすてきな和紙を見つけたら
こんなアレンジはいかが？
短冊サイズに切った半紙に
句や詩を書きつければ、
趣のある掛け軸風に。

▶ p.46 参照

使用おりがみ作品
馬
とんぼ

正月飾りも おりがみで

小粋な和紙で折った作品は
そのままでもお正月の顔。
鏡餅に飾るときは、
数本を束にした水引をあしらったり
じゃばらに折った金紙を
屏風風に添えたりして、
華やかさを演出しましょう。

せんすに折り羽づるをのせるだけでも、
おめでたい玄関飾りに。

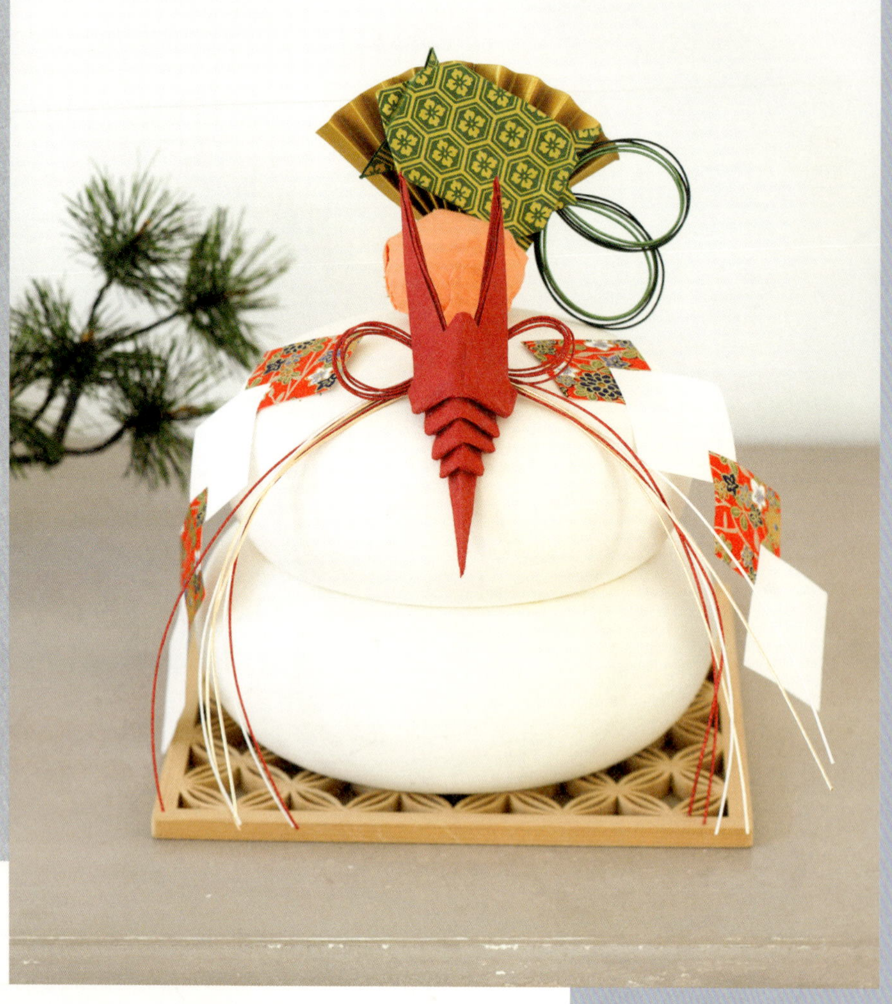

使用おりがみ作品
えび
カメ

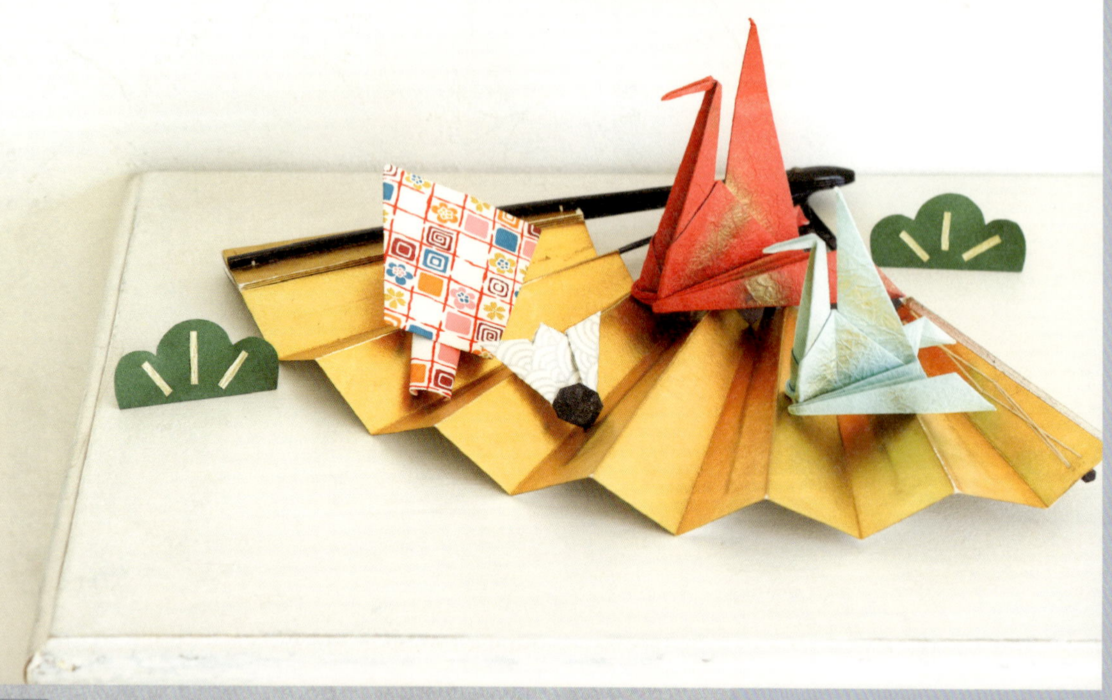

使用おりがみ作品
折り羽づる
羽子板
羽根

使用おりがみ作品
おひなさま
風船

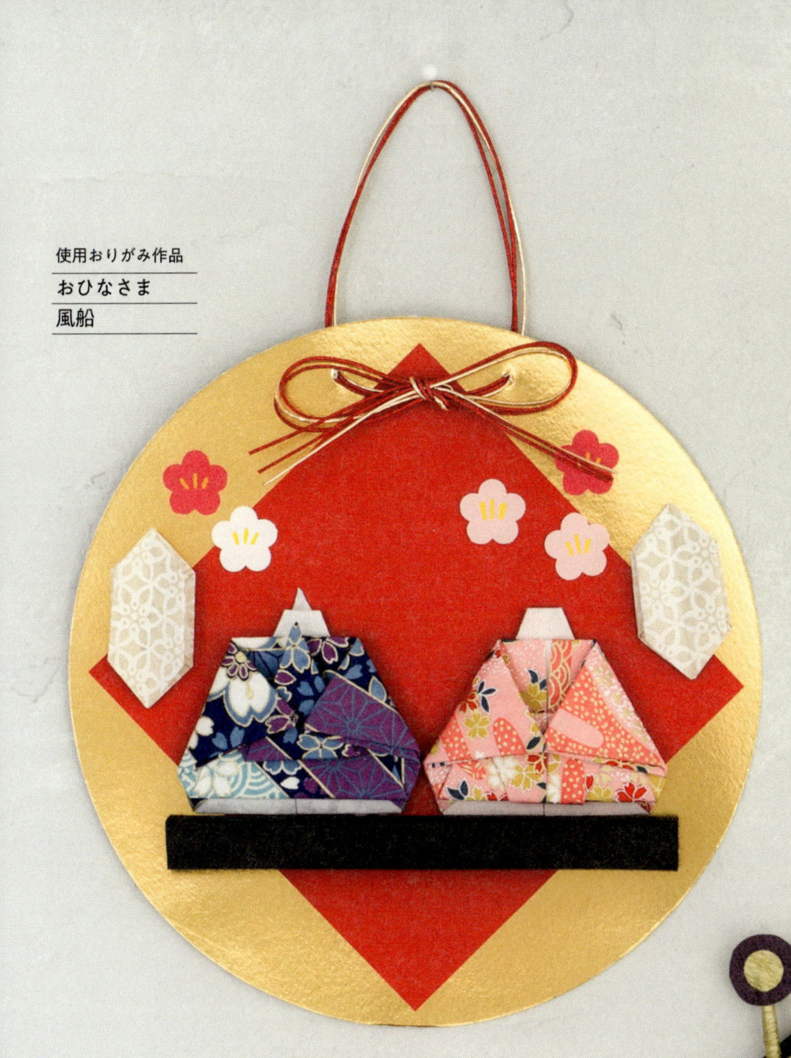

桃の節句の壁飾り

壁飾りなどにするときは、
おりがみが平面的なら
ほかで少し立体感を出してメリハリを。
ぼんぼりは透け感のある紙で風船を折って、
アレンジして使っています。

▶p.94 参照

端午の節句の壁飾り

黒と金の二重円の台紙に、
はみ出すほどのサイズのかぶとで大胆に。
台紙は工作用紙、
こいのぼりの竿は竹ぐしに紙を巻いて作っています。

使用おりがみ作品
かぶと
こいのぼり

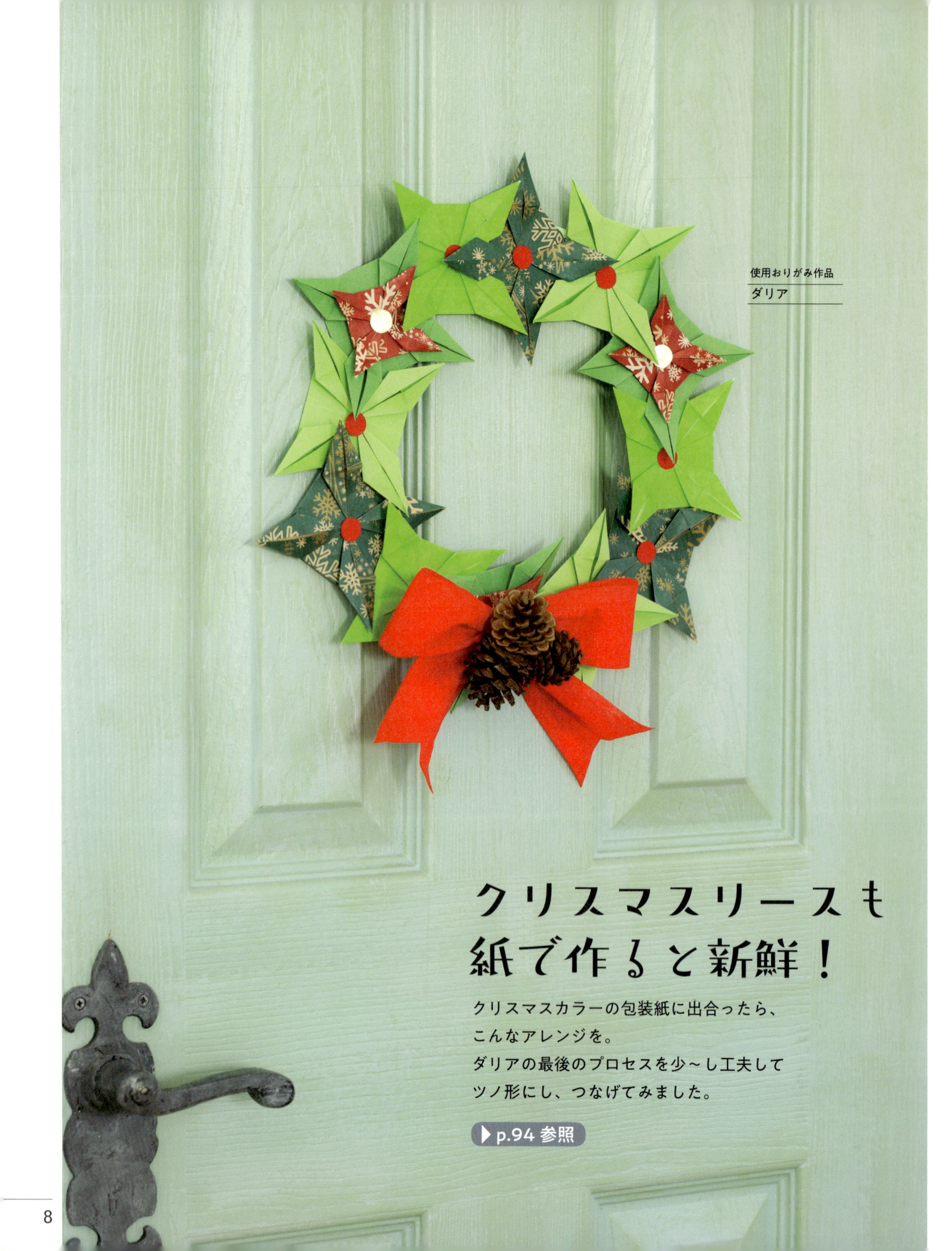

使用おりがみ作品
ダリア

クリスマスリースも紙で作ると新鮮！

クリスマスカラーの包装紙に出合ったら、
こんなアレンジを。
ダリアの最後のプロセスを少～し工夫して
ツノ形にし、つなげてみました。

▶p.94 参照

バラのリースで初夏を演出

透明感のあるトレーシングペーパーで折って、
初夏らしく。
市販のリース台にボンドなどでとめるだけ！

▶p.94 参照

使用おりがみ作品
バラ

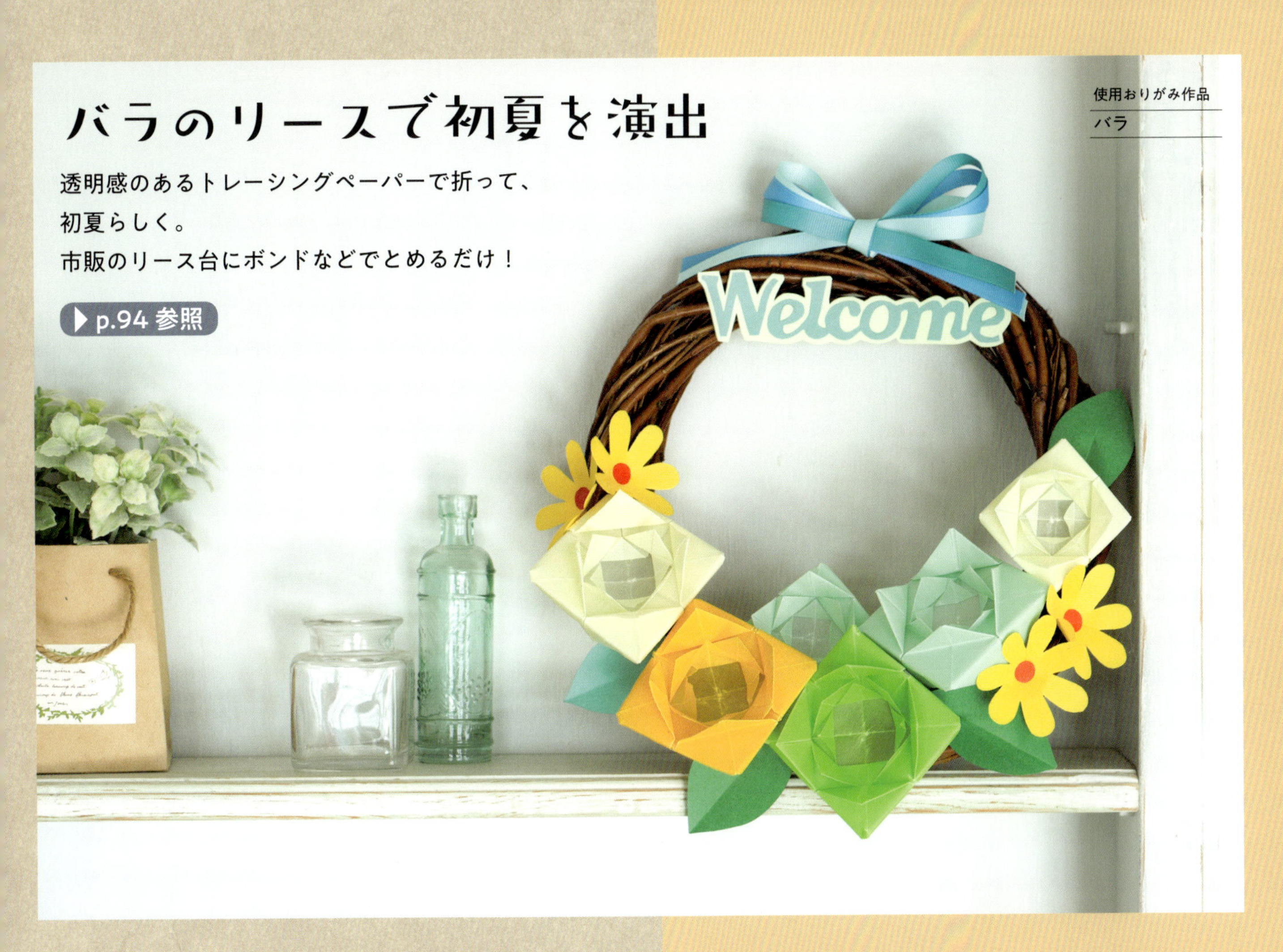

「ちょこっと」が彩りに

季節のモチーフを
お気に入りの紙で折って足せば、
いつものフォトフレームが違った表情に。
おりがみはアイデアしだいで
暮らしに彩りをもたらしてくれます。

▶p.94 参照

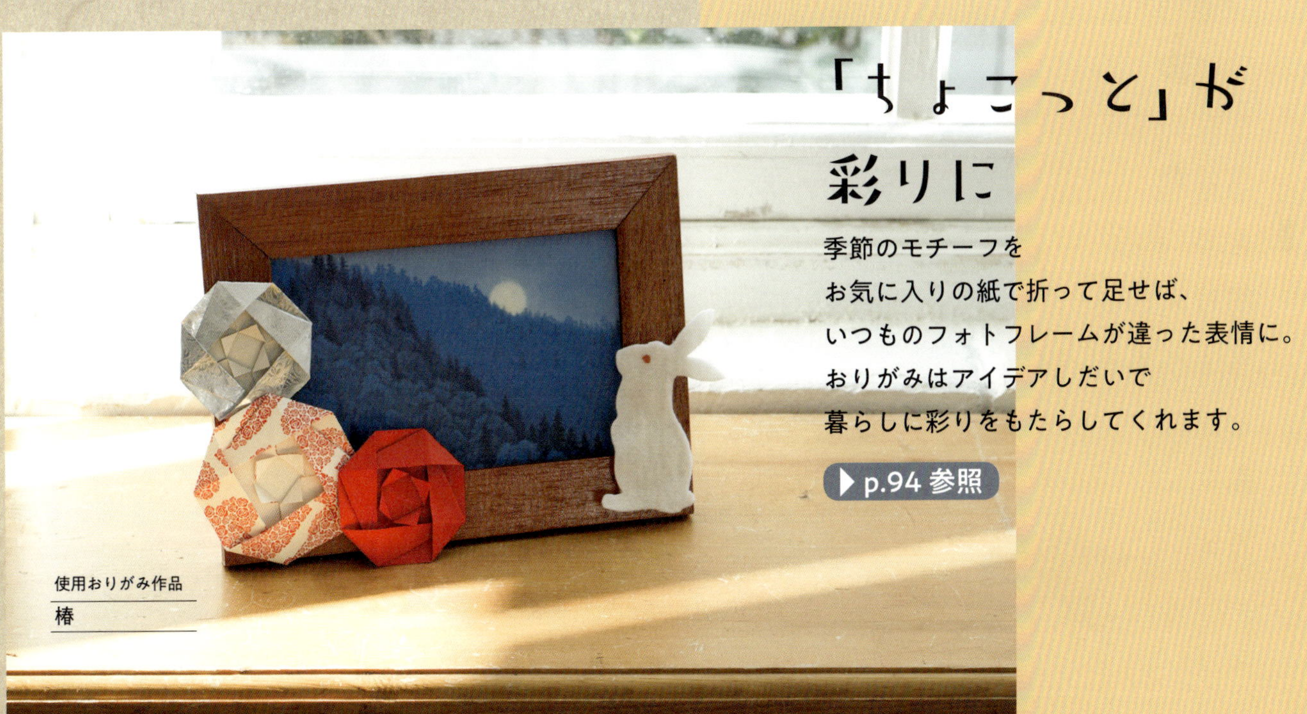

使用おりがみ作品
椿

目次

1章 指の動きを意識して折る

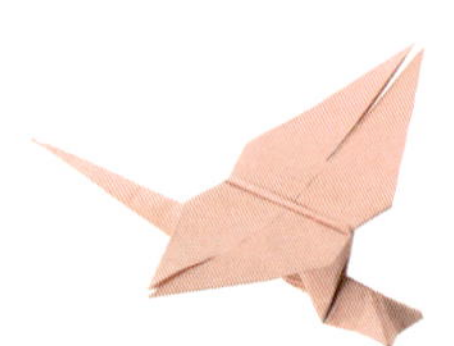

2章 形を想像しながら折る

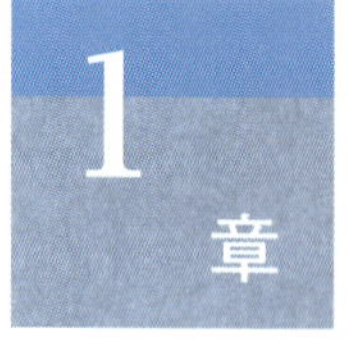

3章

チャレンジ脳を鍛える

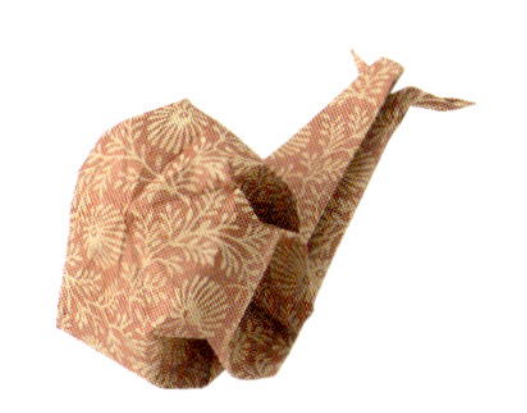

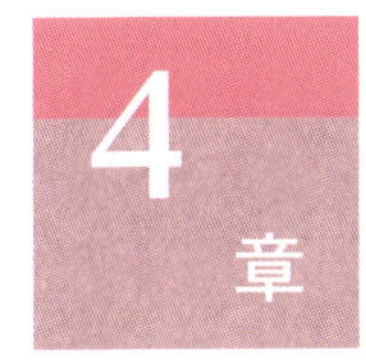

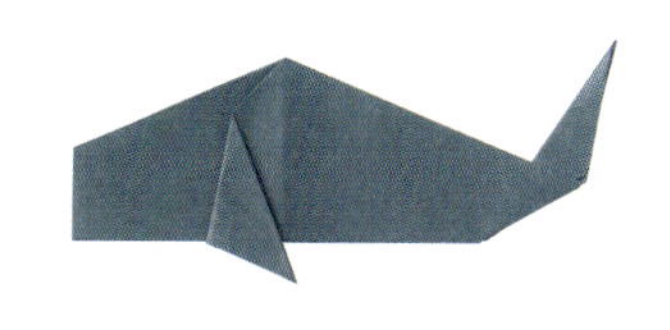

「飾る・使う」で活発脳に

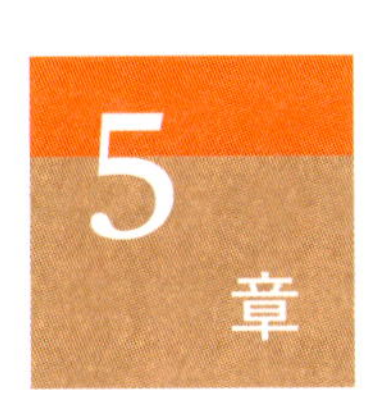

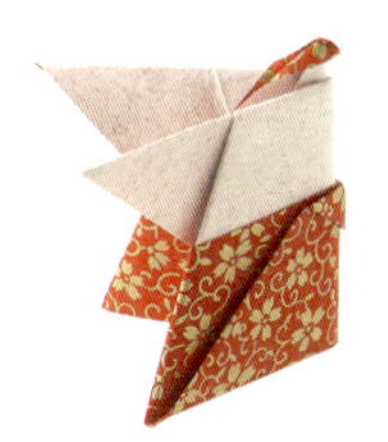

孫と遊ぶ・孫と楽しむ

基本の折り方と記号のルール

折るときの見本となる「折り図」では、折り方のルールが記号になっています。覚えておくとスムーズに折れます。72ページには、少し高度なコツを紹介した「きれいに折るテクニック」も。あわせてごらんください。

◆谷折り

点線のところが内側に
「谷」になるように折ります。

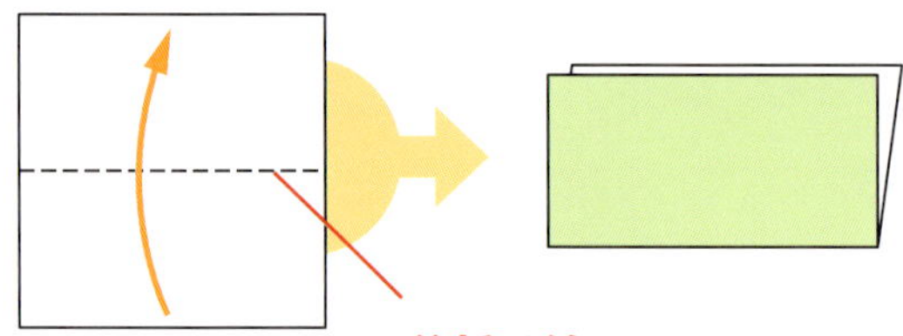

谷折り線
矢印のほうに谷折り

◆山折り

点線のところが外側に
「山」になるように折ります。

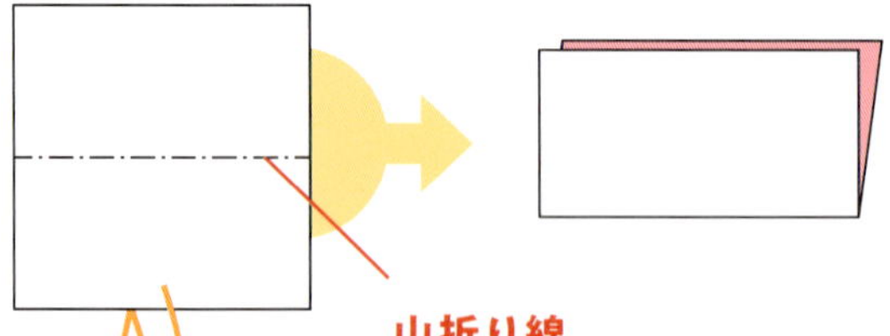

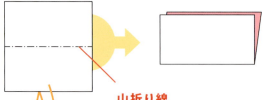

山折り線
矢印のほうに山折り

◆折りすじをつける

一度折って戻すと、
すじがついて次を折る目安になります。

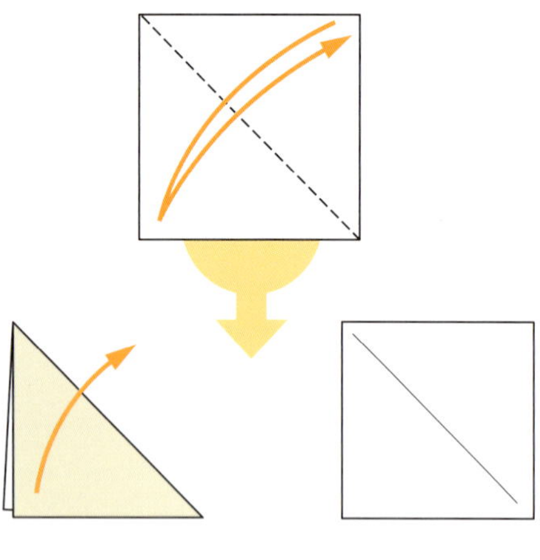

1 点線のところで谷折りしたあと、戻します。

2 折ったところに折りすじがつきました。

◆段折り

折り上がりが
段になるように、
山折りと谷折りを
隣り合わせに折ります。

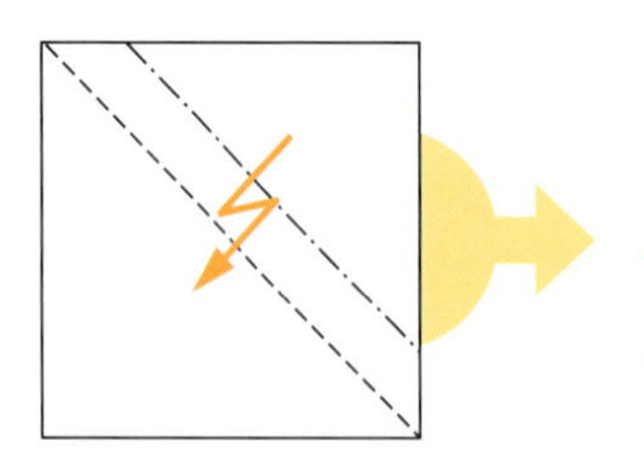

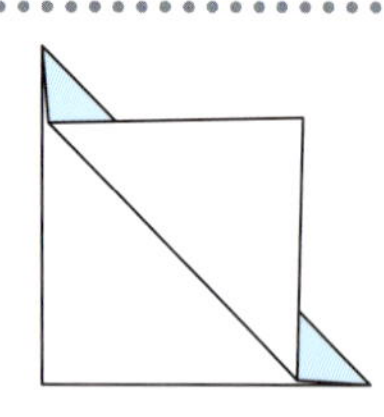

1 最初に谷折りで半分に折ったら、点線のところで折り返します。

2 山折りと谷折りが隣り合わせになって、段が折れました。

◆折りずらす

折っている面と
違う面を出します。

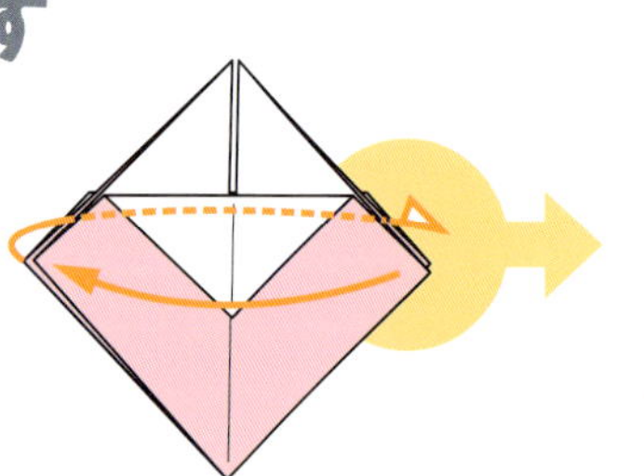

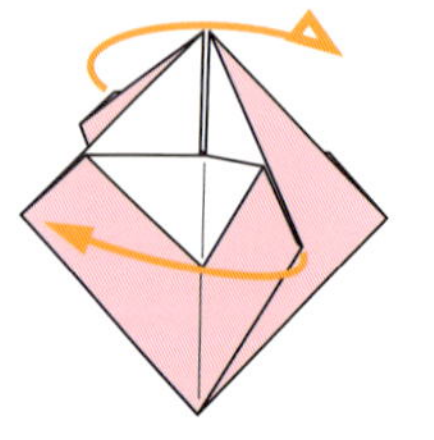

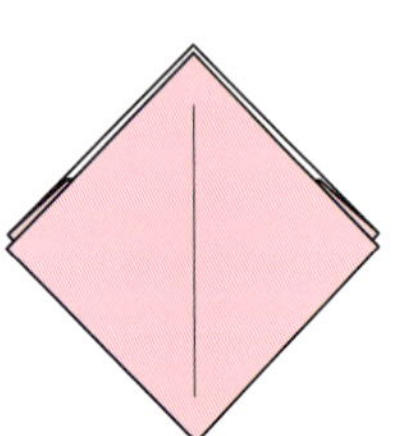

1 手前を左に、向こうを右に折ります。

2 今まで折っていたのと違う面が出ました。

◆開いてつぶす

四角を開いてつぶす

のあたりから、四角の袋に指を入れます。
そして、矢印のほうに開いたら、つぶします。

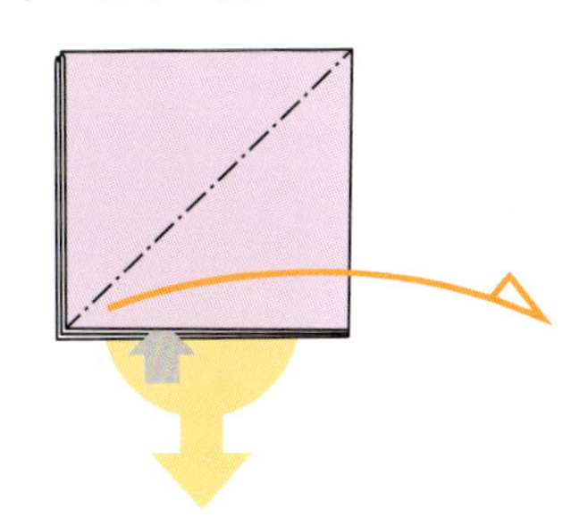

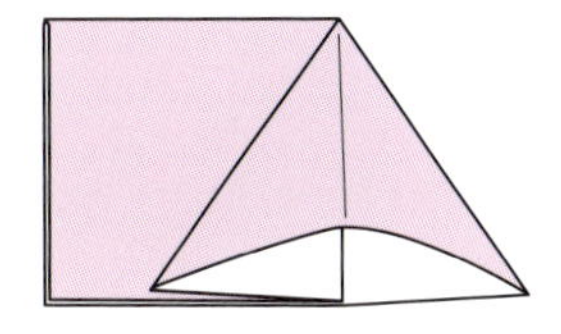

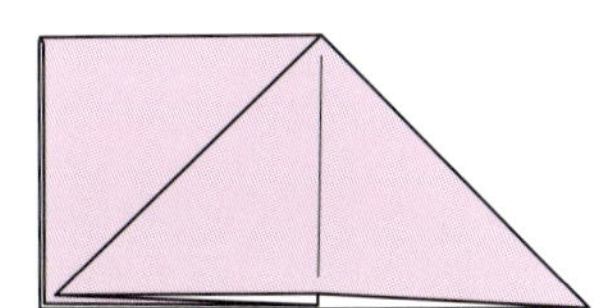

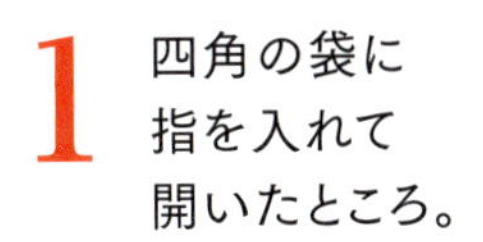

1 四角の袋に指を入れて開いたところ。

2 つぶすと三角に！

三角を開いてつぶす

のあたりから、三角の袋に指を入れます。
そして、矢印のほうに開いたら、つぶします。

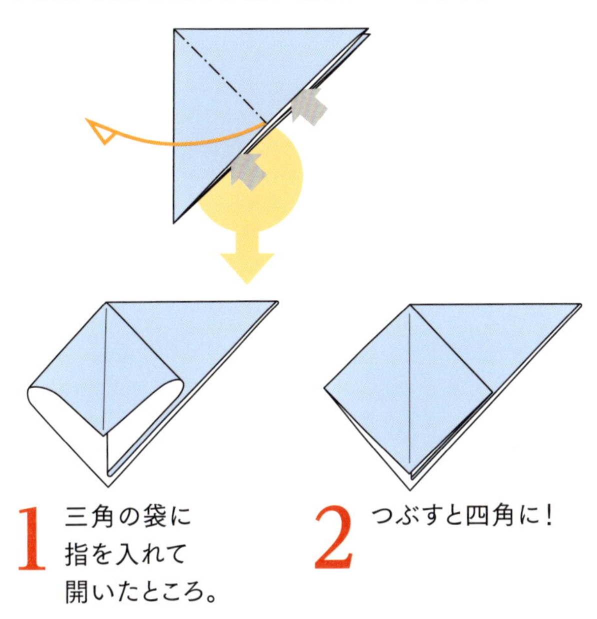

1 三角の袋に指を入れて開いたところ。

2 つぶすと四角に！

◆中割り折り

2つ折りの間を割って、折り入れます。

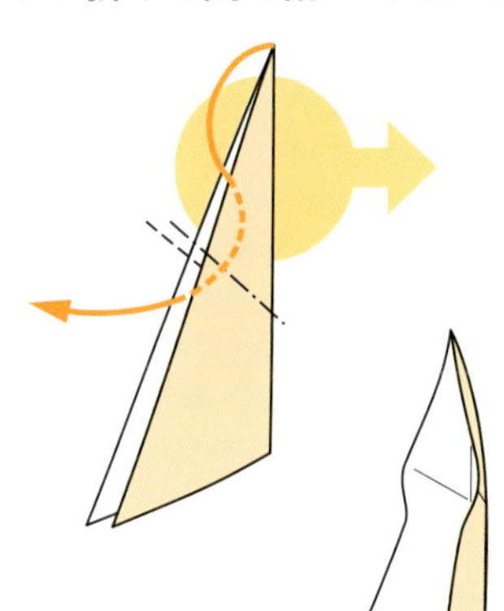

1 折り線のところで一度折って戻し、折りすじをつけます。

2 少し広げて、折りすじのところで中に折り入れます。

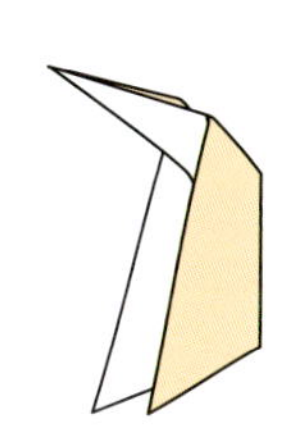

3 もっと折り下げて…

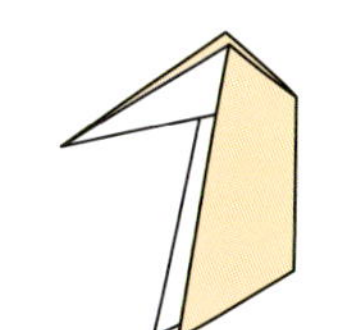

4 中割り折りのできあがり。

◆外割り折り

2つ折りを、途中からぐるりと裏返します。

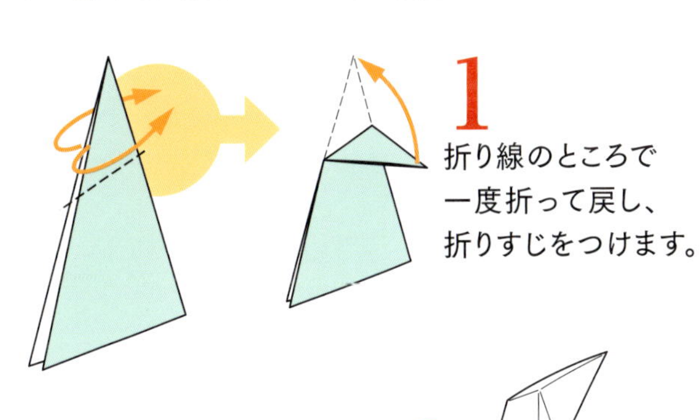

1 折り線のところで一度折って戻し、折りすじをつけます。

2 2つ折りを広げて、折りすじのところでぺこんと裏返します。

3 折りたたむと、外割り折りのできあがり。

おりがみで生き生き「活発脳」に

ーなぜ、おりがみで脳活動は盛んになるのか？ー

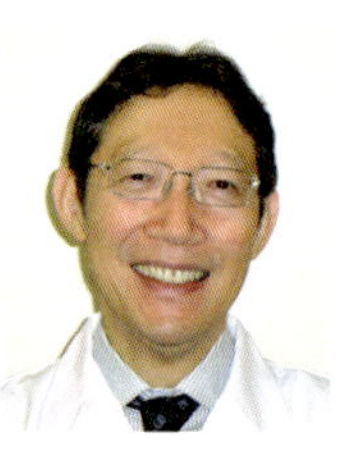

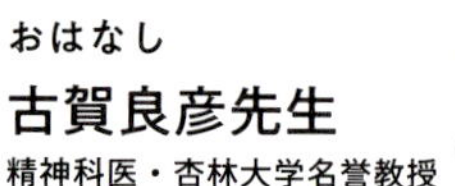
おはなし
古賀良彦先生
精神科医・杏林大学名誉教授

脳はとても精巧にできていて、何かひとつ行動をとったり考えたりするたびに、あらゆる領域を総合的に働かせています。たとえば、握手をするだけでも、**①相手の手を見て（後頭葉）、②位置を認知し（頭頂葉）、③あいさつを発し（前頭葉／ブローカー野）、④手を出して握る（前頭葉／運動野）**。そして**⑤相手の感触やぬくもりを感じる（頭頂葉）**……といったように、脳の各領域が密接に連携して働くのです。

それほど精巧な脳も、残念ながら加齢によって衰えることは避けられません。でも、心配はいりません。脳は上手に活性化してあげれば、衰えを防ぐことができるばかりか、これまで以上に元気にすることができます。

結論からいうと、おりがみは脳の活性化にとてもいい効果をもたらします。生き生きと活発に働く脳＝「活発脳」をつくりやすい、優れた活動といえます。

脳の領域とおもな働き

前頭葉
情報を統合してプランを立て、実行する、「脳の司令塔」と呼ばれる部位。

頭頂葉
痛い、暑い、硬いなどの感覚情報を受ける。ものの位置の判断（空間認知）も行う。

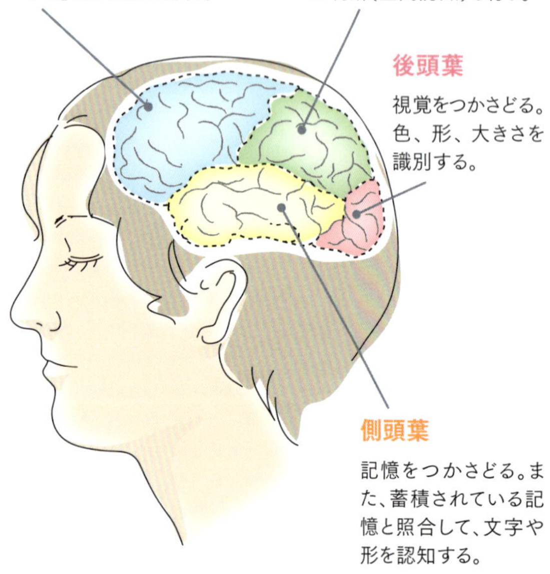

後頭葉
視覚をつかさどる。色、形、大きさを識別する。
側頭葉
記憶をつかさどる。また、蓄積されている記憶と照合して、文字や形を認知する。

大脳の４つの領域におりがみが「効く」理由

おりがみに話を進める前に、まず脳の様子をざっと述べておきます。

脳は、大脳、小脳、脳幹などで構成されていて、なかでももっとも大きく、全体の80％を占めるのが大脳です。大脳の表面は「大脳皮質」におおわれています。たくさんの神経細胞が集まっていて、この神経細胞で多くの情報を受け取ったり、送り出したりしています。大脳皮質は大きな溝によって、４つの領域──前頭葉、後頭葉、頭頂葉、側頭葉──に分かれていますが、神経線維で互いにつながることで、総合的な働きをしています。

そして、おりがみを折るときにも、先ほどの握手の例と同じように脳はめまぐるしく働いています。

作品のことを思い浮かべ、色を選ぶ。いざ目の前に置いた1枚の紙と折り図とを見比べて、思考する。これをどう組み上げていくか？　どのようにバランスのいい形に仕上げるか？　そして細かく指を動かし、調整しながら折り上げる……。

ぬり絵やなぞり書きなど、特別な道具やスキルを必要としないため手軽に取り組め、脳の活性化に効果があるとされている活動は、おりがみ以外にもいくつかあります。しかし、なかでもおりがみは活発脳にかな

り有効だと考えられます。そのポイントは3つ。

①平面(2次元)でなく3次元で展開する。

②情緒に働きかけやすい。

③工夫しやすい。

これらの効果をひとつずつ見ていきましょう。

①「3次元」が脳を広く刺激する

おりがみははじめこそ平面ですが、折る動作も紙の重なりも、すべてが3次元で展開します。そして当然ながら、2次元のものより3次元のもののほうが、脳のより広い領域を使うことになります。

この3次元情報をつかさどるのが、頭頂葉。頭頂葉はものの形や、ものとものとの関係を見定める「空間認知」に大きく関わっています。アルツハイマー型の認知症などを患うと、どこにいるかわからなくなったりするのは、この頭頂葉の働きがまっ先に損なわれやすいためです。たとえば壁にドアがあることはわかっても、ドアの意味や役目がわからず部屋から出ることができない、といったことも、頭頂葉の働きが損なわれると起こります。おりがみは、この頭頂葉を刺激するのに長けた活動といえるでしょう。

②「人格」も脳がつくり上げる

おりがみには、その作業が直接脳に刺激をもたらす以外に、別の側面の効果もあります。作品を最後まで仕上げるためには、意欲や集中力が必要ですし、楽しいと感じながら折ることも大切です。それらはすべて前頭葉の働きによるもので、とても人間らしい要素といえます。

また、情緒、感情などに関わる領域にも、おりがみは大きく作用します。これは脳をおおう大脳皮質のうち、内側にある「大脳辺縁系」の領域です。美しい作品を美しいと感じること、作品を飾ったり、使ったりしたときに得られる気分の高揚などがそれに当たります。お孫さんといっしょにおりがみで遊んだときの喜びなども同じでしょう。

これら意欲や情緒は、どちらも「その人らしさ」を形づくっている大切なもの。逆にいうと、脳が十分に機能していないと、味わうことのできないものです。認知症になると表情が乏しくなったり、ポジティブな感情をもちにくくなるのは、このせいと考えられています。

おりがみで活発化する脳

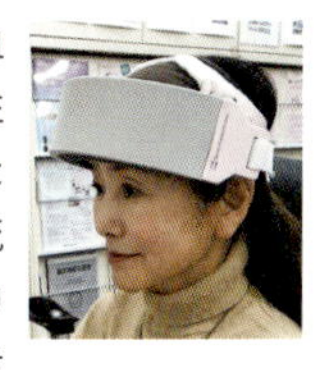

下の3つの画像は、「fNIRS脳血流量測定装置」を用い、60代女性の前頭葉の活動状態を映し出したものです。赤く色づいた部分は血流量の上がっているところ。脳が血中からどんどん酸素を取り込んで、活発に働いている様子を示しています。

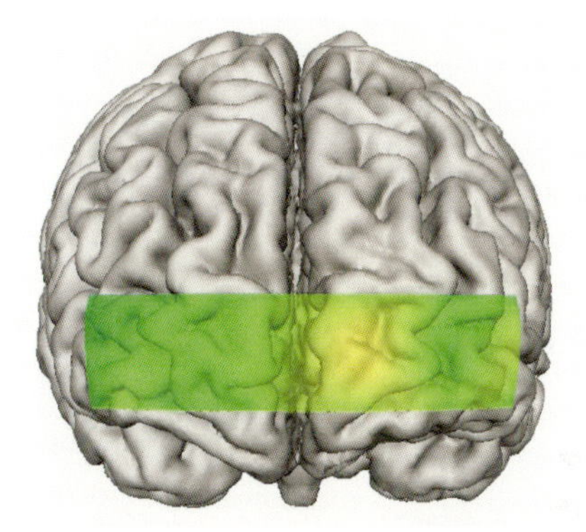

▲単調作業(タッピング)時……前頭葉はほとんど働かず、鎮静した状態。

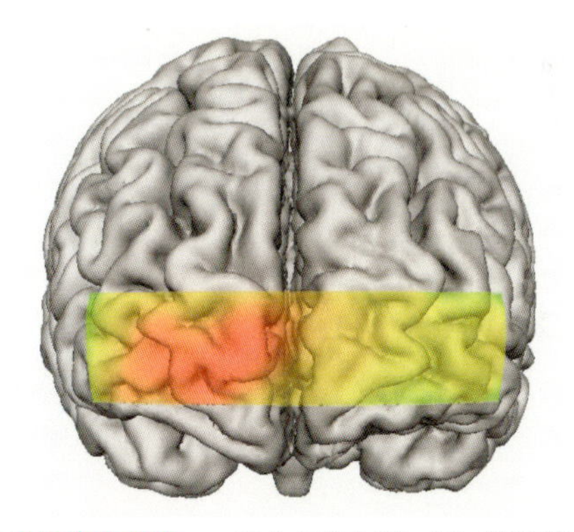

▲ぬり絵作業時……ほんのり赤く色づき、前頭葉が活発に働いていることがわかる。

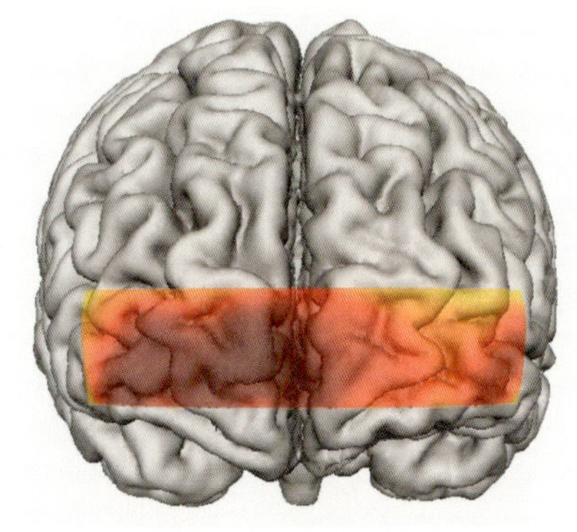

▲おりがみ作業時……赤色が濃く、広範囲にわたる。前頭葉が非常に盛んに活動している証拠。

③「工夫」が脳を鍛錬する

「活発脳」をつくるには、何をするにしても漫然と、なんとなくしていたのでは効果は上がりません。「考える」「工夫する」ことが必須です。

その点おりがみは、とても試行錯誤や工夫のしがいのある活動です。「このプロセスを先に折るとどうなる?」「角度をもっとつけて折るほうが○○に似るのでは?」など、考えること自体が脳への有益な刺激となります。また、折った作品を組み合わせてほかの作品に発展させたり、部屋の飾りにするようなひと工夫も、同様です。

こんなふうにおりがみは、脳に対して一石二鳥にも三鳥にもなりえる活動なのです。構成や構図を考え、それに沿ってものを創造すること、そして、それにより作る喜びを得ることは、人間にだけ与えられたとても高度な機能。おりがみを通して、ぜひ、できるだけ長く、このすばらしい脳の機能を楽しんでください。

おりがみで認知症予防　こんなふうに取り組もう

できれば毎日おりがみを

おもしろいことに脳は、一定の睡眠と栄養があれば、体よりもずっと早く回復しますし、しかも、休ませるよりも使うことで大幅に活性化されます。1回ずつの時間を長くとる必要はありません。そのかわり毎日取り組むことが、脳の老化予防にはおすすめです。

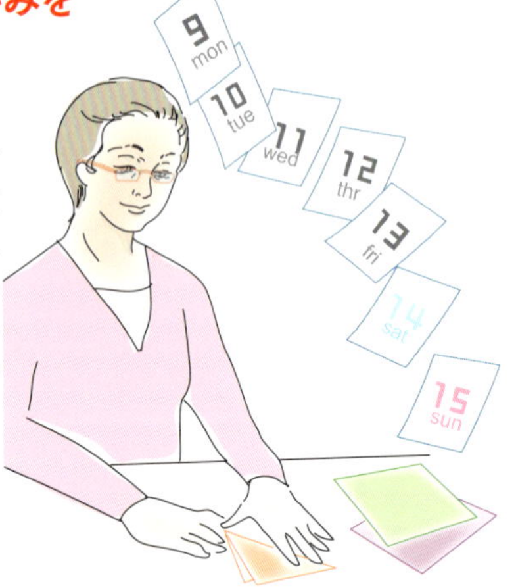

一度目と二度目で折り方を変える

一度折って満足せずに、同じ作品に二度、三度トライすることにも意味があります。その場合のポイントは「工夫」です。折り図とは別のプロセスを模索したり、より美しく折る・小さな紙で折る挑戦をしたりして、できるだけ「脳を使う」ことを心がけましょう。

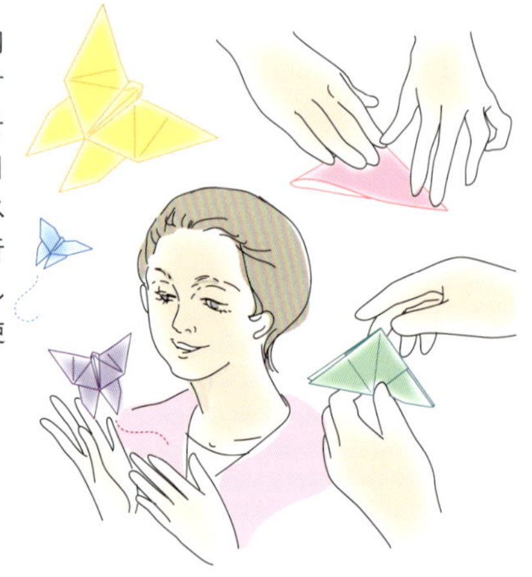

折り図をひとつ隠してみる

おりがみを折ることに慣れてきたら、こんなクイズ的なチャレンジもいいですね。前後の折り図から、隠したプロセスを推測・思考することは、ものごとを筋道立てて考える構成力や推理力を鍛え、前頭葉を盛んに刺激します。

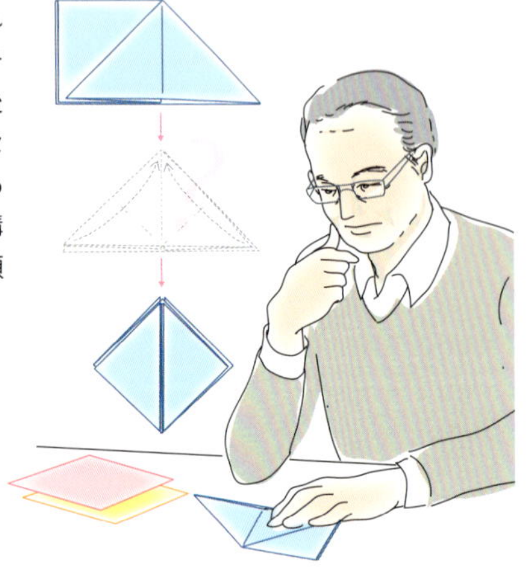

記憶を掘り返すトレーニングを

また、おりがみを折るとき、回想もいっしょに行うといいでしょう。たとえば「つる」なら、つるや鳥にまつわる思い出を掘り返してみます。「今度、つるを孫の○○に折ってあげよう。○○といえば……」などのように、連想ゲーム的に思考を広げるのもおすすめです。脳を働かせることで、健忘症状を遠ざけます。

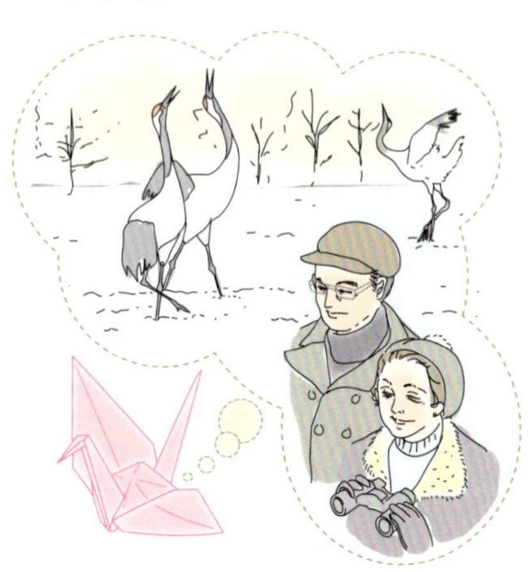

1章

指の動きを意識して折る

指先は広範囲の脳と連携

体の中でもとくに指先の感覚は、とても敏感です。
指先でものをさわって感触を得たり
指先を細かく動かしたりすると、
脳の広い範囲を刺激することになります。

１章には「つる」をはじめ、
細く折ったり、角度に気をつかったり、
指先の機能を駆使して折る作品が多く登場します。
指先を意識し、
脳の感覚野や運動野を活性化させましょう。

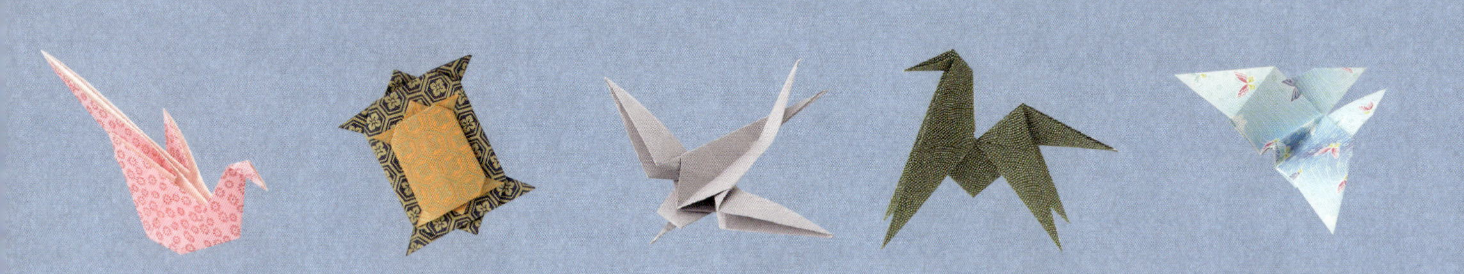

つる

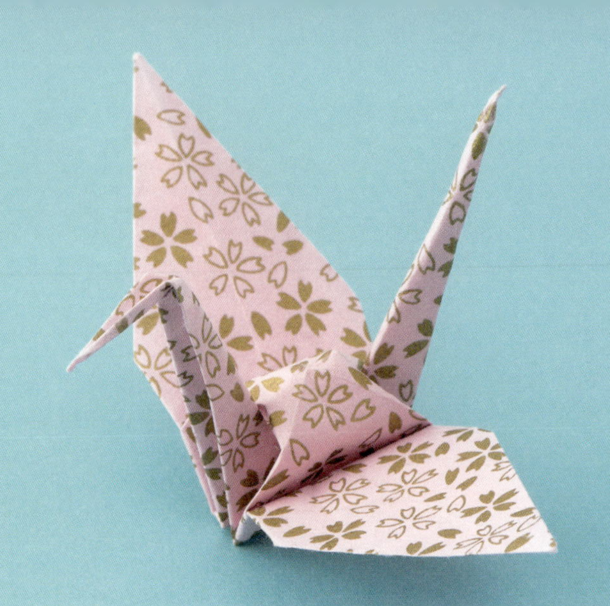

おりがみの代表的な作品。
ほかの作品にも共通する
折り方がつまっています。

◆つる

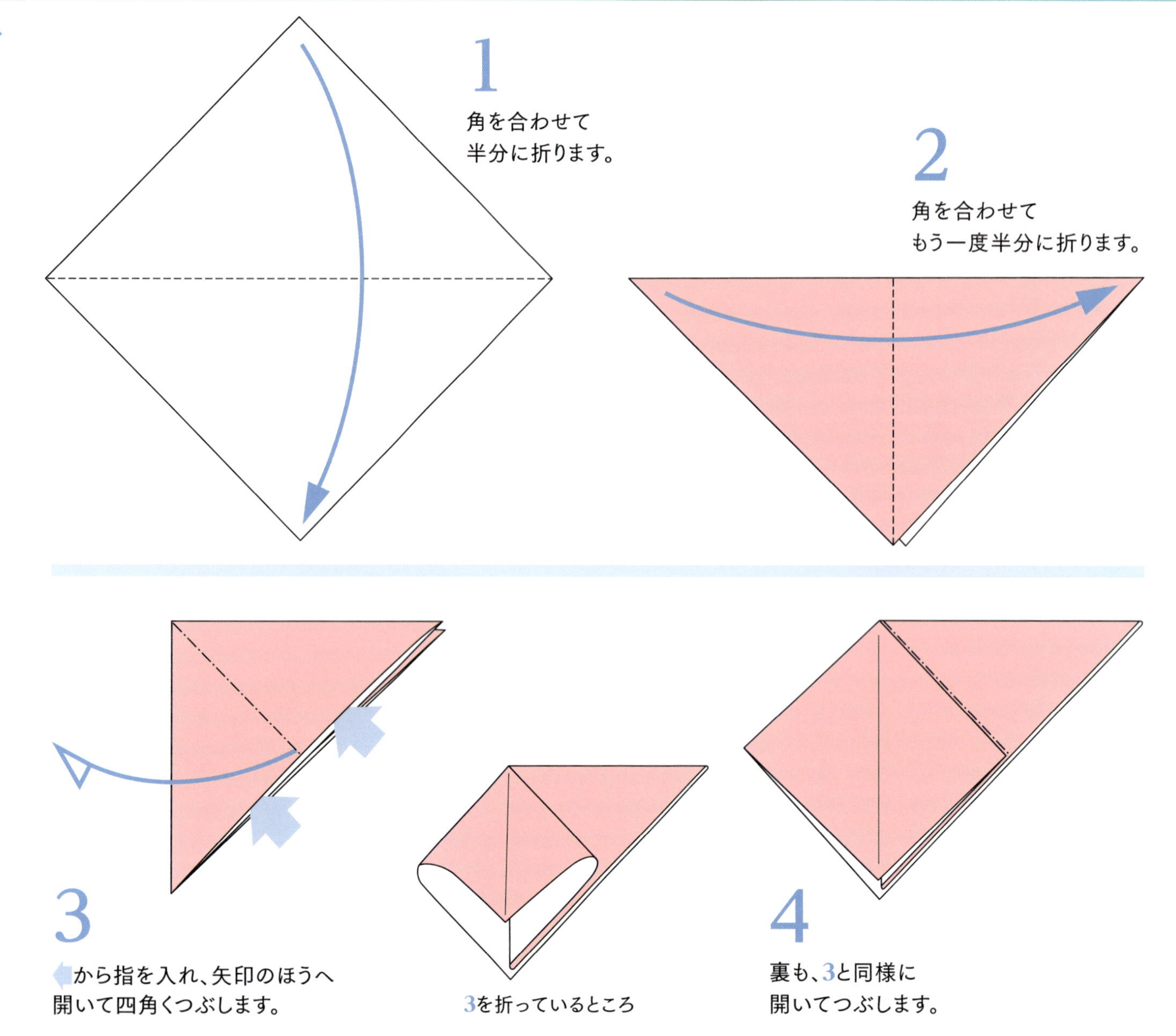

1
角を合わせて
半分に折ります。

2
角を合わせて
もう一度半分に折ります。

3
から指を入れ、矢印のほうへ
開いて四角くつぶします。

3を折っているところ

4
裏も、3と同様に
開いてつぶします。

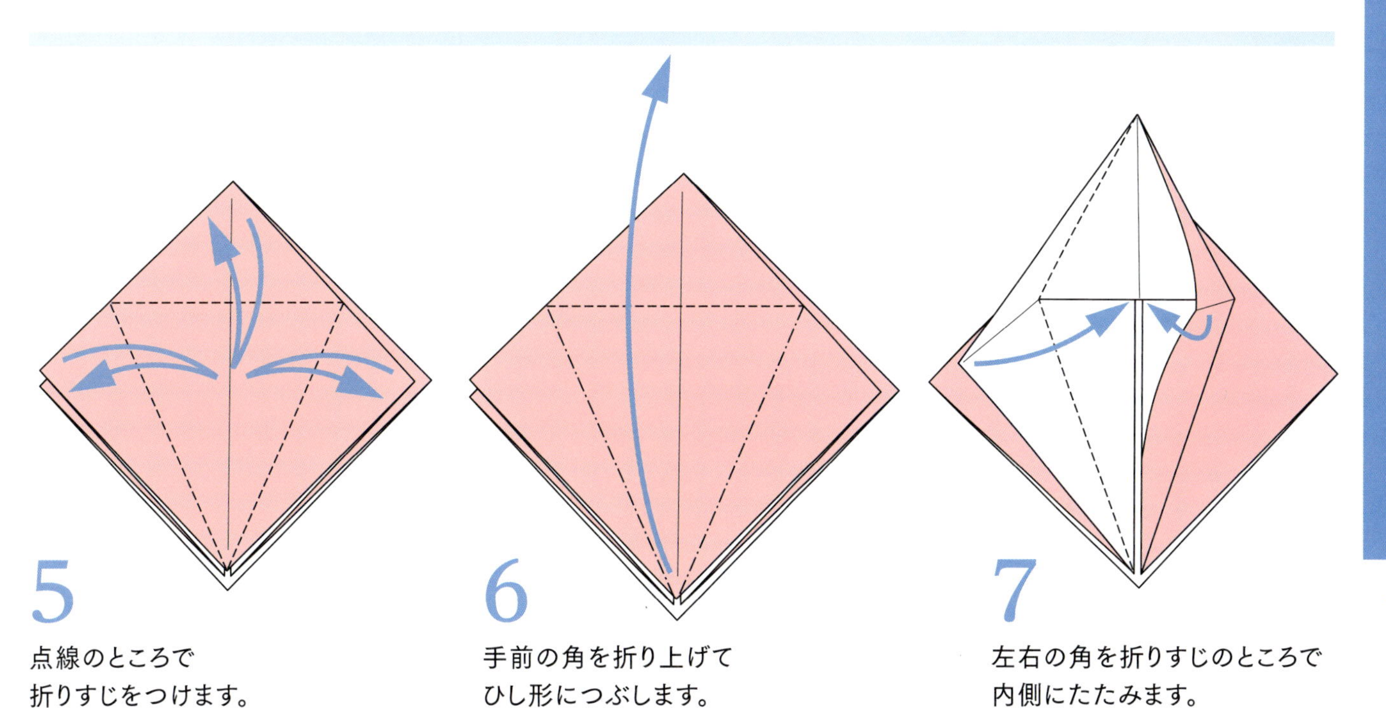

5
点線のところで
折りすじをつけます。

6
手前の角を折り上げて
ひし形につぶします。

7
左右の角を折りすじのところで
内側にたたみます。
裏も同様に5〜7を折ります。

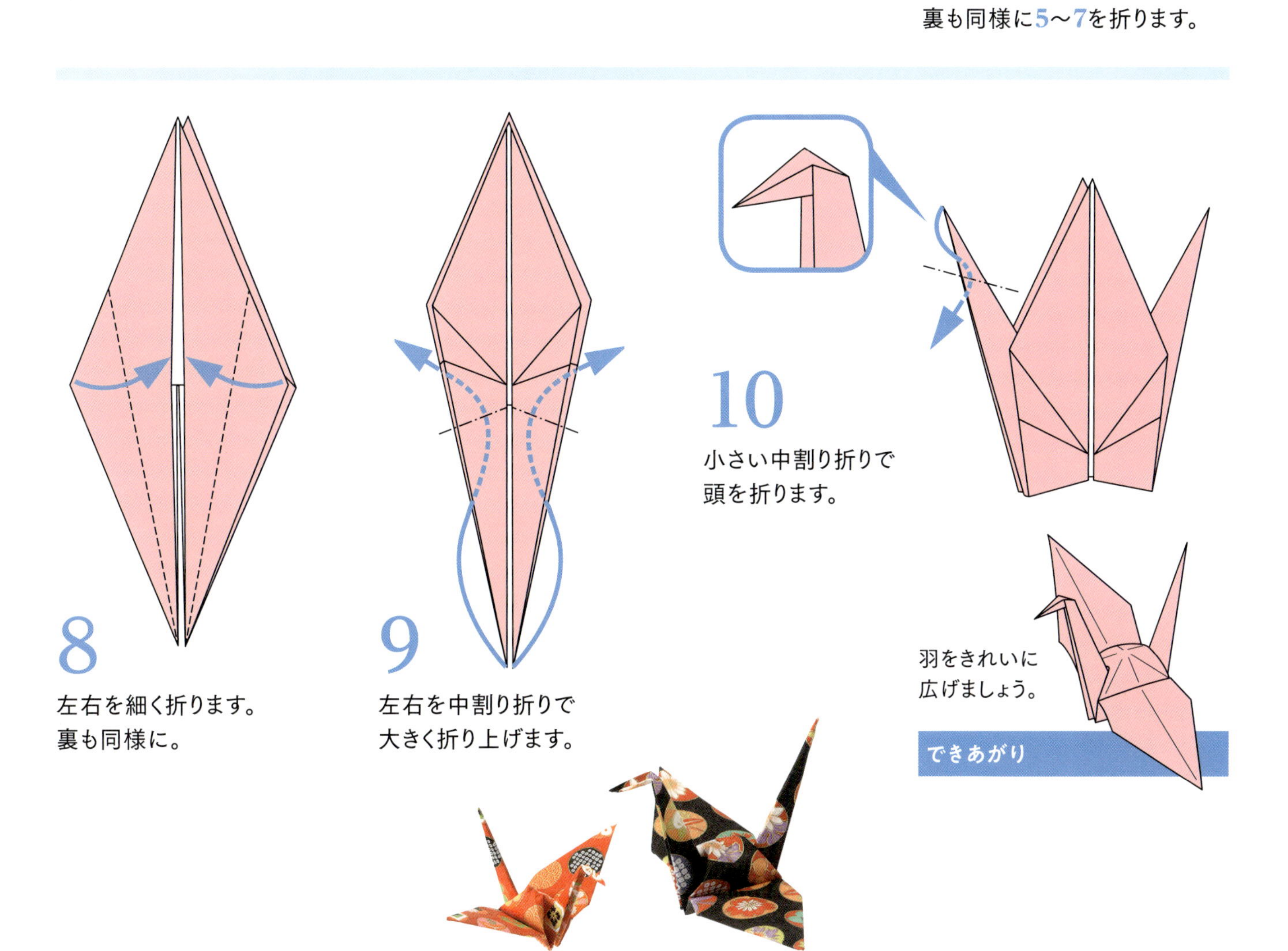

8
左右を細く折ります。
裏も同様に。

9
左右を中割り折りで
大きく折り上げます。

10
小さい中割り折りで
頭を折ります。

羽をきれいに
広げましょう。

できあがり

つばめ

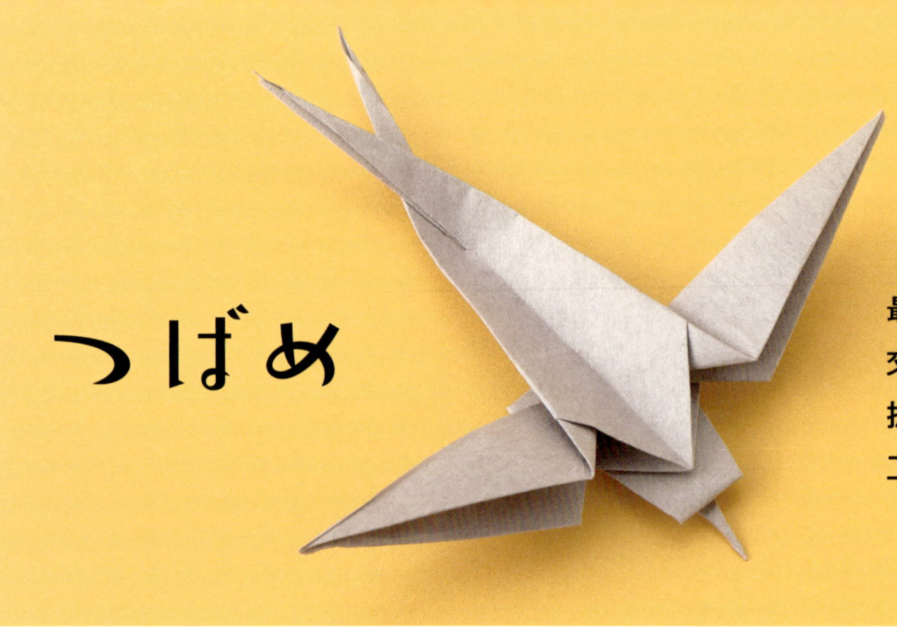

最後に、尾に切り込みを入れて
交差させます。
折る角度や幅など
工夫のしがいがある作品です。

◆ つばめ

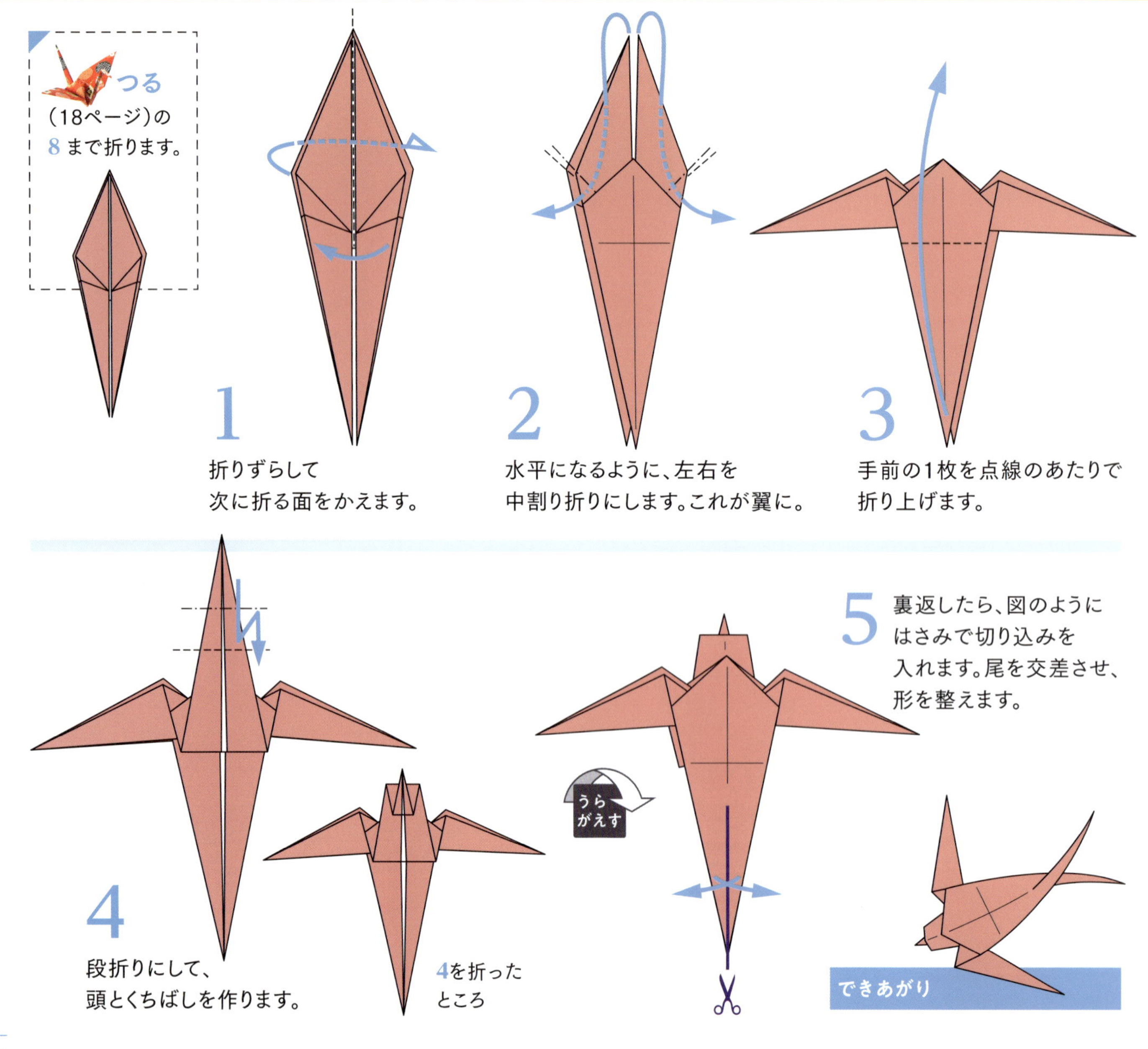

つる
(18ページ)の
8まで折ります。
1
折りずらして
次に折る面をかえます。
2
水平になるように、左右を
中割り折りにします。これが翼に。
3
手前の1枚を点線のあたりで
折り上げます。
4
段折りにして、
頭とくちばしを作ります。
4を折った
ところ
うら
がえす
5
裏返したら、図のように
はさみで切り込みを
入れます。尾を交差させ、
形を整えます。
できあがり

うぐいす

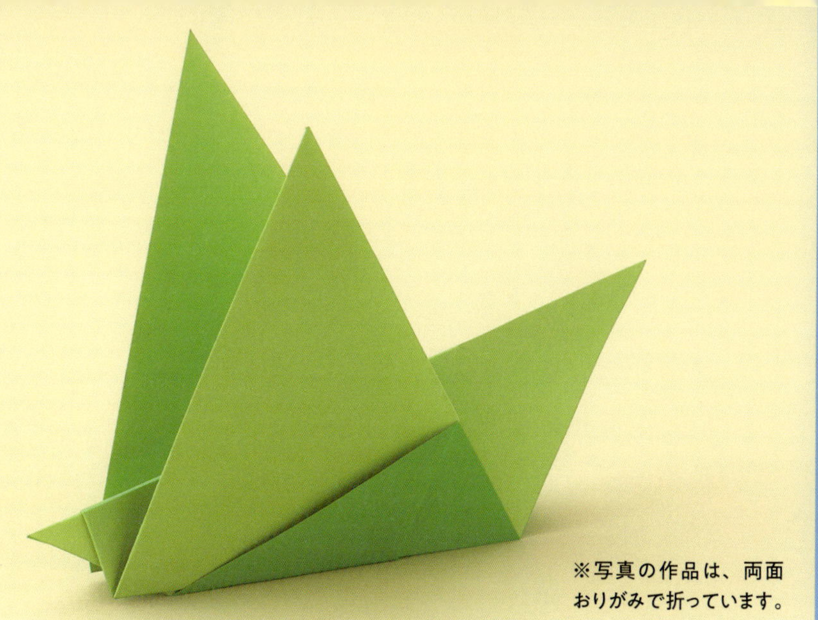

3で折る位置によって、
頭と羽のバランスが決まります。
美しい形になるように
折りましょう。

※写真の作品は、両面
おりがみで折っています。

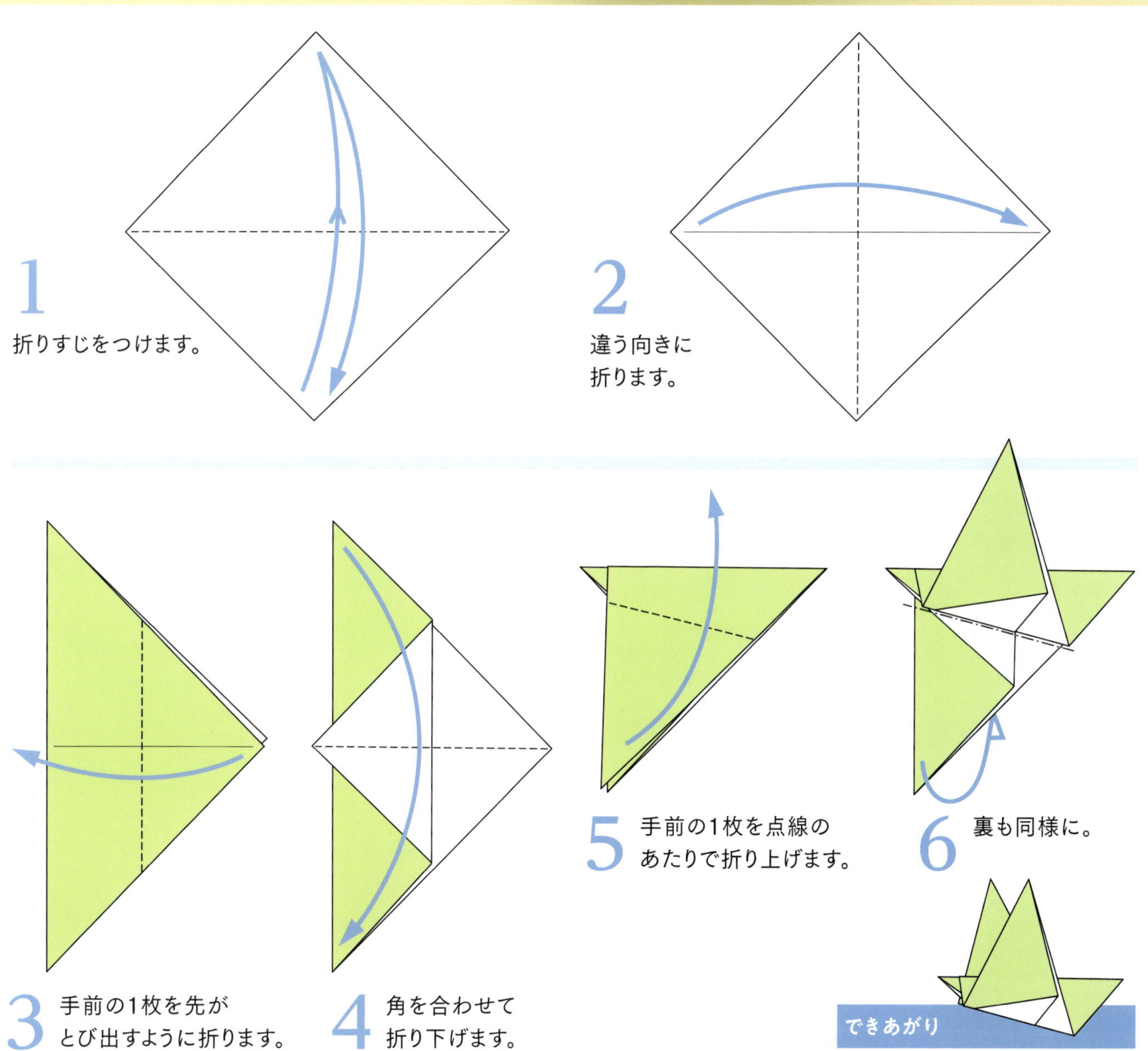

1
折りすじをつけます。
2
違う向きに
折ります。
3
手前の1枚を先が
とび出すように折ります。
4
角を合わせて
折り下げます。
5
手前の1枚を点線の
あたりで折り上げます。
6
裏も同様に。
できあがり

尾長鳥

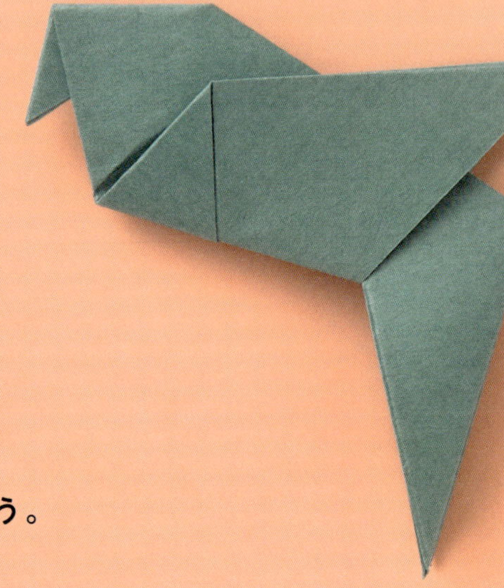

途中で切り込みを入れて、
羽と尾を作ります。
頭の位置や羽の角度など
ベストなバランスを探してみましょう。

◆尾長鳥

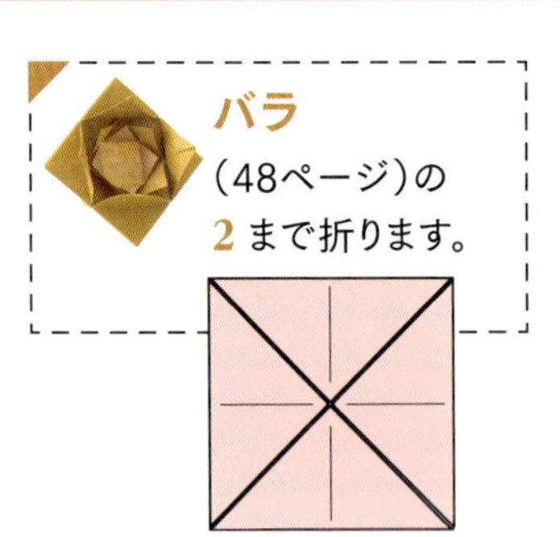

バラ
（48ページ）の
2まで折ります。

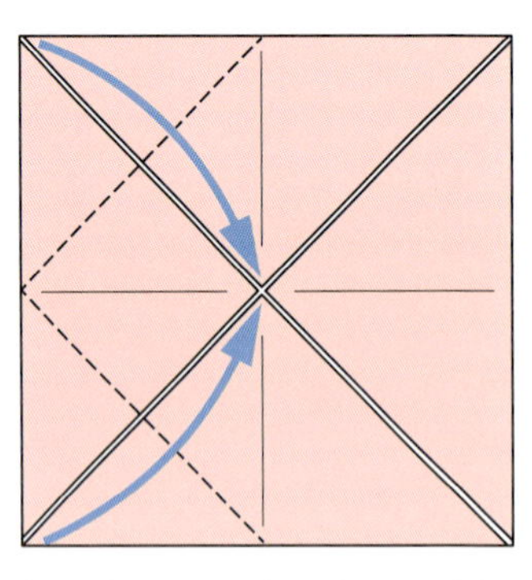

1 左の角をまん中に向けて折ります。

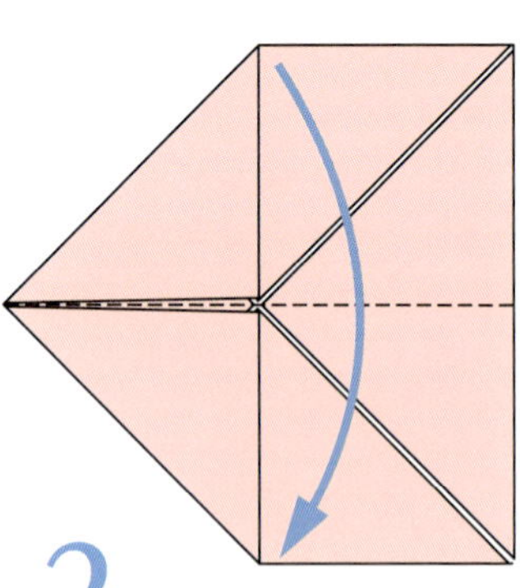

2 半分に折ります。

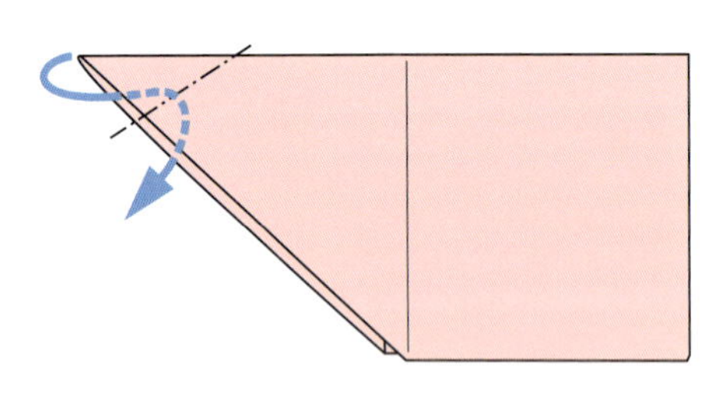

3 先を中割り折りにします。

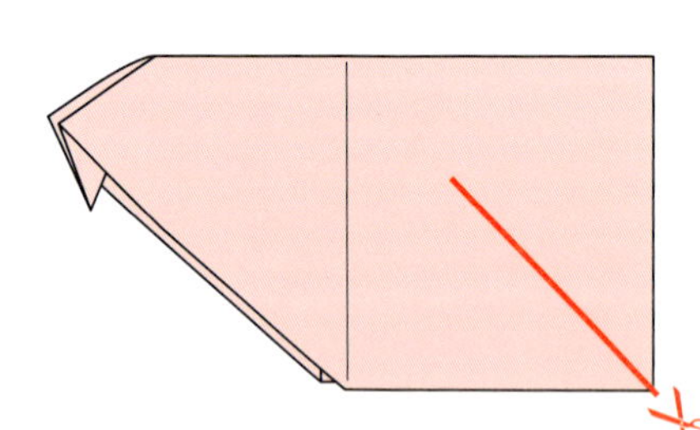

4 図のあたりまで、2枚とも切り込みを入れます。

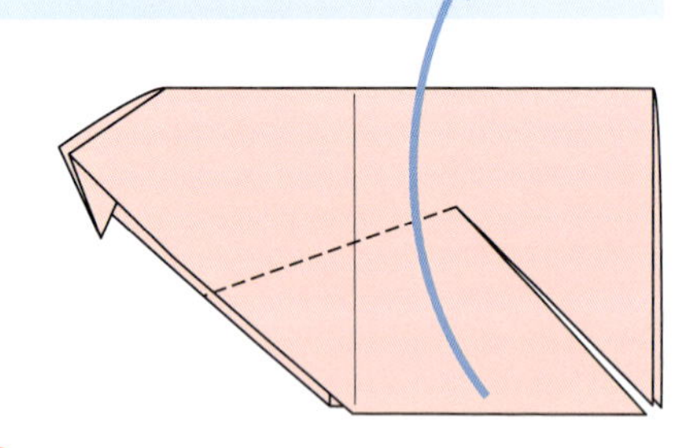

5 手前の1枚を折り上げます。

6 裏も同様に。

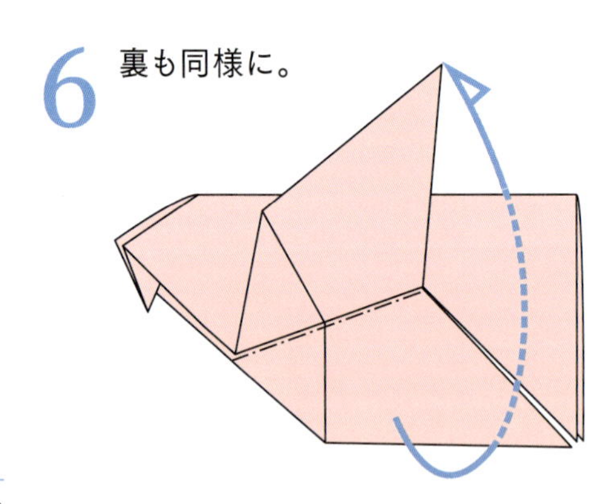

7 角を中に折り込みます。

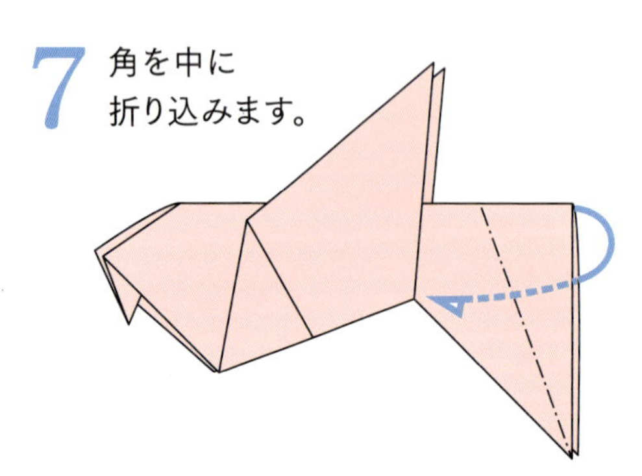

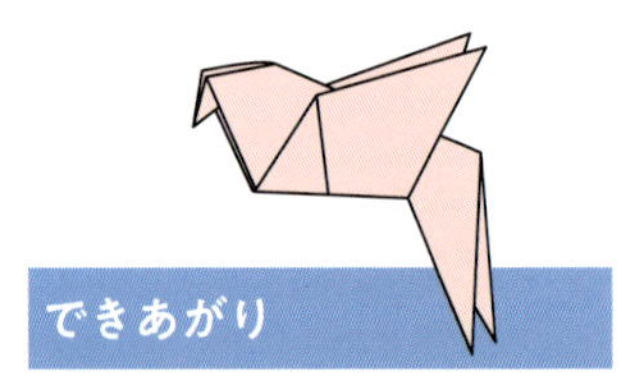

きじ

先端をとがらせるのが
美しい形に仕上げるコツです。
難しい外割り折りは、
先に折りすじをつけてから。

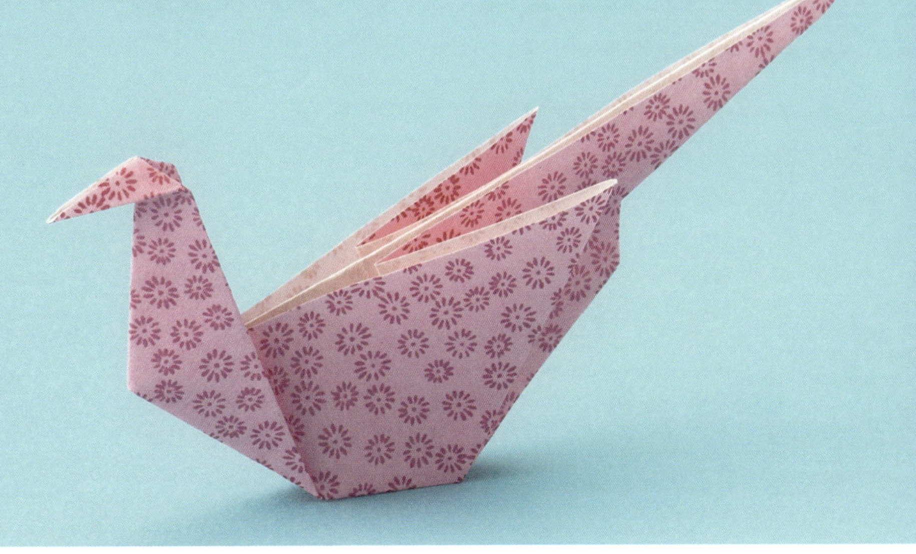

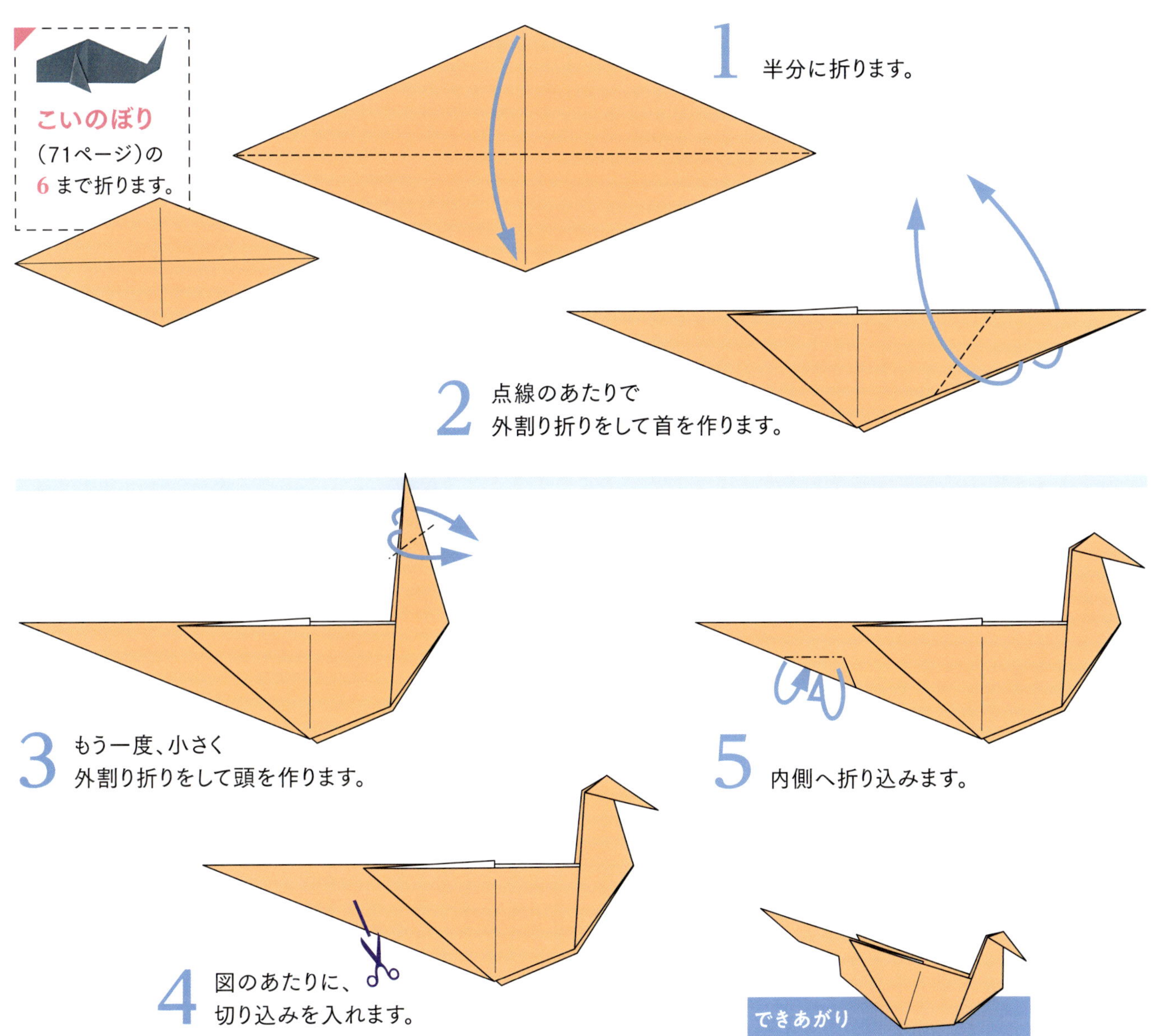

こいのぼり
(71ページ)の
6 まで折ります。
1 半分に折ります。
2 点線のあたりで
外割り折りをして首を作ります。
3 もう一度、小さく
外割り折りをして頭を作ります。
4 図のあたりに、
切り込みを入れます。
5 内側へ折り込みます。
できあがり

折り羽づる

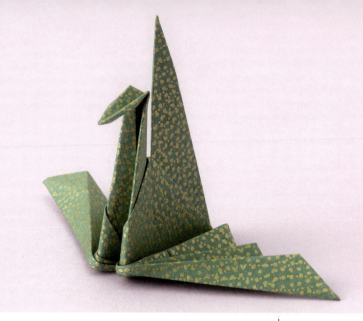

水平に羽を広げた姿が美しい
格調高い雰囲気の作品です。
羽の幅が均一になるように
ていねいに折りましょう。

◆ 折り羽づる

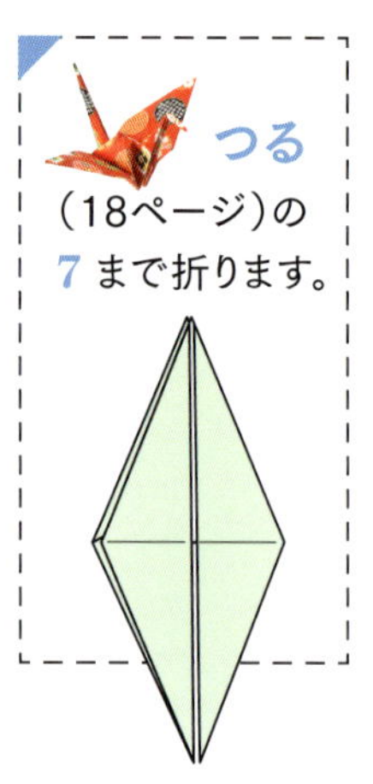

(18ページ)の
7 まで折ります。

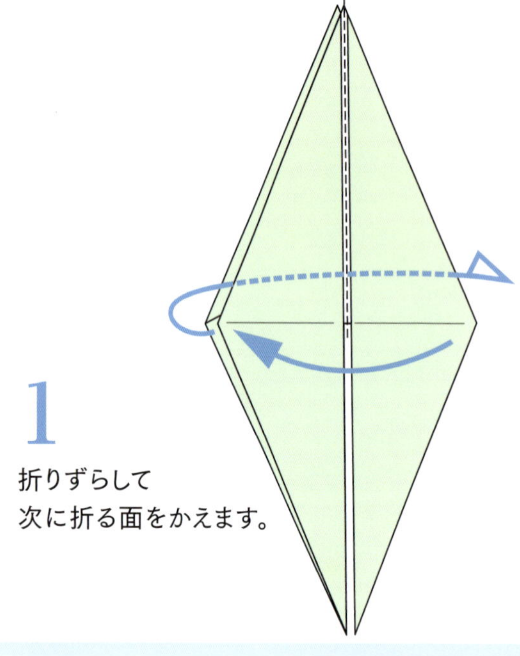

1
折りずらして
次に折る面をかえます。

2
点線のところで
折り上げます。
裏も同様に。
これが羽になります。

3～9までは、
手前と向こう側の
羽を同じ折り方で
進めます。

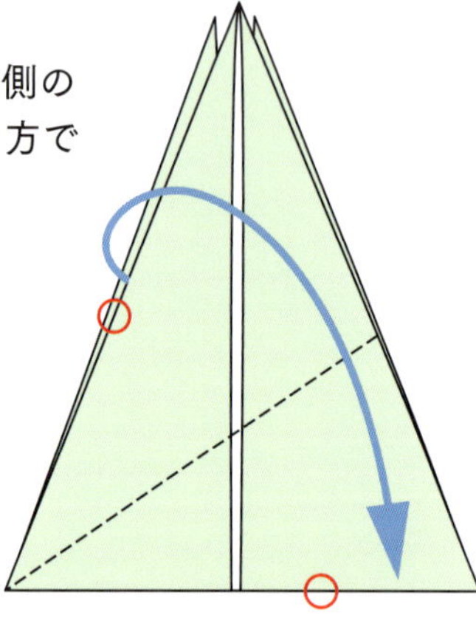

3 まず、○と○のフチが
合うように折ります。

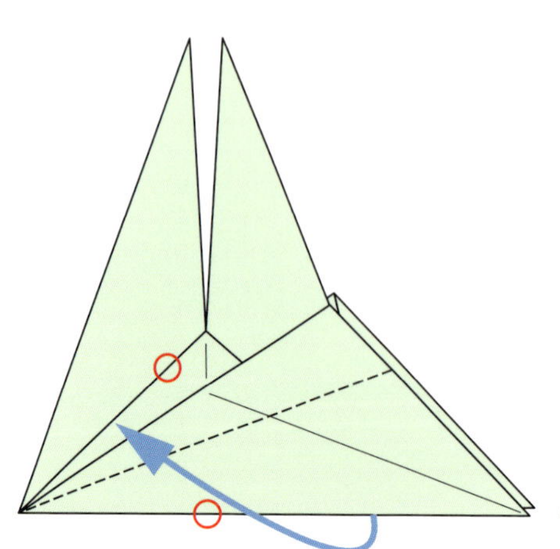

4 ○同士が合うように
折ります。

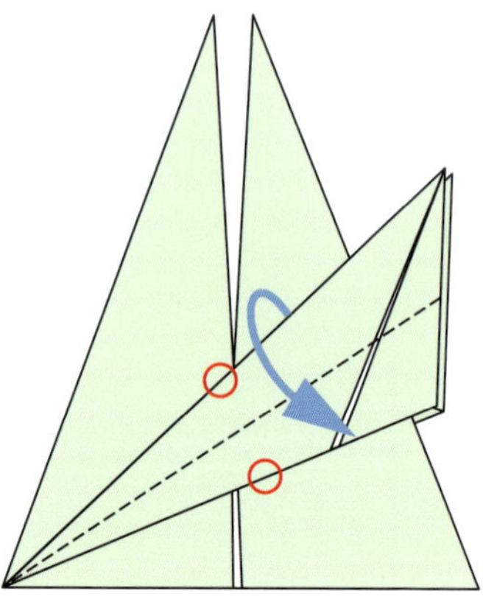

5 ○同士が合うように
半分に折ります。

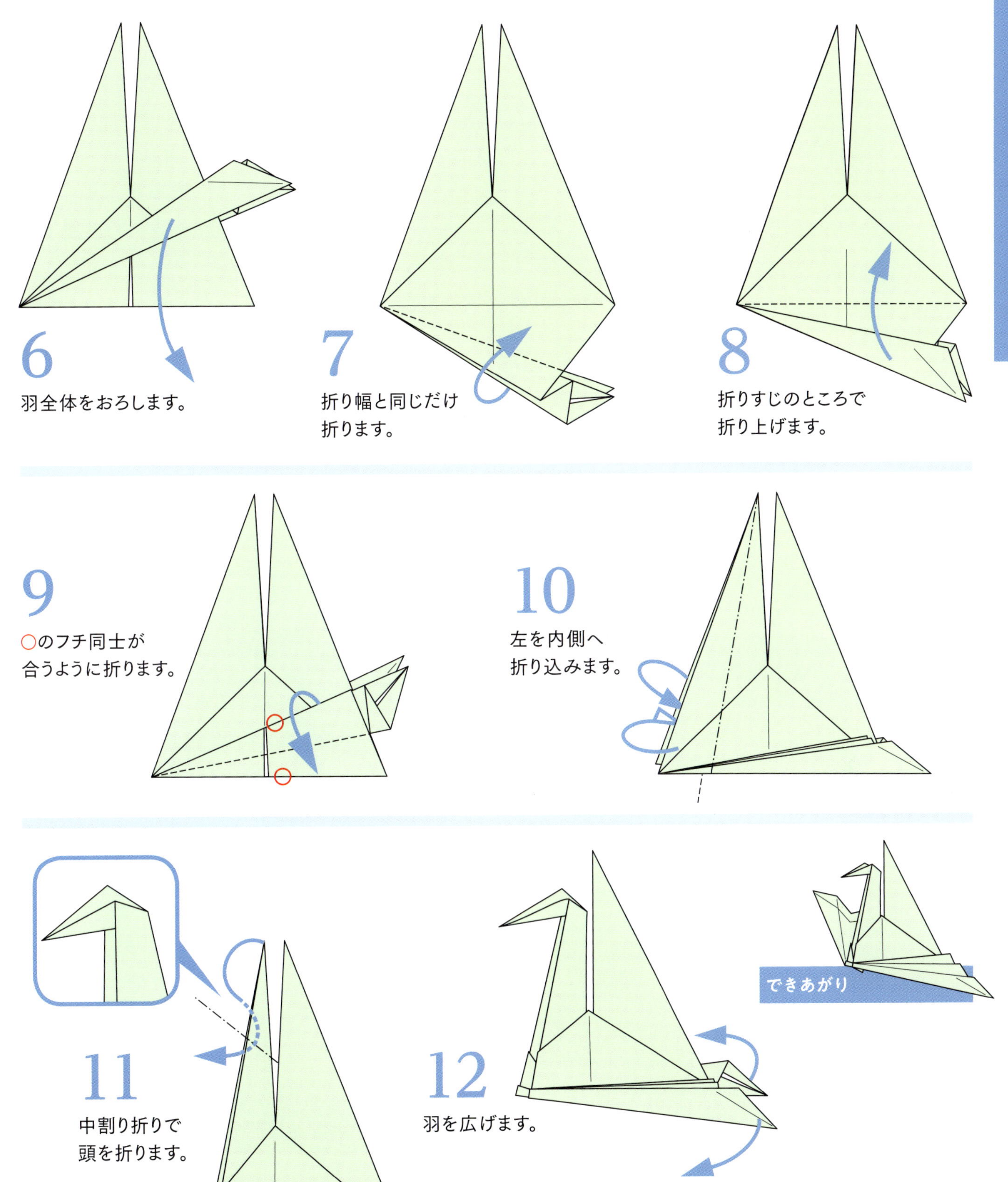
6
羽全体をおろします。
7
折り幅と同じだけ
折ります。
8
折りすじのところで
折り上げます。
9
○のフチ同士が
合うように折ります。
10
左を内側へ
折り込みます。
11
中割り折りで
頭を折ります。
12
羽を広げます。
できあがり

ちょうちょ

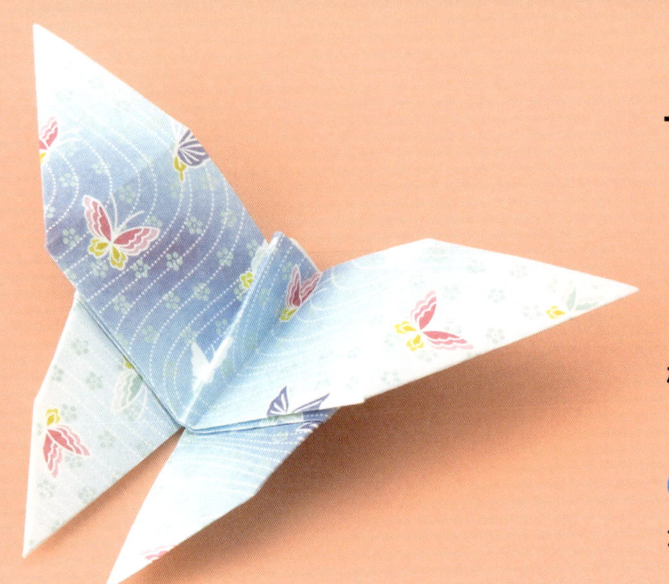

模様の紙で折ると
カラフルな作品になります。
6までをきれいに折ると、
全体的に美しい仕上がりに。

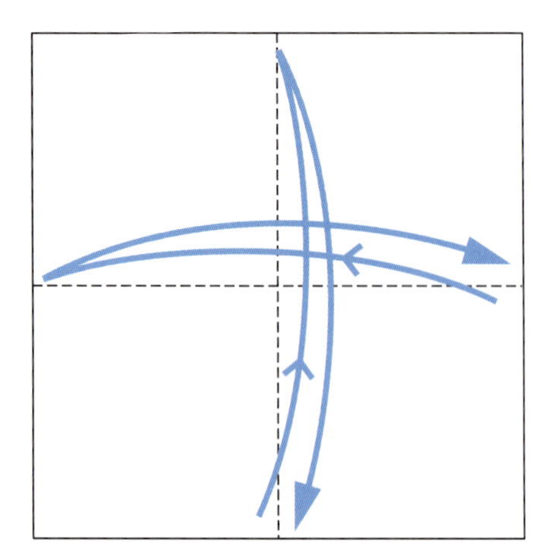

1
折りすじを
2本つけます。

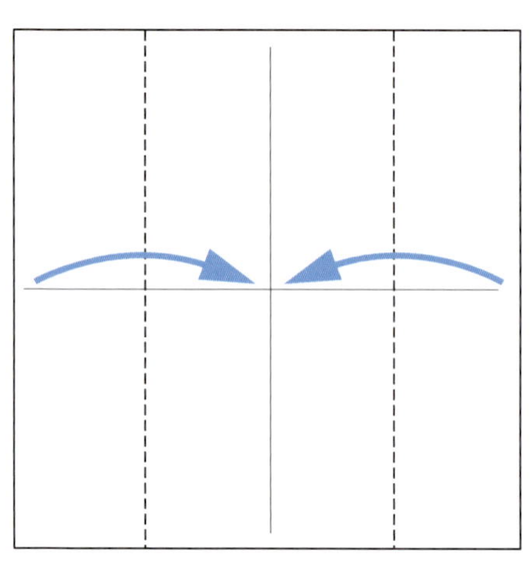

2
折りすじに合わせて
左右を折ります。

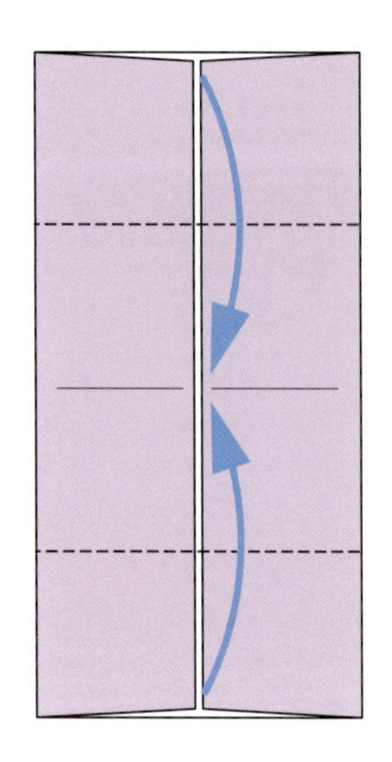

3 折りすじに合わせて
上下を折ります。

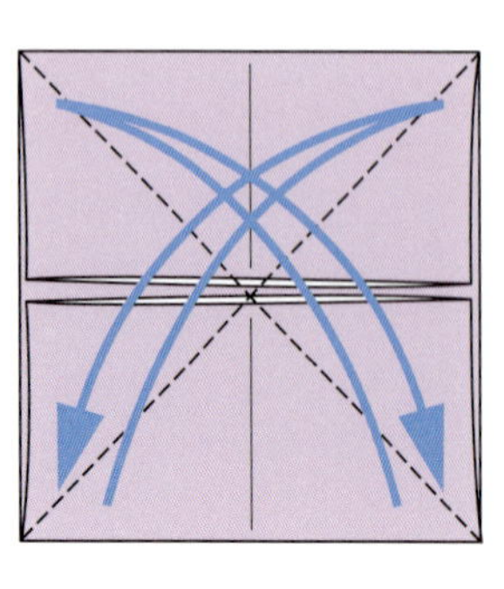

4 ななめに折って
折りすじをつけます。

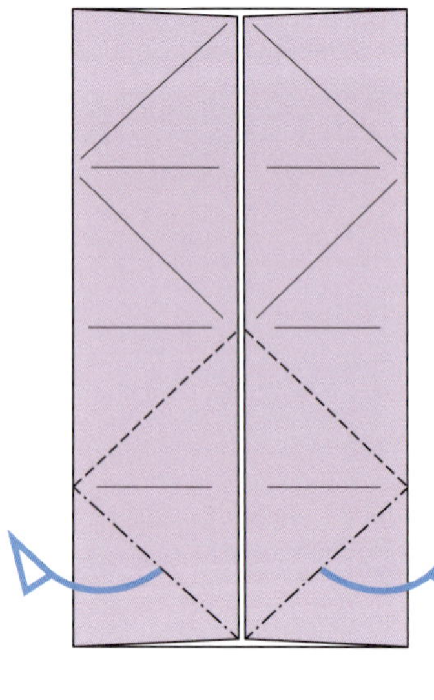

5
開いて図の形まで
戻したら、矢印のほうへ
開いてつぶします。

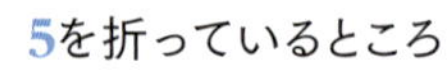

5を折っているところ

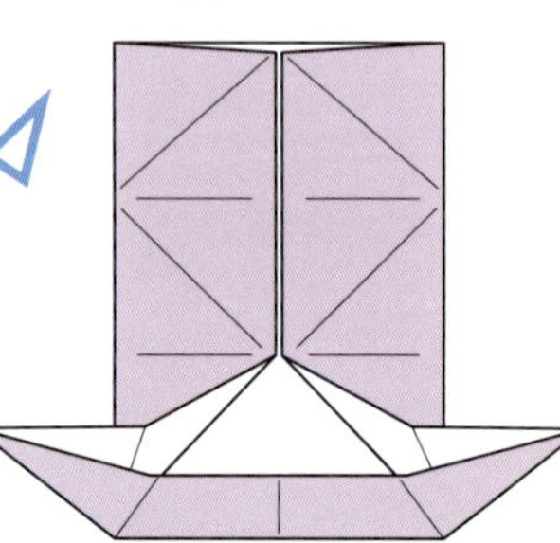

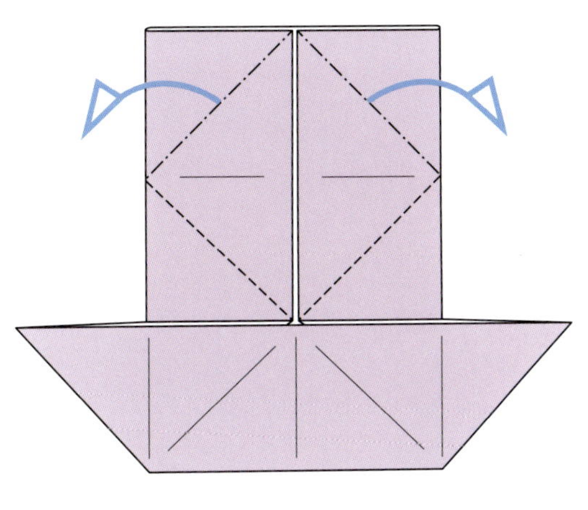

6 上も同じように
開いてつぶします。

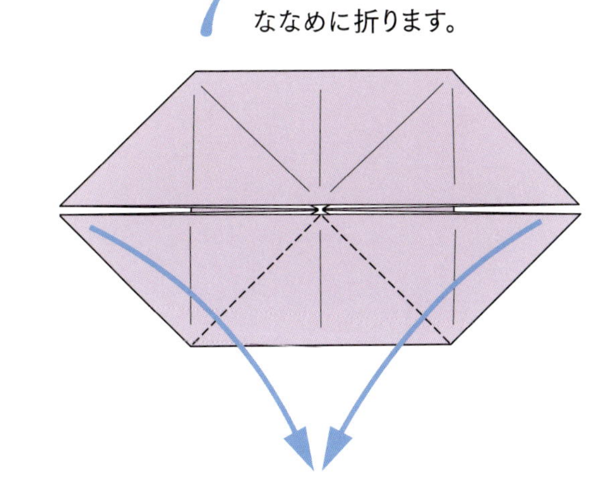

7 折りすじのところで
ななめに折ります。

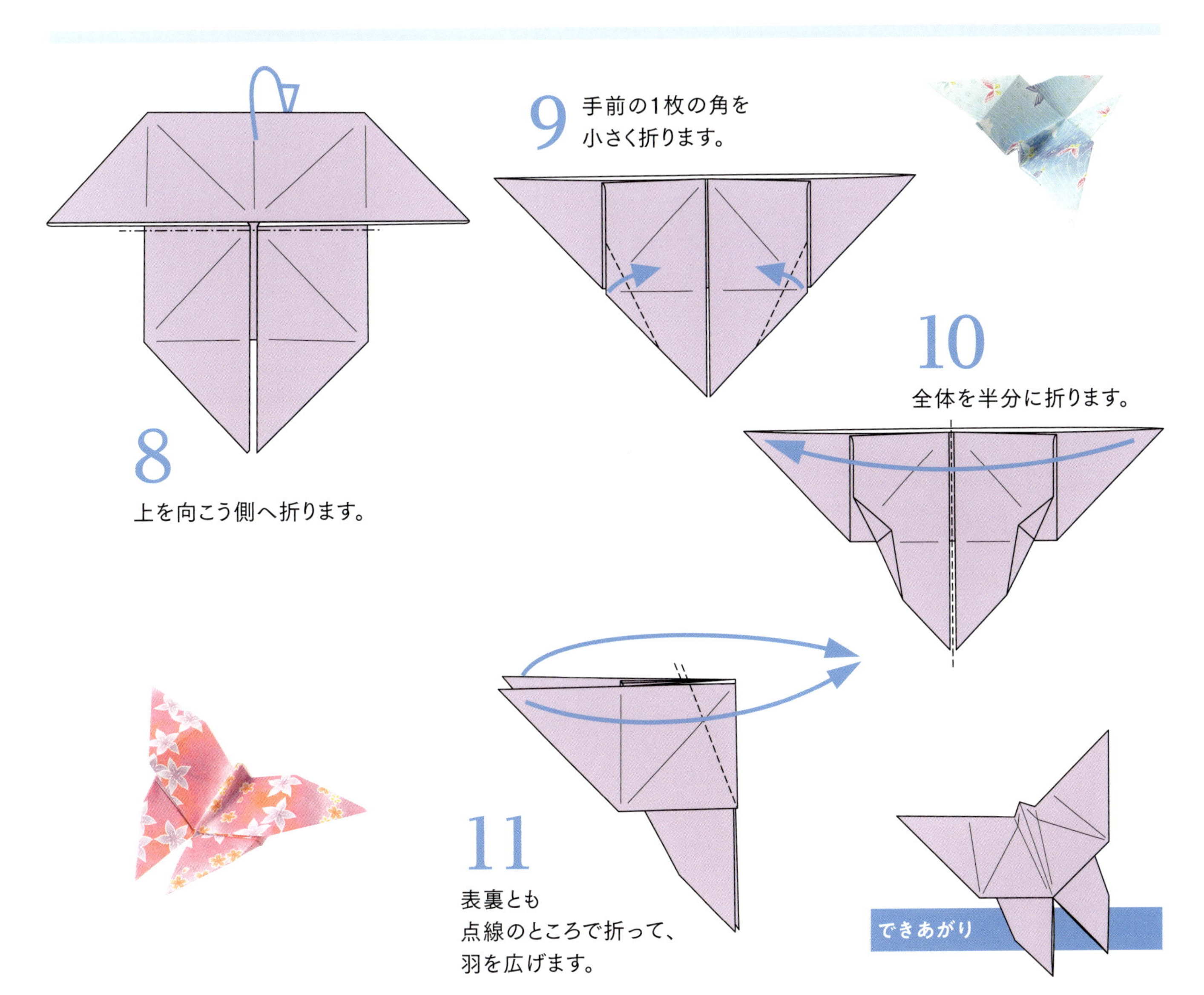

8
上を向こう側へ折ります。

9 手前の1枚の角を
小さく折ります。

10
全体を半分に折ります。

11
表裏とも
点線のところで折って、
羽を広げます。

できあがり

とんぼ

三角に折りつぶした頭と
切り込みの入った羽が、
なんともとんぼらしいですね。

◆とんぼ

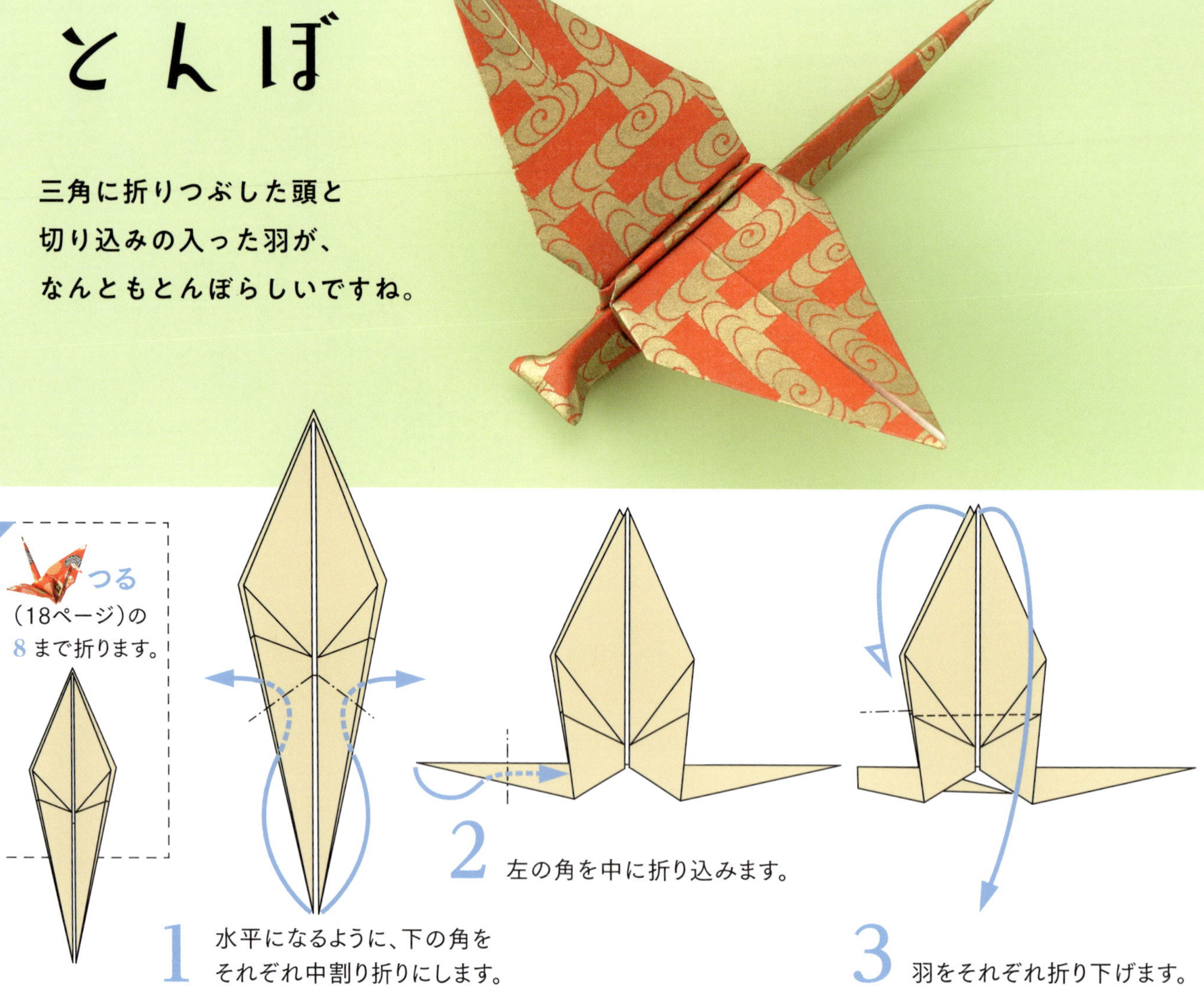

つる
(18ページ)の
8まで折ります。
1 水平になるように、下の角を
それぞれ中割り折りにします。
2 左の角を中に折り込みます。
3 羽をそれぞれ折り下げます。

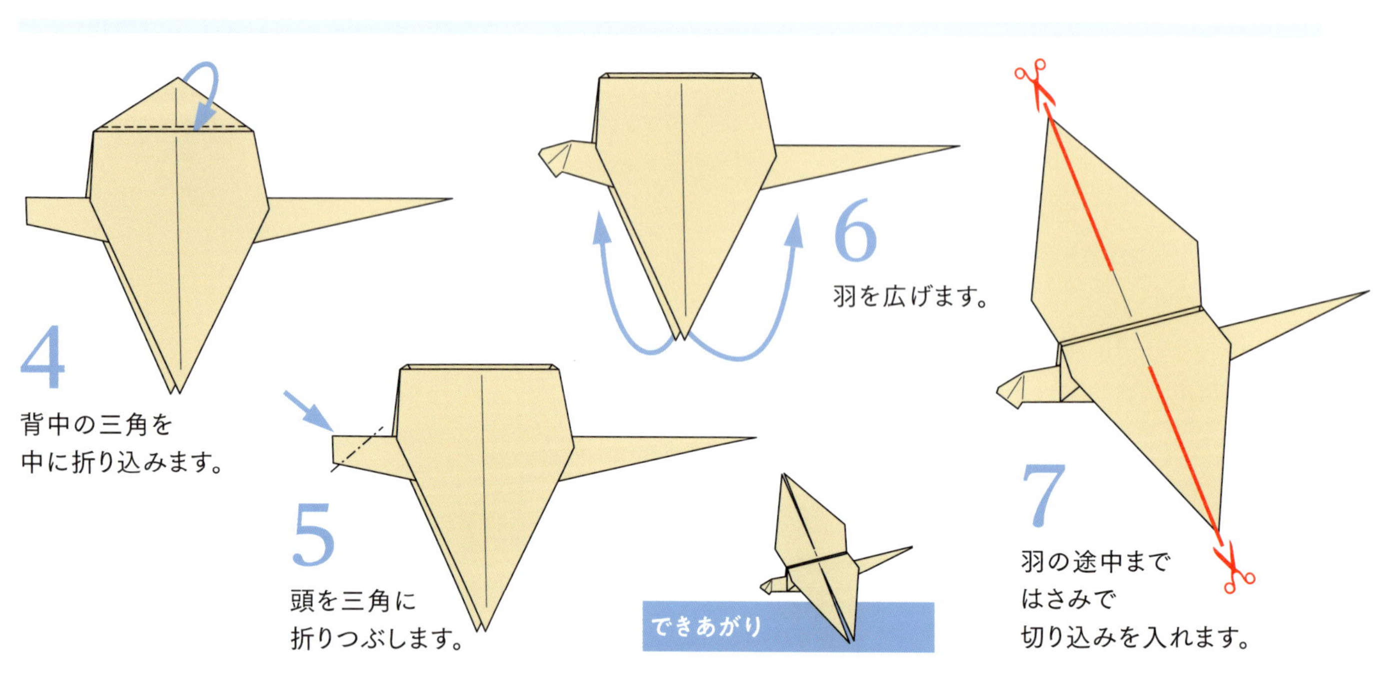

4 背中の三角を
中に折り込みます。
5 頭を三角に
折りつぶします。
6 羽を広げます。
7 羽の途中まで
はさみで
切り込みを入れます。
できあがり

馬

長い足と伸びたしっぽ。
頭を高くもたげた
立ち姿が凛々しい作品です。

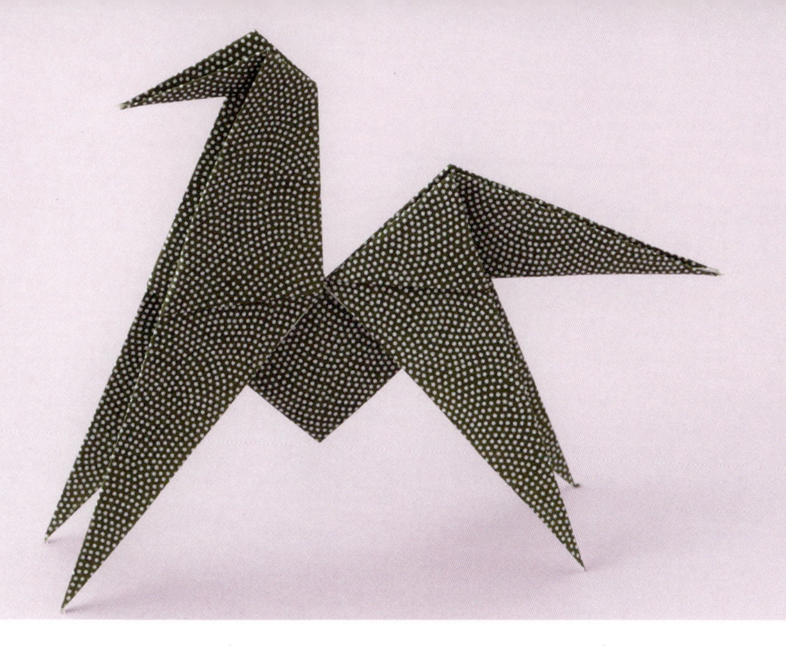

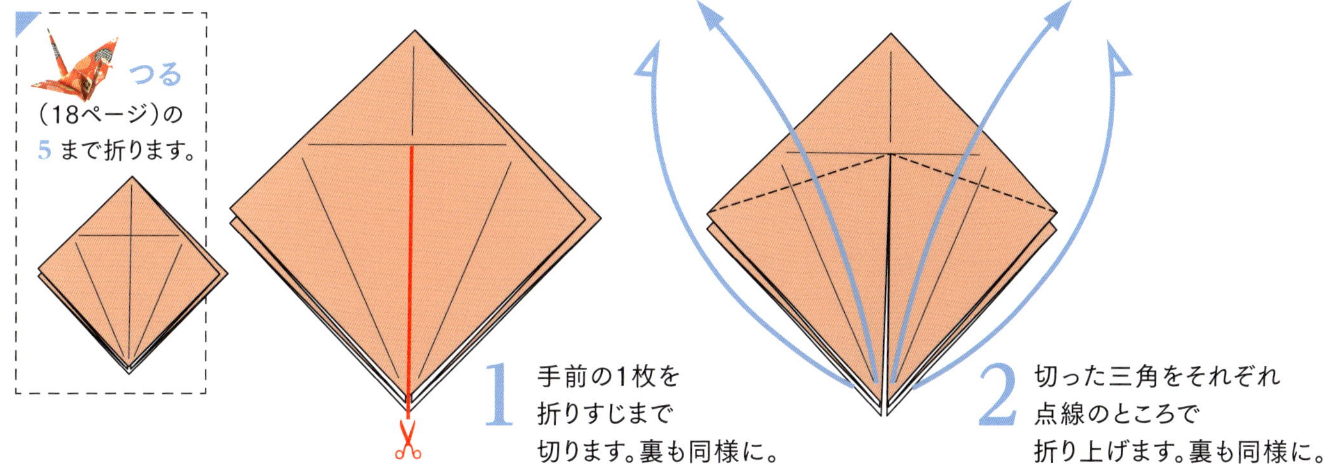

つる（18ページ）の5まで折ります。

1 手前の1枚を折りすじまで切ります。裏も同様に。

2 切った三角をそれぞれ点線のところで折り上げます。裏も同様に。

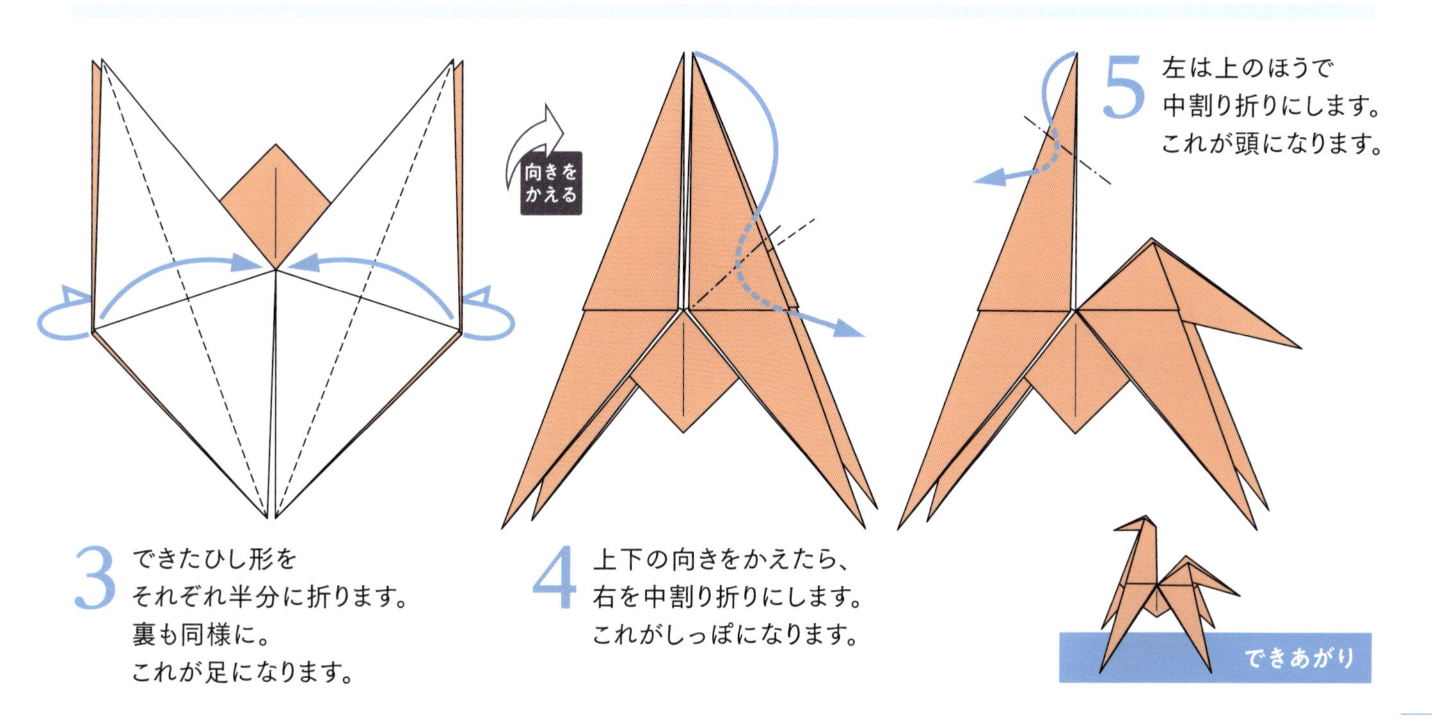

3 できたひし形をそれぞれ半分に折ります。裏も同様に。これが足になります。

4 上下の向きをかえたら、右を中割り折りにします。これがしっぽになります。

5 左は上のほうで中割り折りにします。これが頭になります。

カメ

甲羅からちょこんと出た
頭としっぽが愛らしく、
今にものそのそと短い足で
動き出しそうです。

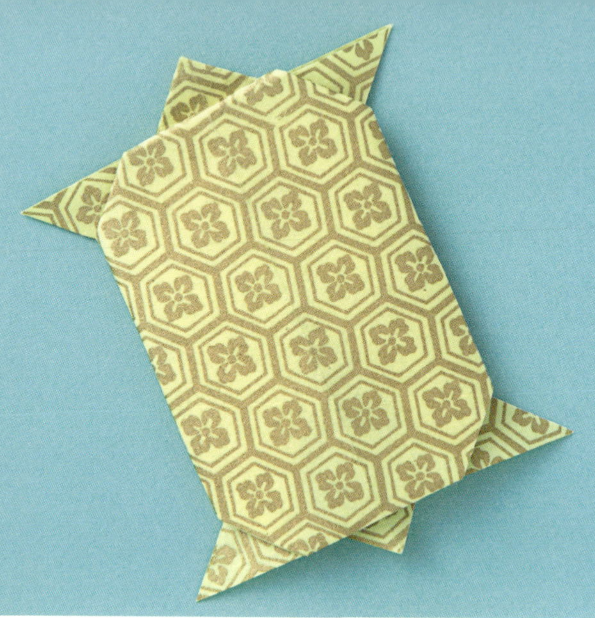

◆カメ

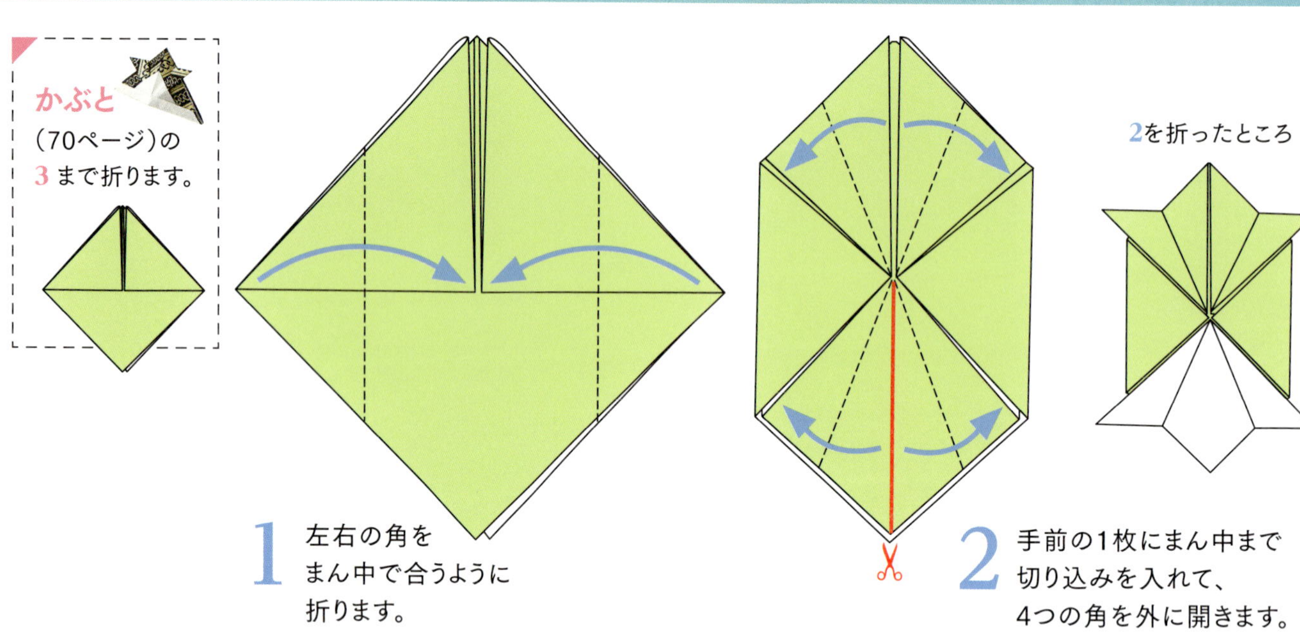

かぶと
（70ページ）の
3まで折ります。
2を折ったところ

1 左右の角をまん中で合うように折ります。

2 手前の1枚にまん中まで切り込みを入れて、4つの角を外に開きます。

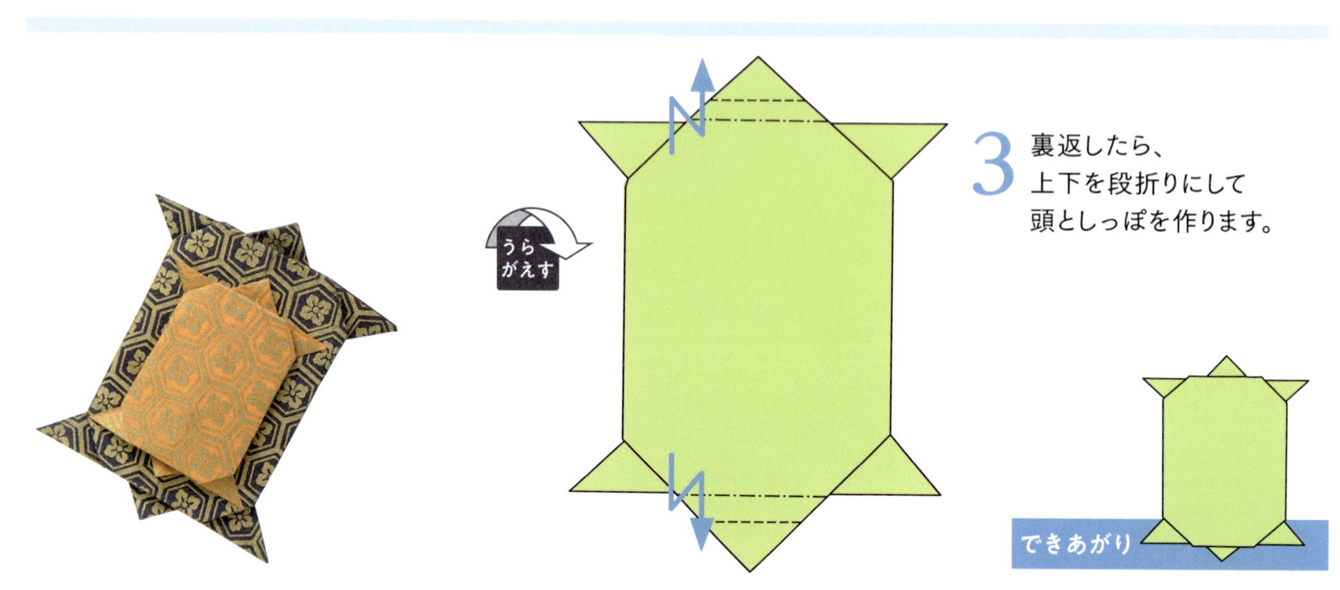

3 裏返したら、上下を段折りにして頭としっぽを作ります。

2章

形を想像しながら折る

3次元情報の処理脳をつくる

1枚の紙から立体を作り上げるおりがみ。
その高度な3次元情報を処理するには
頭頂葉の働きがとくに重要です。

どこをどう折ると、どんな形になるのか？
もっといい形に仕上げるためには？
そんなことを考えながら折ることは、活発脳に役立ちます。
できあがりの形を想像すると楽しい作品や、
驚きの形へ発展する作品を集めました。

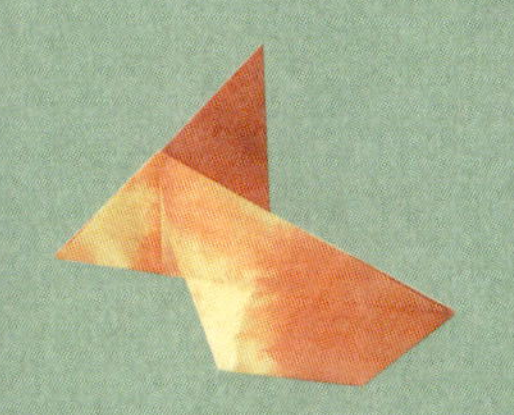
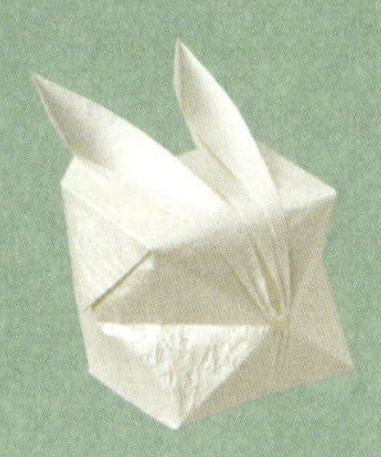
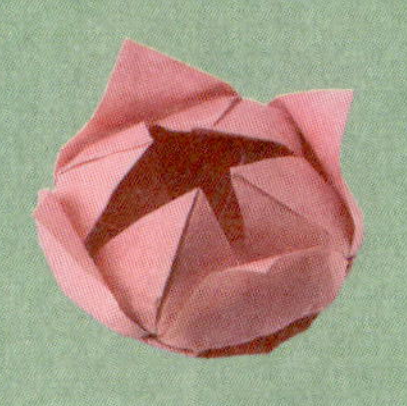
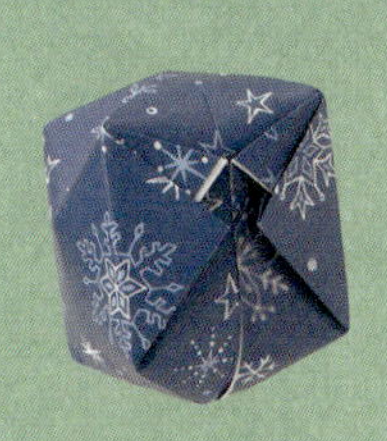
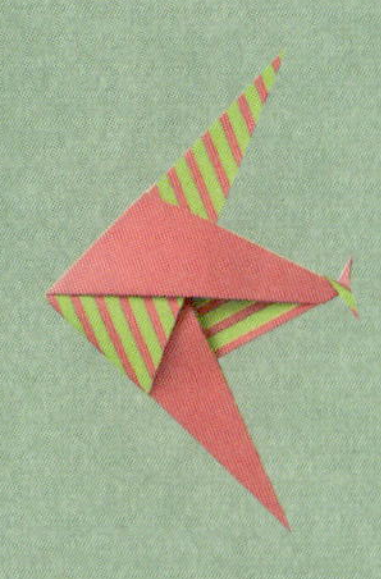

あじさい

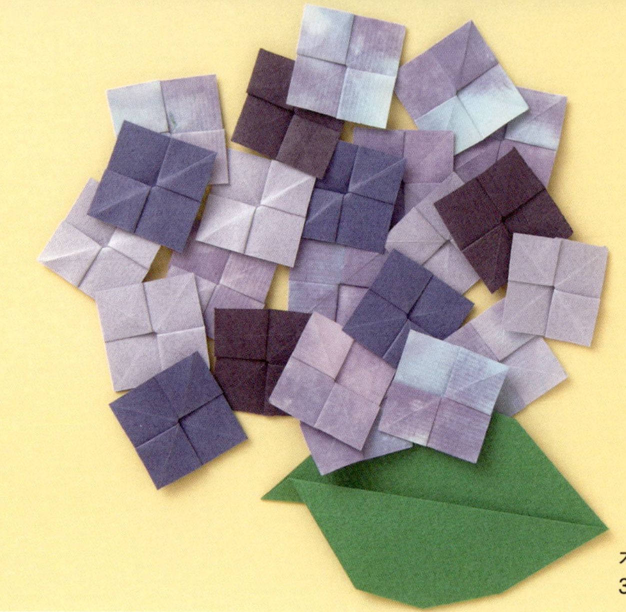

四角い小花をたくさん折って、
あじさいに見立てます。
最後に花びらを広げるところは、
まるで本当に花が咲く瞬間のよう。

木の葉1の折り方は
37ページに

色のついた面を表にして

つる（18ページ）の4まで折ります。

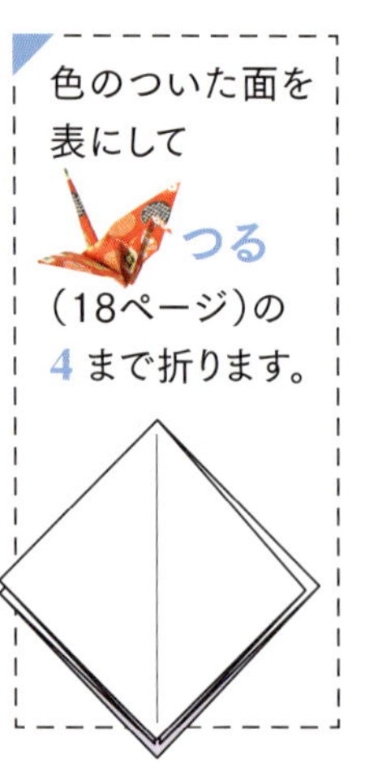

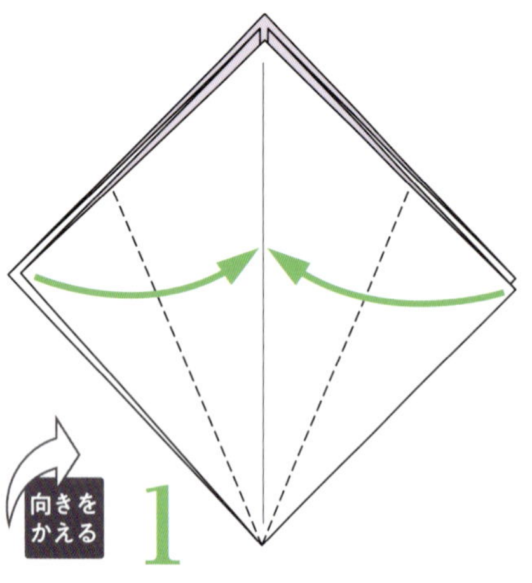

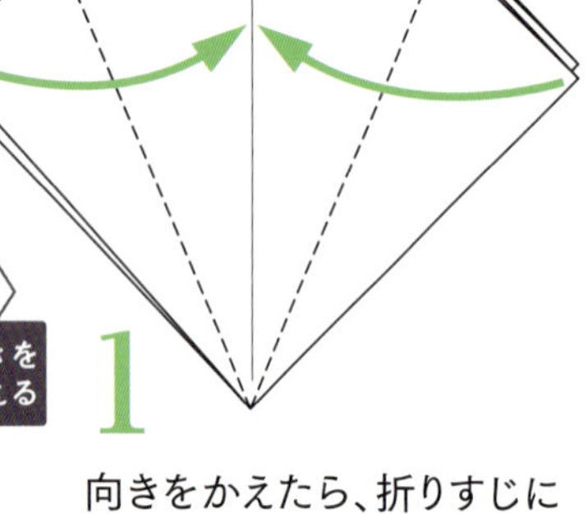

1
向きをかえたら、折りすじに合わせて左右を折ります。

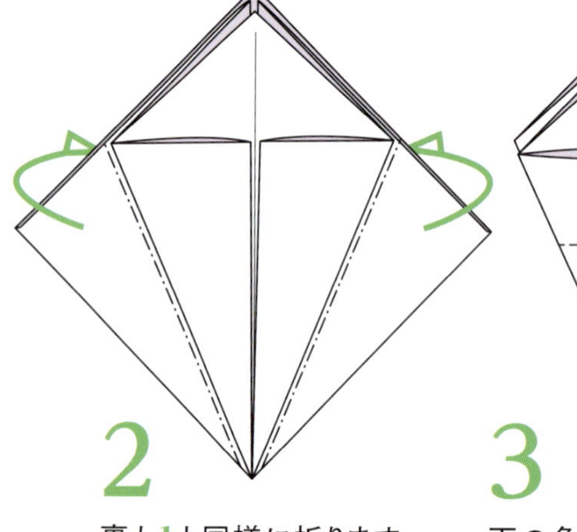

2
裏も1と同様に折ります。

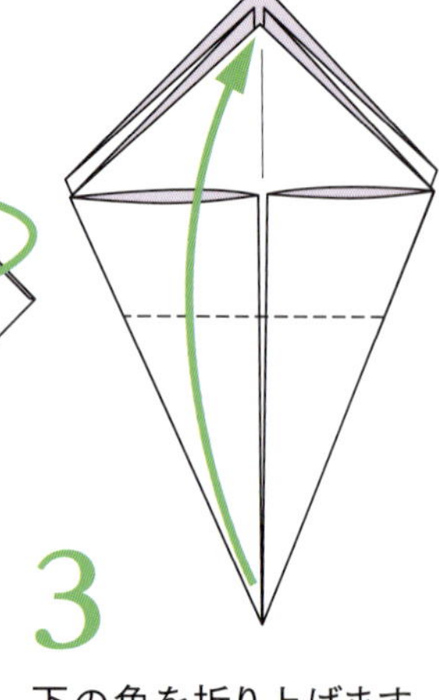

3
下の角を折り上げます。

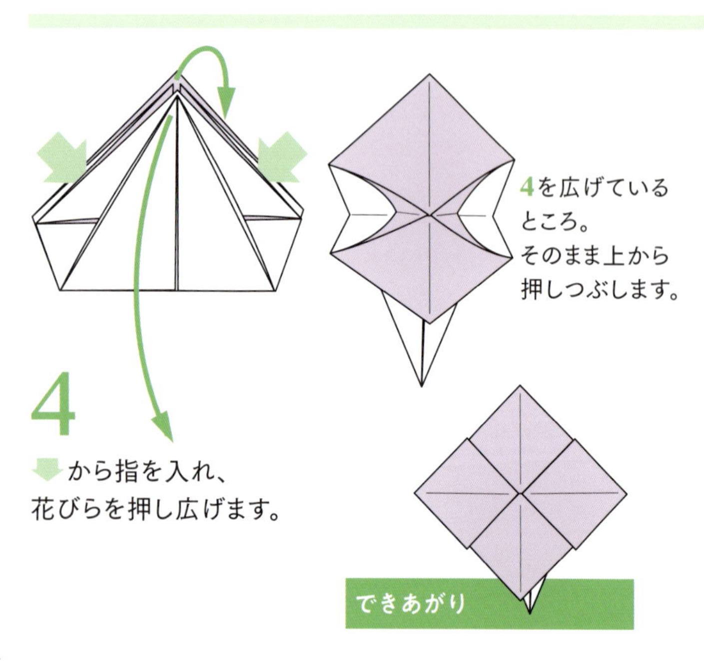

4
から指を入れ、花びらを押し広げます。

4を広げているところ。
そのまま上から押しつぶします。

できあがり

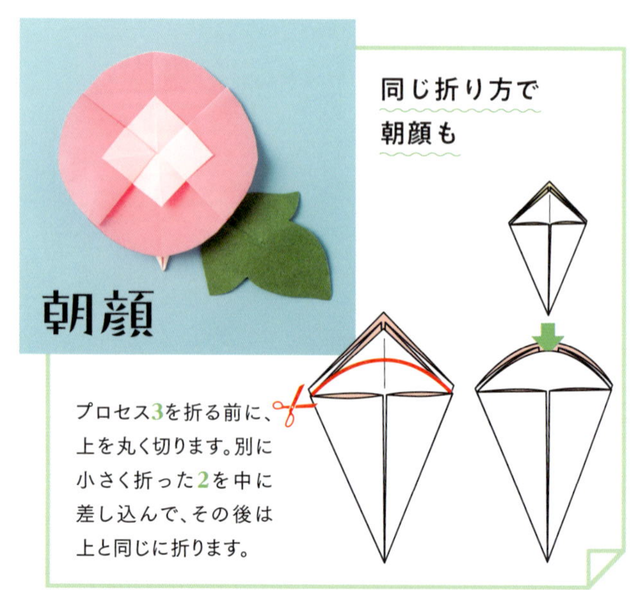

同じ折り方で朝顔も

プロセス3を折る前に、上を丸く切ります。別に小さく折った2を中に差し込んで、その後は上と同じに折ります。

菜の花

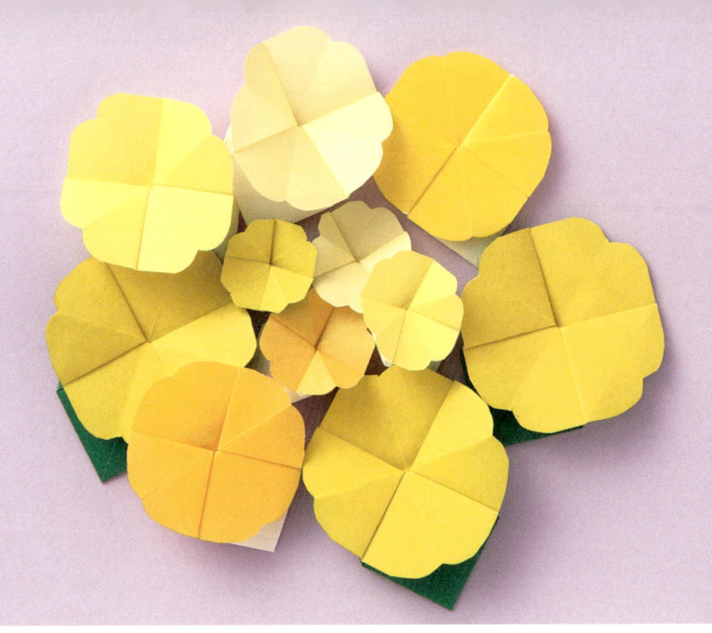

伝承では「月見草」として
知られる作品ですが、
大小に折って丸くまとめれば、
ほら、菜の花のようです。

黄色い面を表にして（以下は両面おりがみを使用の場合）つる（18ページ）の4まで折ります。

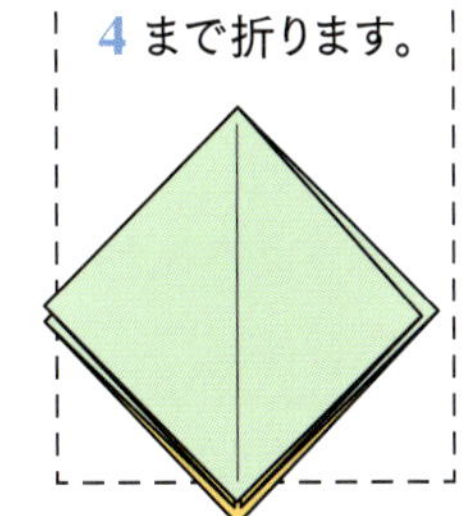

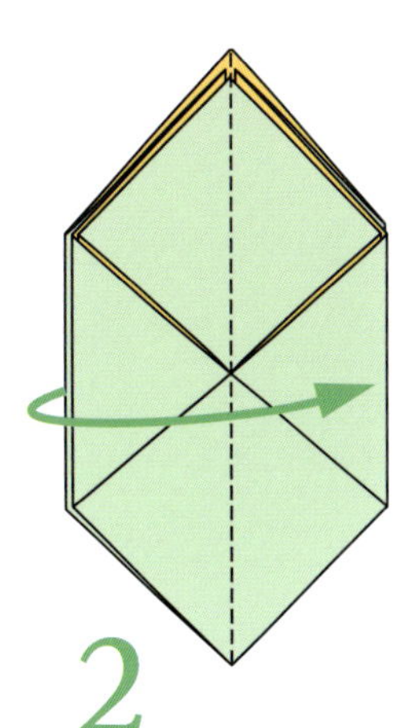

1 向きをかえたら、まん中で合うように両角を折ります。裏も同様に。

2 全体を半分に折ります。

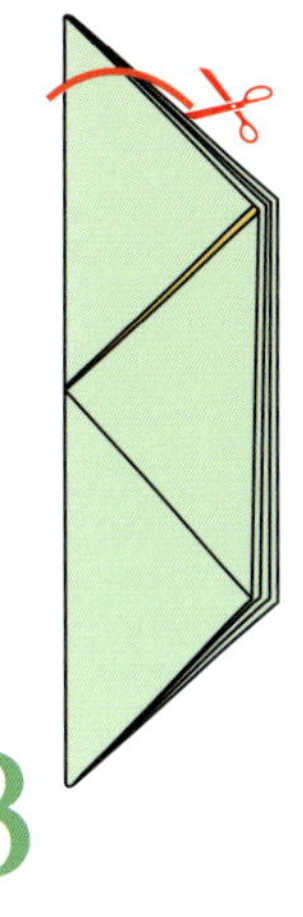

3 先を小さく丸く切り落とします。

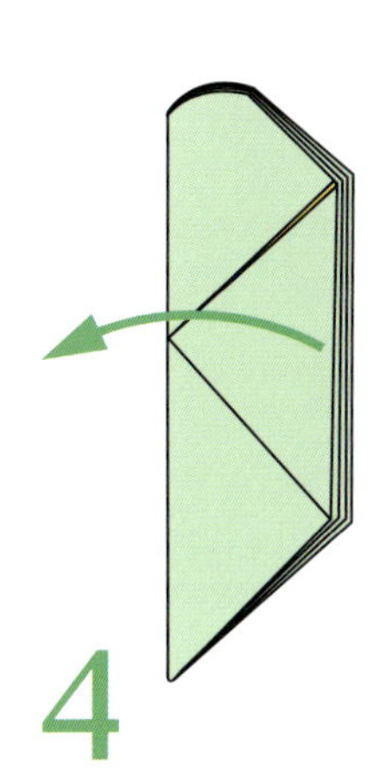

4 上の2枚を開いて、2の形に戻します。

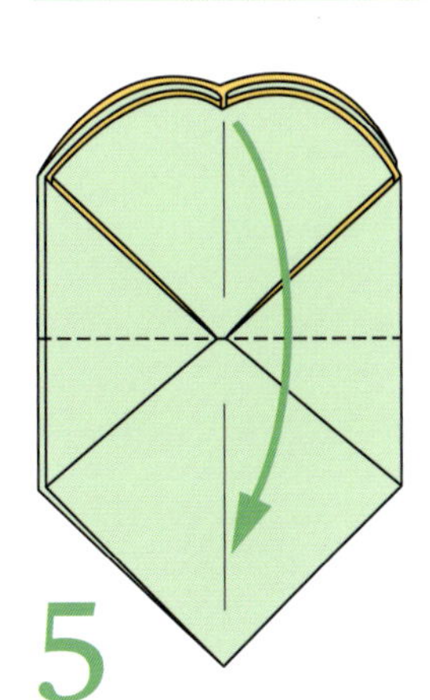

5 合わせ目のところで折り下げます。

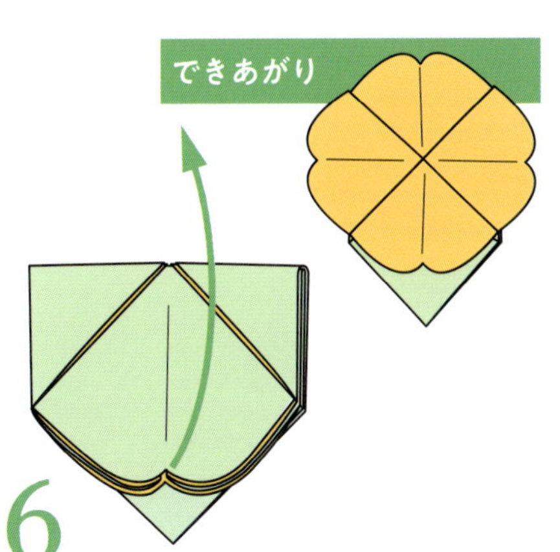

6 下の1枚を押さえながら花びらを広げ、上から折りつぶします。

できあがり

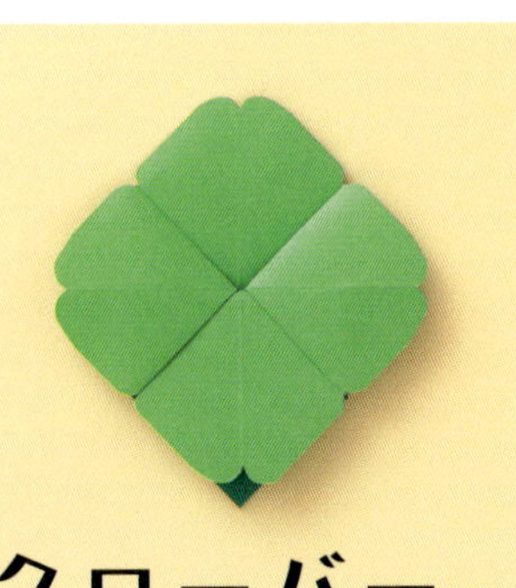

クローバー

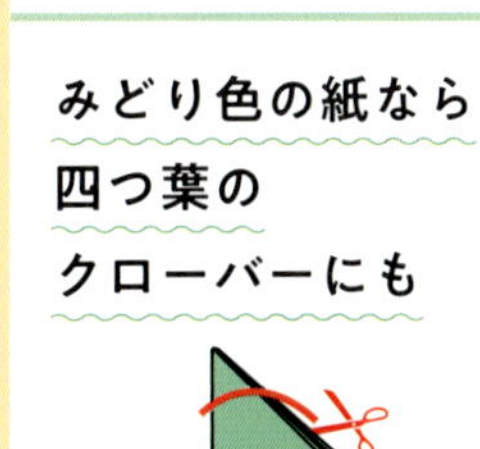

みどり色の紙なら
四つ葉の
クローバーにも

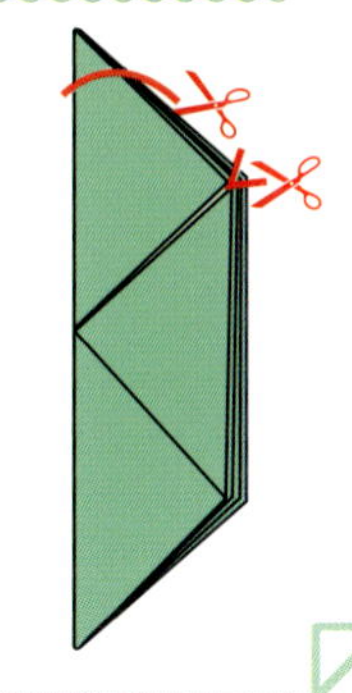

みどりの濃淡の両面おりがみで折りました。3で、先だけでなく、図のようにもう1カ所小さく切り込みを入れると、よりクローバーらしく仕上がります。

ハスの花

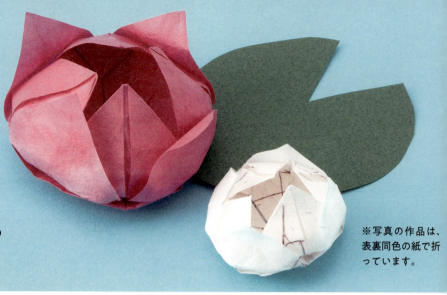

花びらをめくり返しながら作る、
風情ある作品です。
和紙や薄様の紙で、破らないよう
ていねいに折りましょう。

※写真の作品は、表裏同色の紙で折っています。

◆ハスの花

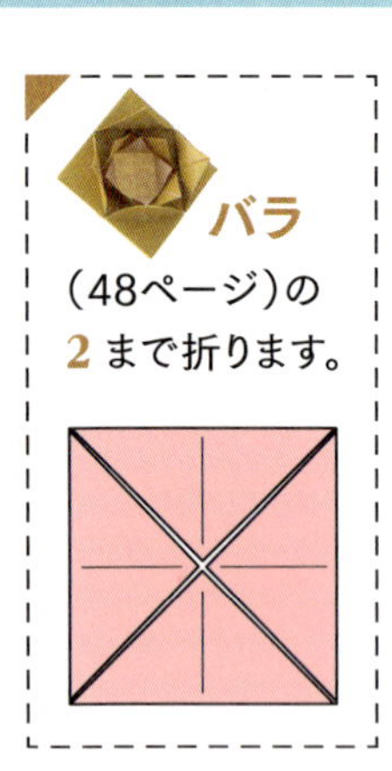

バラ
（48ページ）の
2まで折ります。

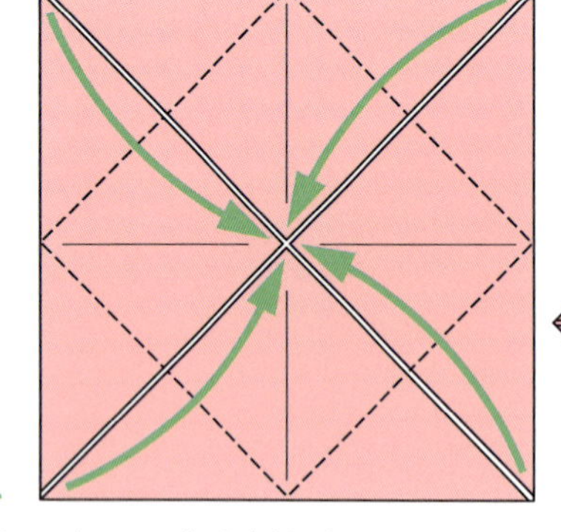

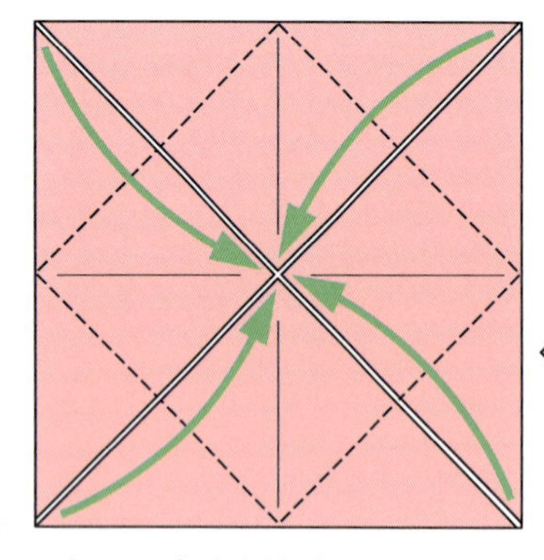

1 中心に向けて角を折ります。

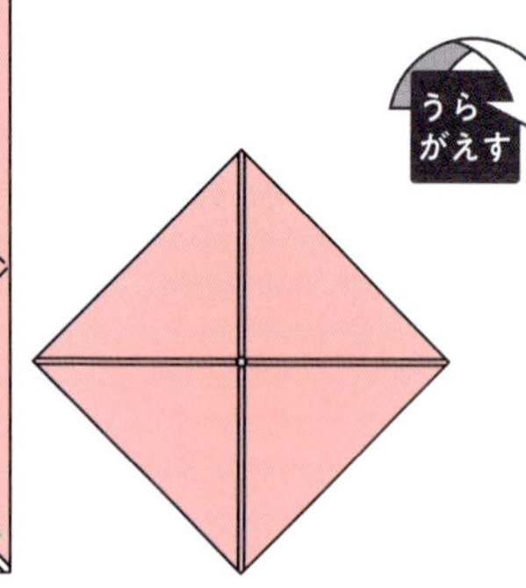

1を折ったところ

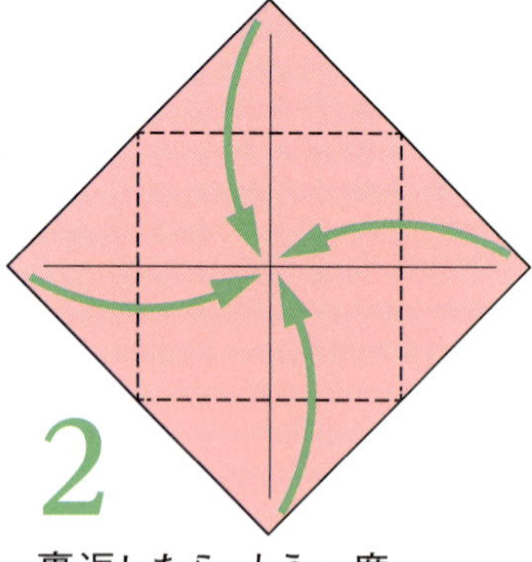

2 裏返したら、もう一度
中心に向けて角を折ります。

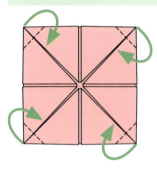

3 角を4つとも
小さく内側に
折ります。

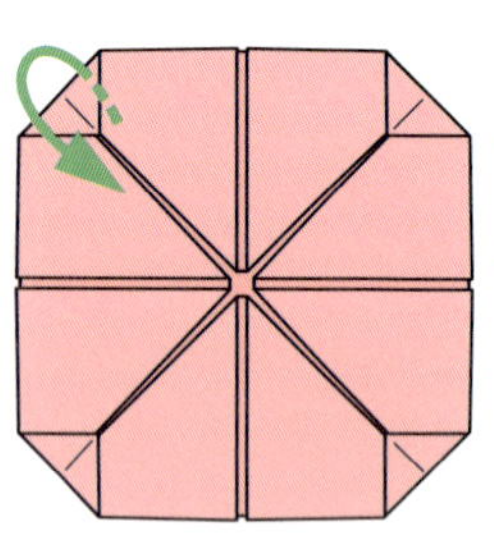

4 3で折った角を
広がらないように
押さえながら、
裏側の角をめくって
表に返します。

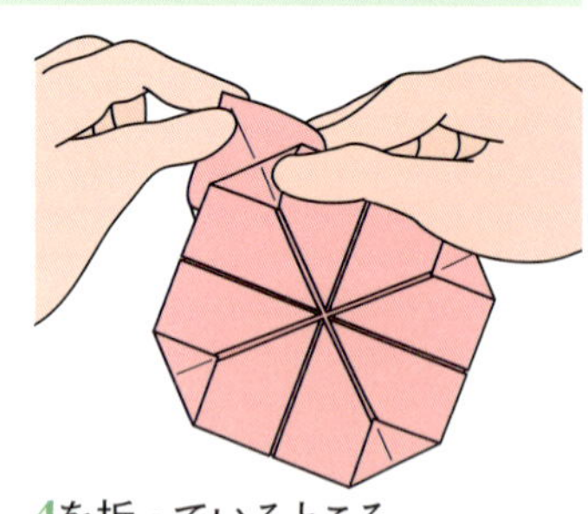

4を折っているところ

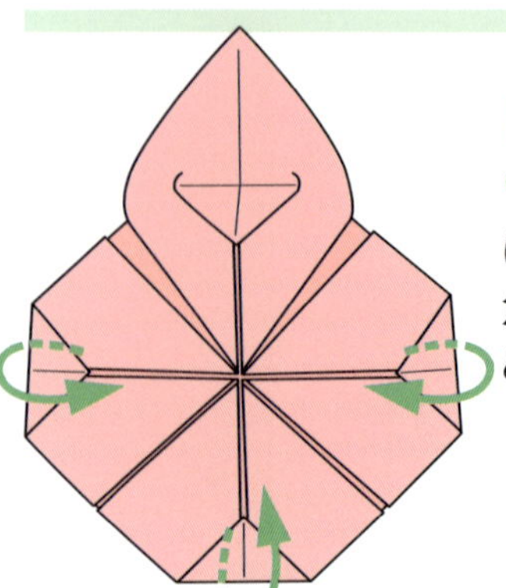

5 ほかの3つの
角も同様に
めくります。

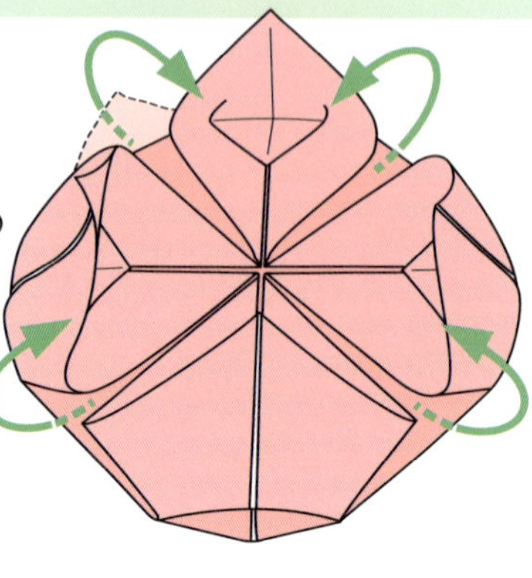

6 花びらを
押さえながら、
裏側の角を
さらに4つ、めくって
表に返します。

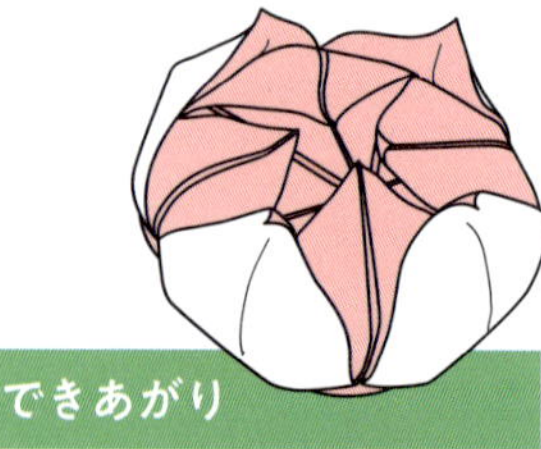

できあがり
（裏が白のおりがみを使った場合）

桃

中央からフチに向けて、
グラデーションになっている紙を使って
折りました。葉っぱの部分は「つる」と
同じ折り方です。

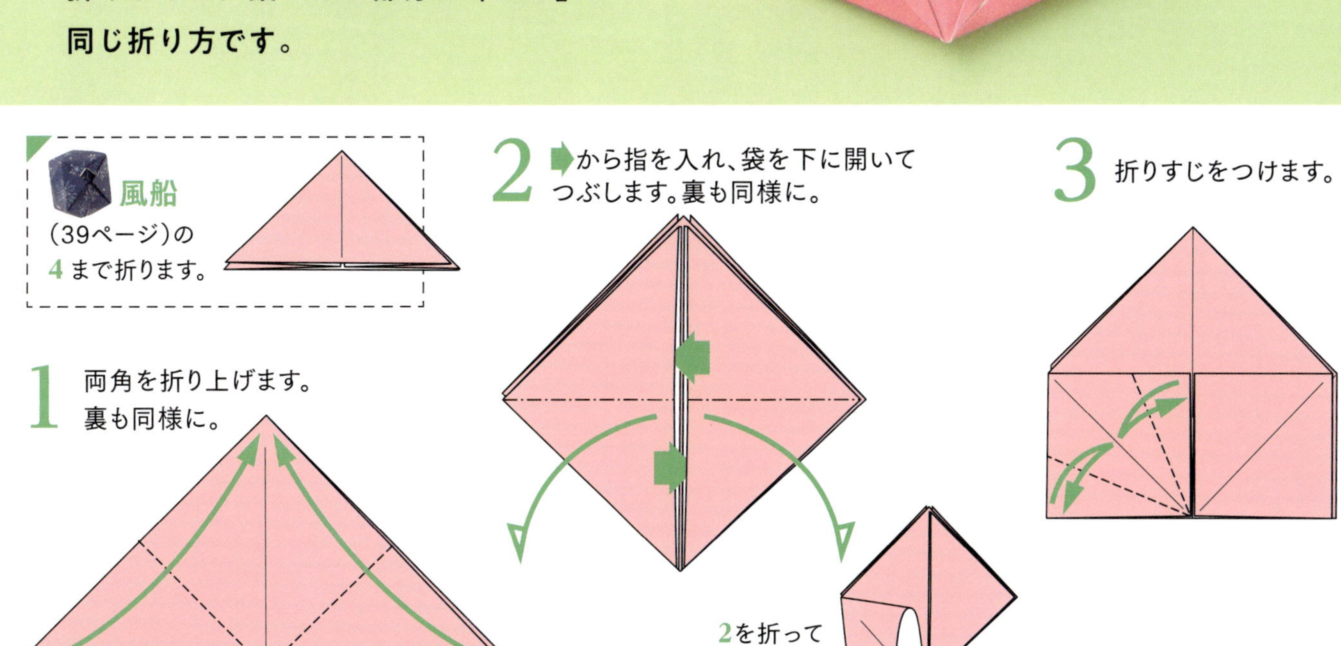

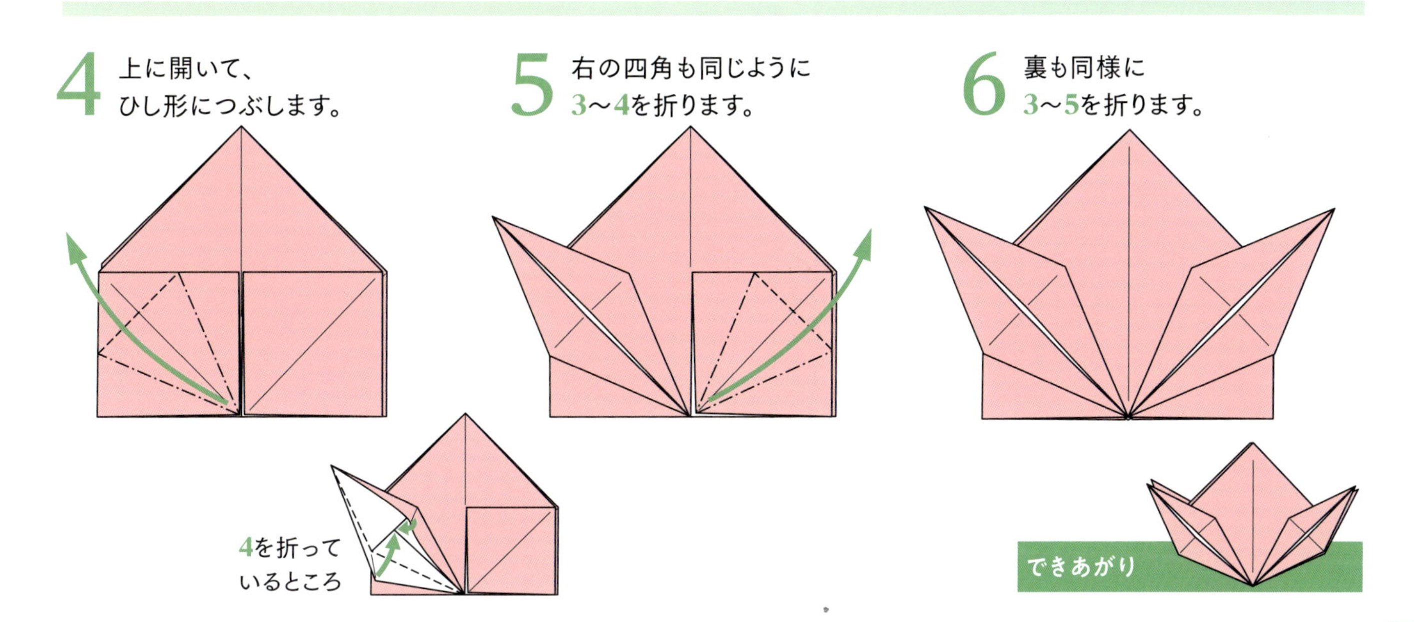

4 上に開いて、
ひし形につぶします。
4を折って
いるところ
5 右の四角も同じように
3〜4を折ります。
6 裏も同様に
3〜5を折ります。
できあがり

栗

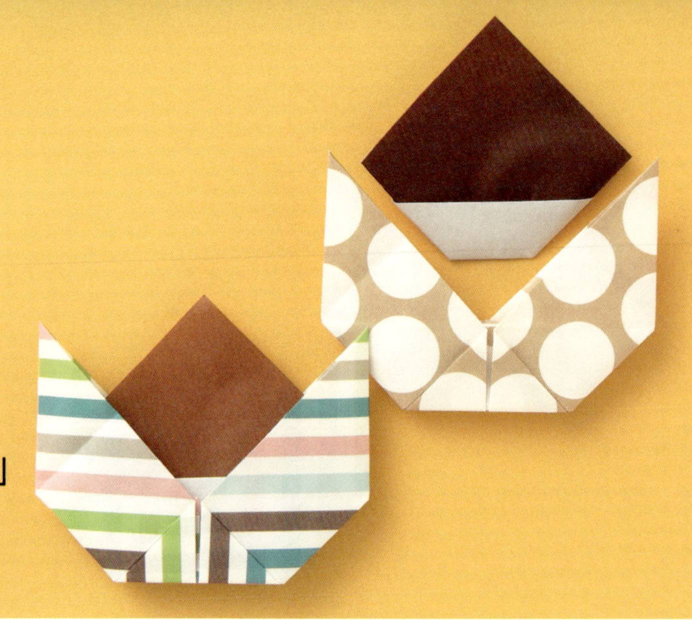

実といがをそれぞれ折って、
組み合わせましょう。
いがは懐かしの「やっこさん」
「はかま」の変形です。

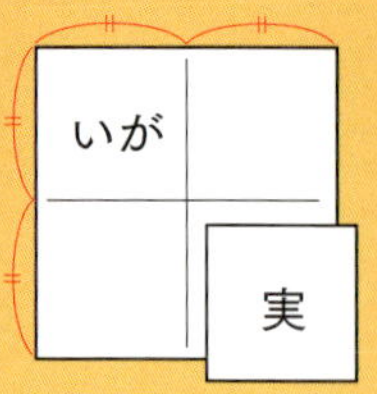

◆栗（いが）

栗のいが

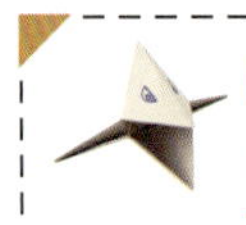

はらぺこガラス
（86ページ）の
3まで折ります。

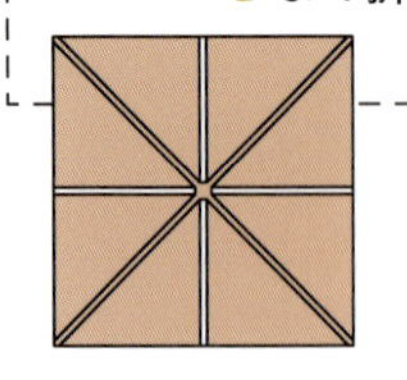

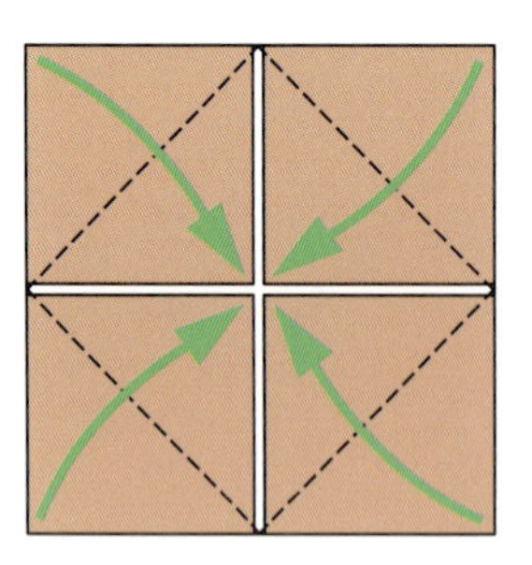

1 裏返したら、4つの角を
まん中に向けて折ります。

1を折ったところ

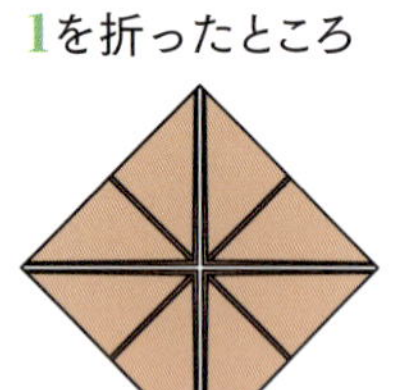

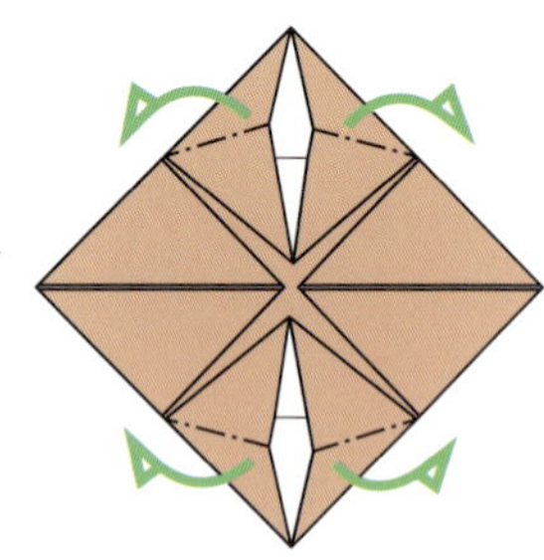

2 裏返したら、上下の袋に
指を入れ、開いてつぶします。

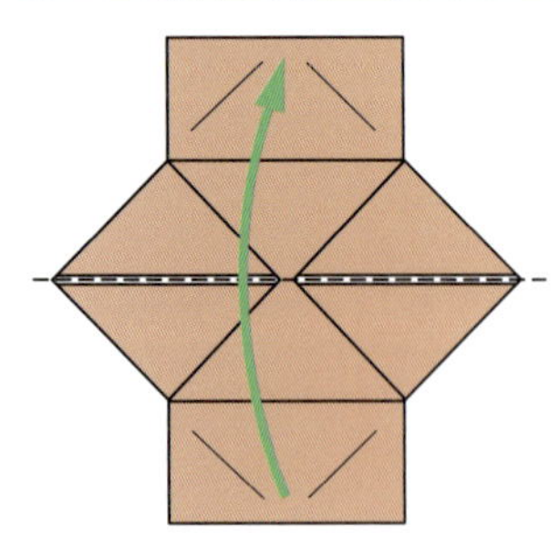

3 半分に折ります。

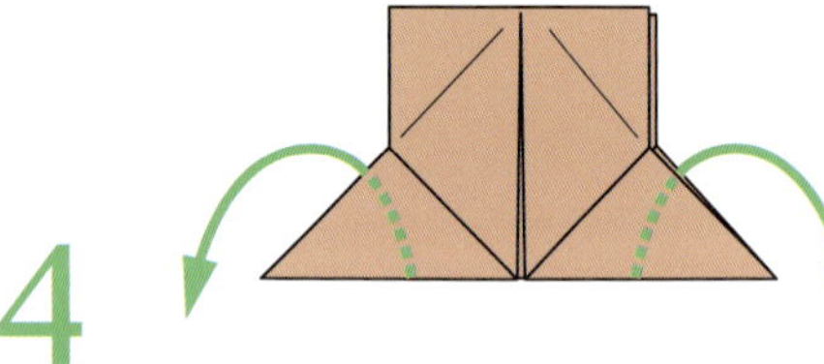

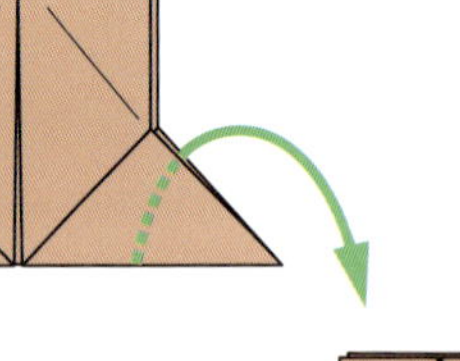

4 間に指を入れ、
内側に折り込まれている
角を外に引き出します。

4を折っているところ。
押しながらぐるっと
引っくり返します。

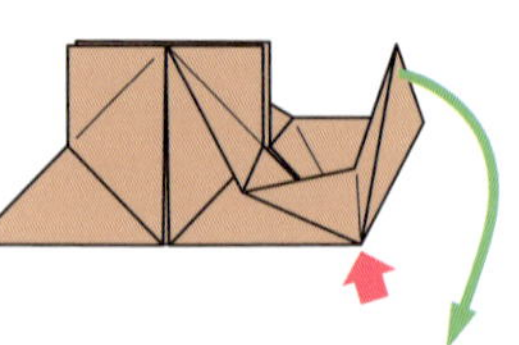

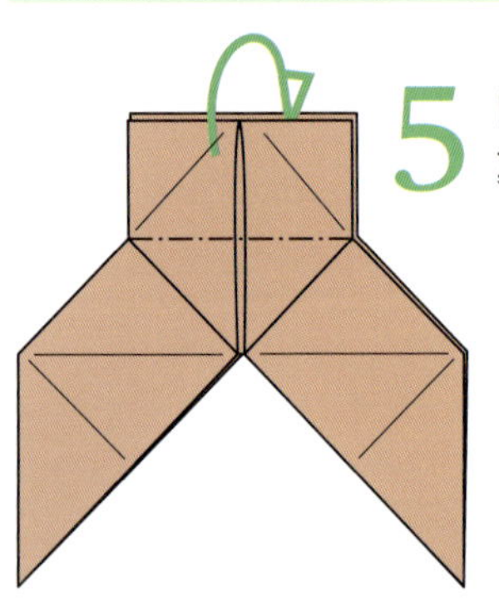

5 内側へ折り込みます。
裏も同様に。

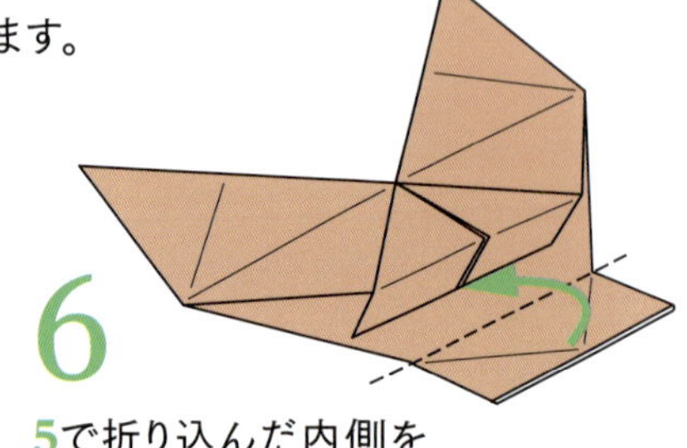

6 5で折り込んだ内側を
のりでとめます。

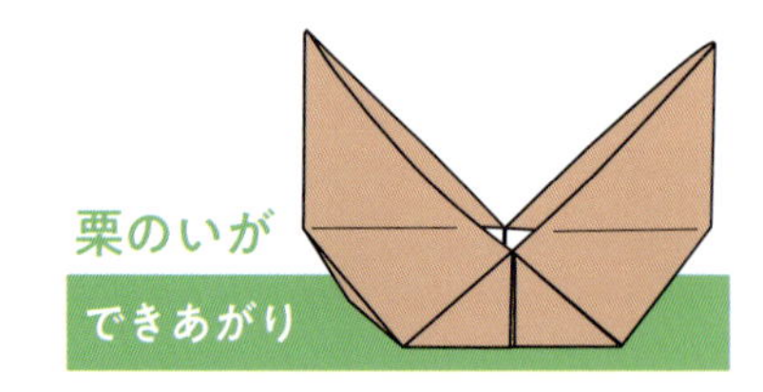

栗のいが
できあがり

木の葉1

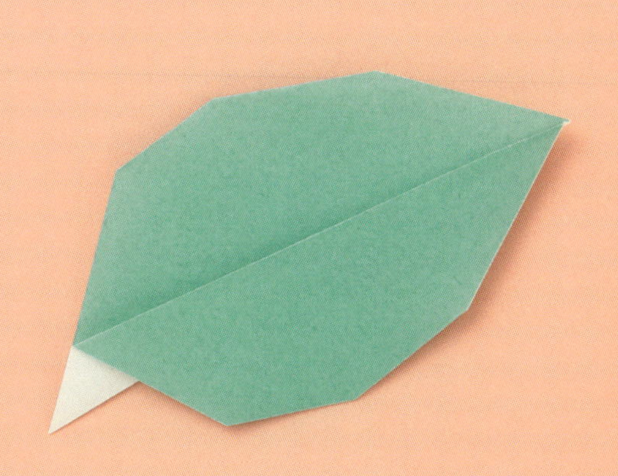

平面に仕上がる葉っぱです。
仕上げたいサイズに
紙を切って作りましょう。

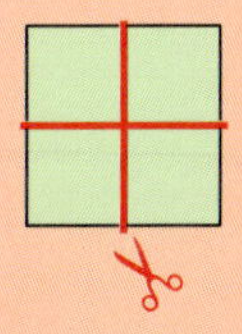

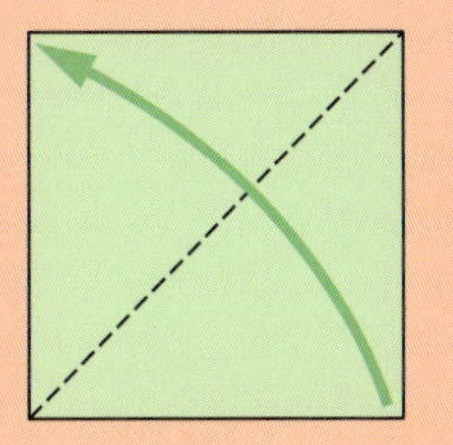

1 半分に
折ります。

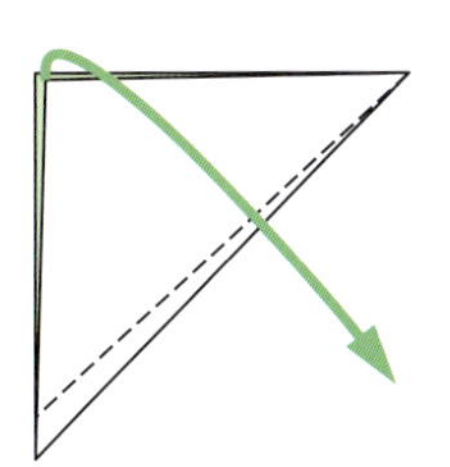

2 ななめに少しずらして
折り返します。

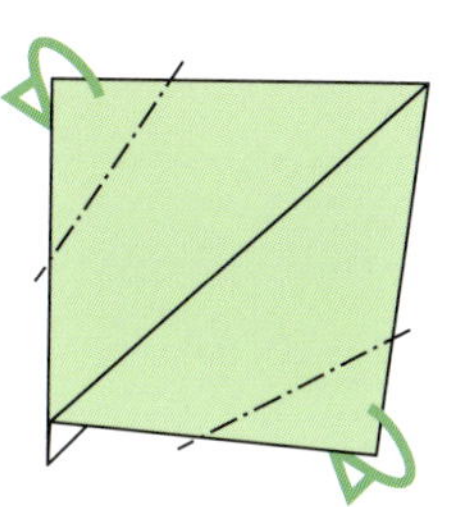

3 両角を向こう側へ
折ります。

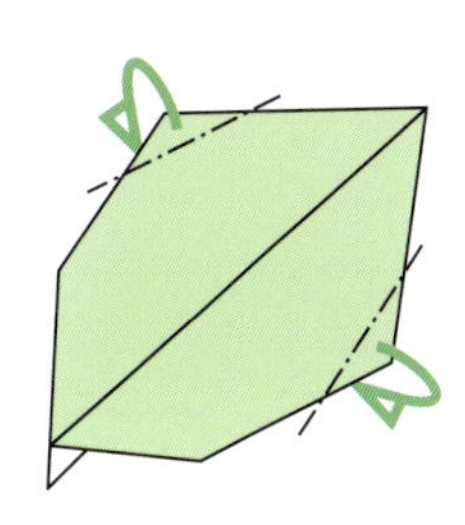

4 もう一度向こう側へ
折ります。

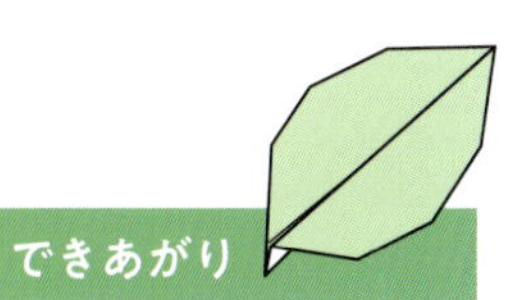

できあがり

栗の実

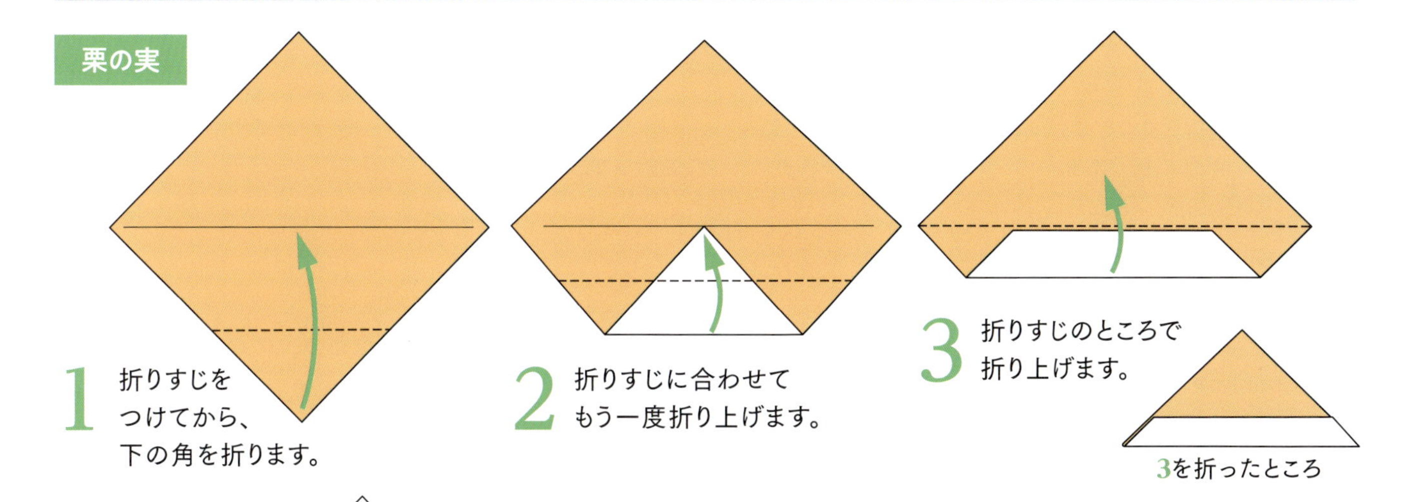

1 折りすじを
つけてから、
下の角を折ります。

2 折りすじに合わせて
もう一度折り上げます。

3 折りすじのところで
折り上げます。

3を折ったところ

4 裏返したら、
両角を折り上げます。

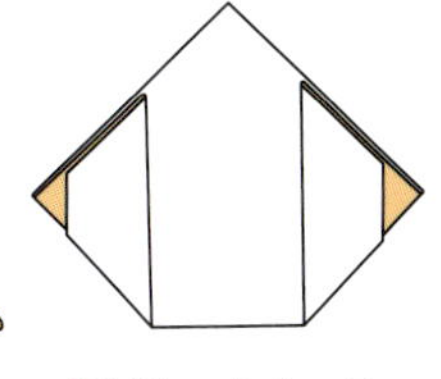

4を折ったところ

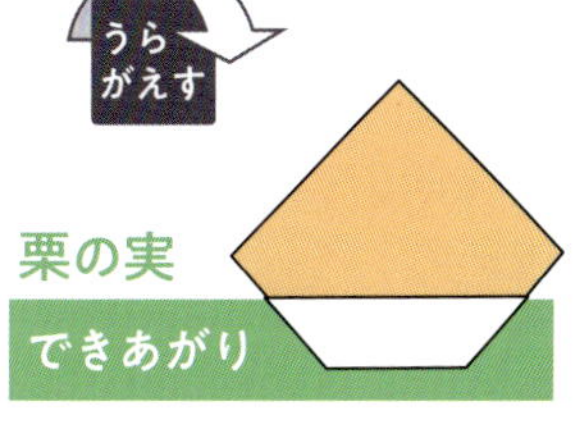

栗の実
できあがり

栗の実をいがに
差し込みましょう。

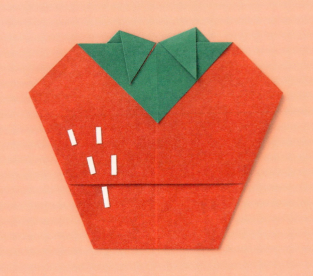

イチゴ

最後に折り返す三角が、
本物のヘタのよう。お孫さんなど
小さいお子さんに折ってあげると、
喜ばれることうけあいです。

イチゴ

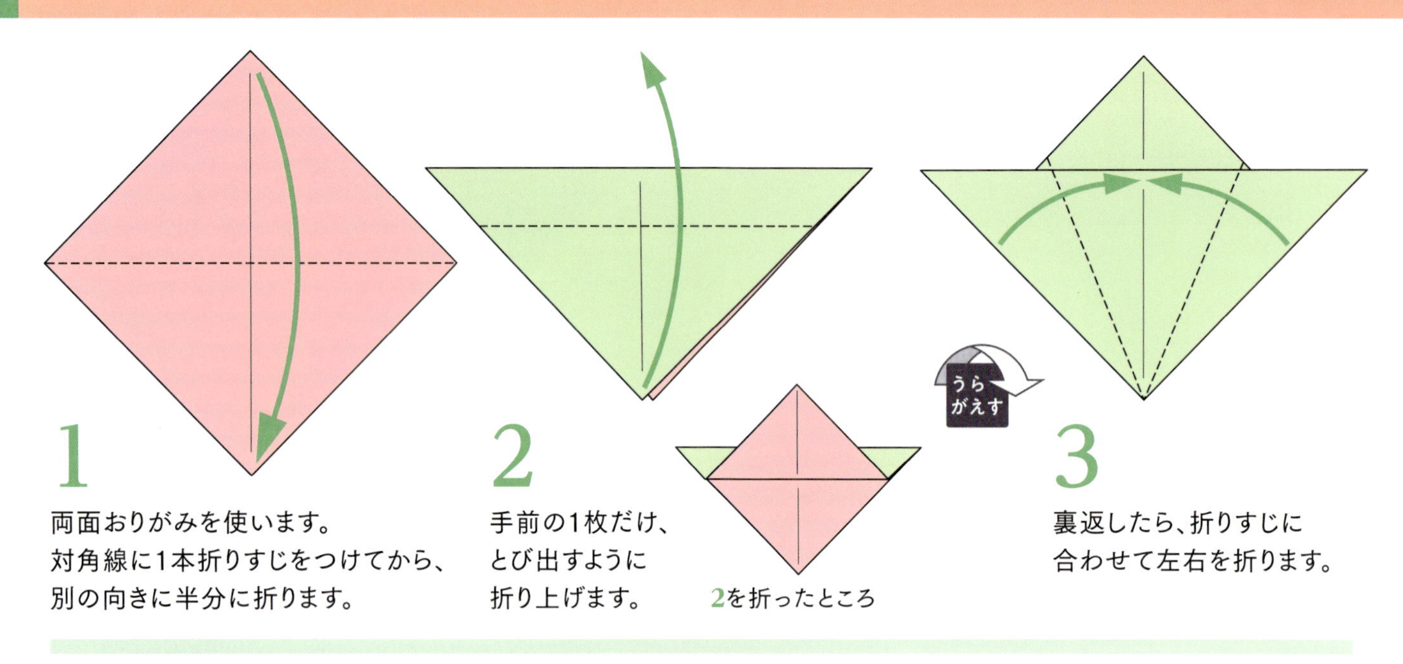

1 両面おりがみを使います。
対角線に1本折りすじをつけてから、
別の向きに半分に折ります。

2 手前の1枚だけ、
とび出すように
折り上げます。

2を折ったところ

3 裏返したら、折りすじに
合わせて左右を折ります。

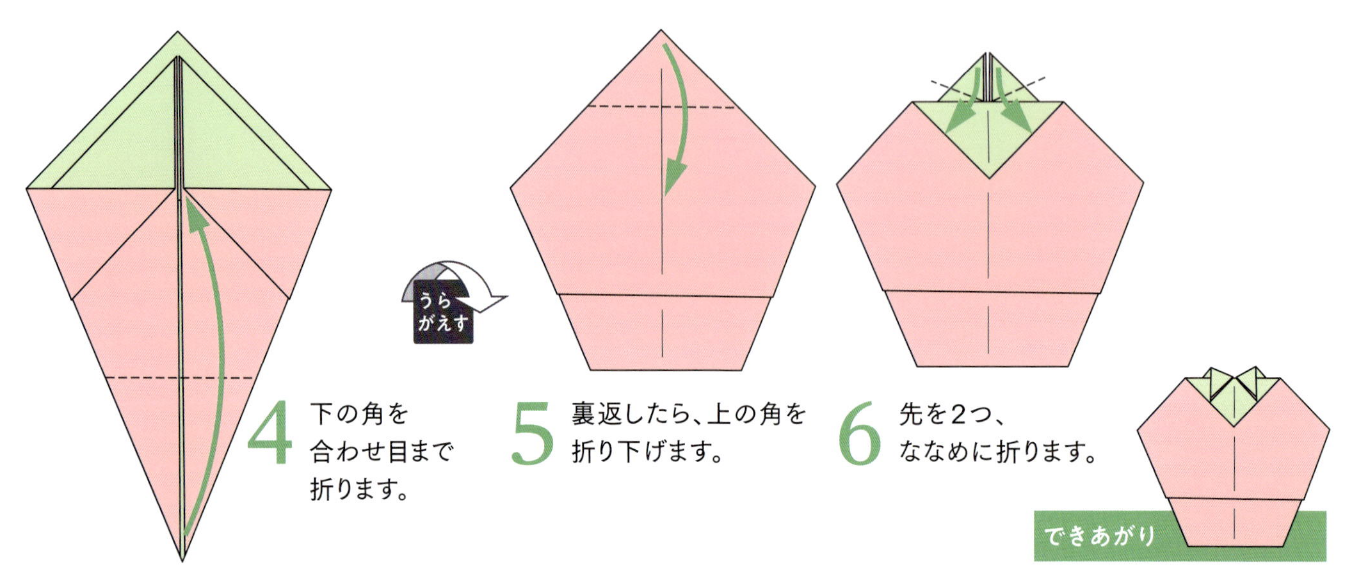

4 下の角を
合わせ目まで
折ります。

5 裏返したら、上の角を
折り下げます。

6 先を2つ、
ななめに折ります。

風船

風情のある懐かしい作品です。
立体感があるので、
慣れたら包装紙などで折っても。
柄が映えます。

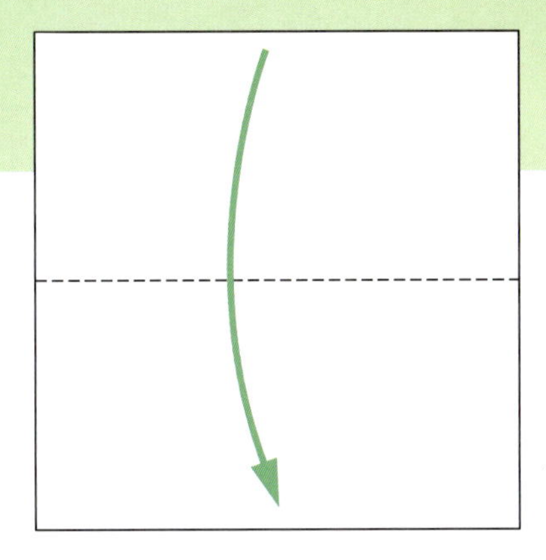

1 半分に折ります。

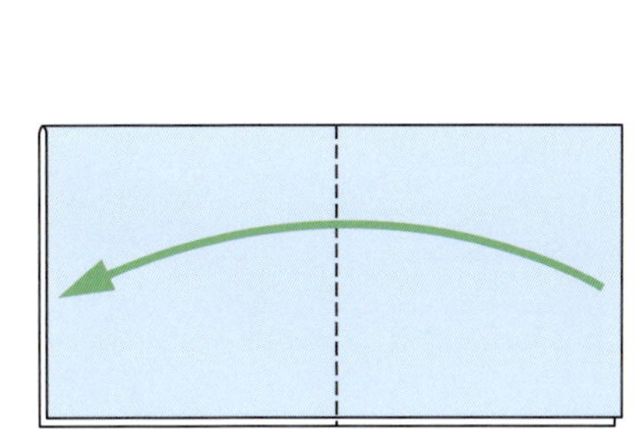

2 もう一度
半分に折ります。

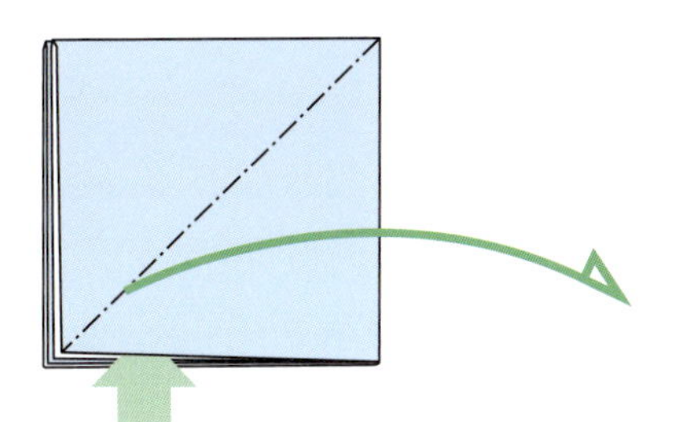

3 ⇧から指を入れ、
右に開きながらつぶします。

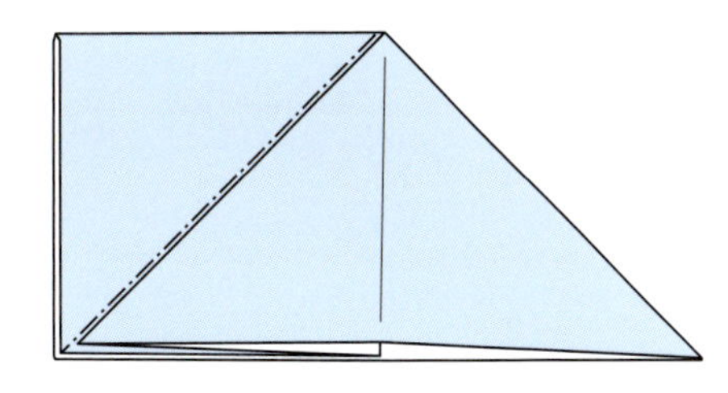

4 3を折ったところ。裏も
同様に開いてつぶします。

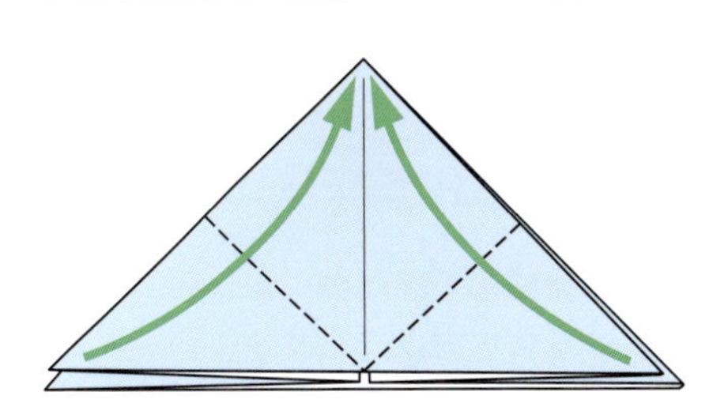

5 両角を折り上げます。
裏も同様に。

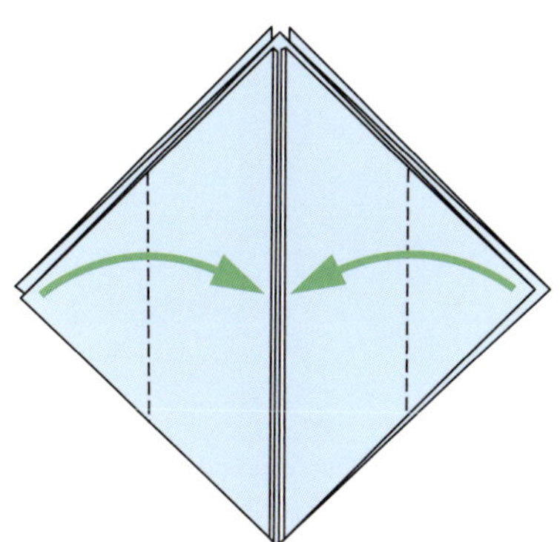

6 まん中で合うように
角を折ります。裏も同様に。

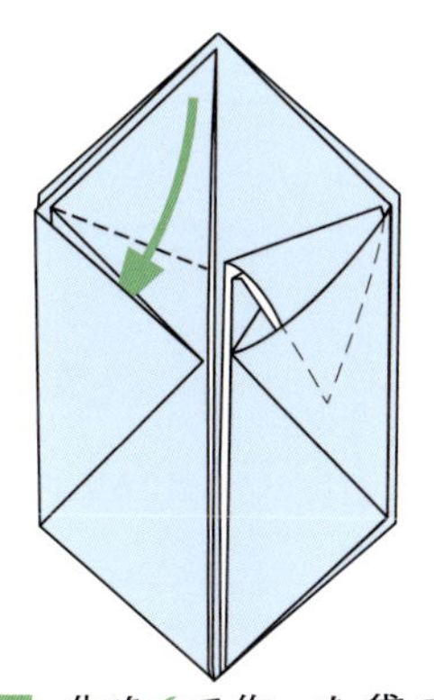

7 先を6で作った袋の中に
折り入れます。

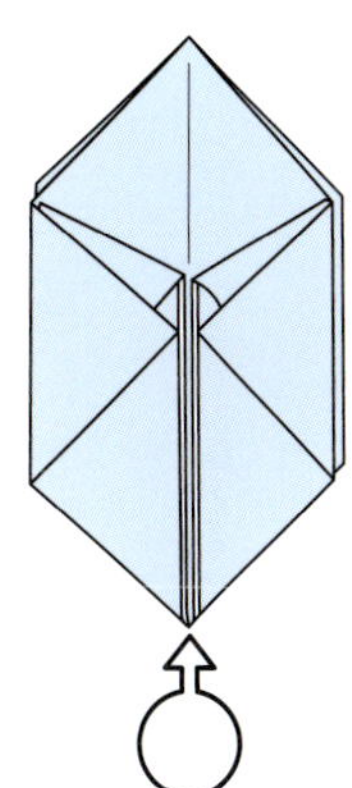

8 裏も同様に折ったら、
下のあなから吹いて
ふくらませます。

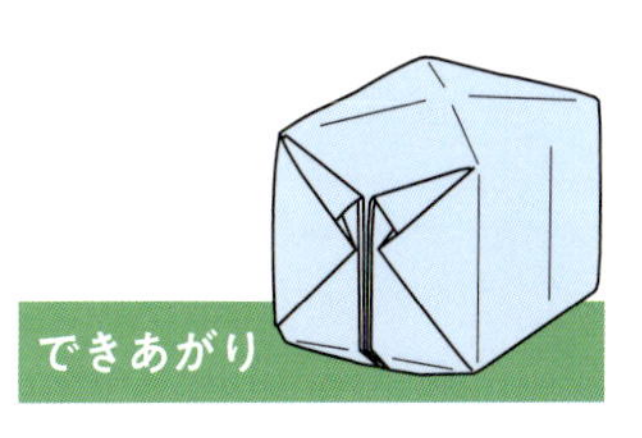

できあがり

風船金魚

「風船」から派生した作品だけに
形がぷっくり。
ガラスの小皿にのせて、
夏に飾るのはいかが？

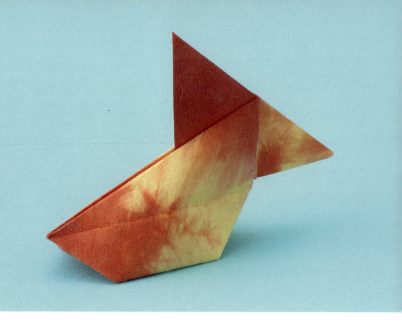

◆風船金魚

風船
（39ページ）の
4まで折ります。

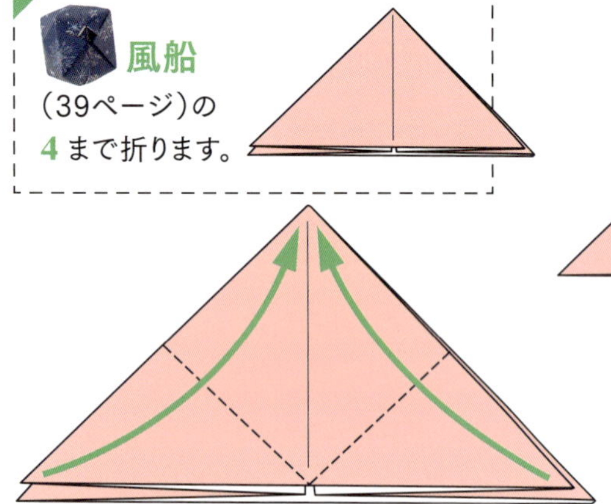

1 手前の1枚だけ、
両角を折り上げます。

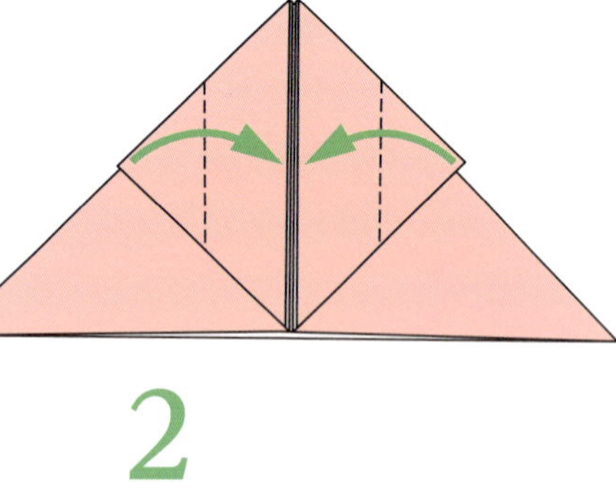

2 まん中で合うように
角を折ります。

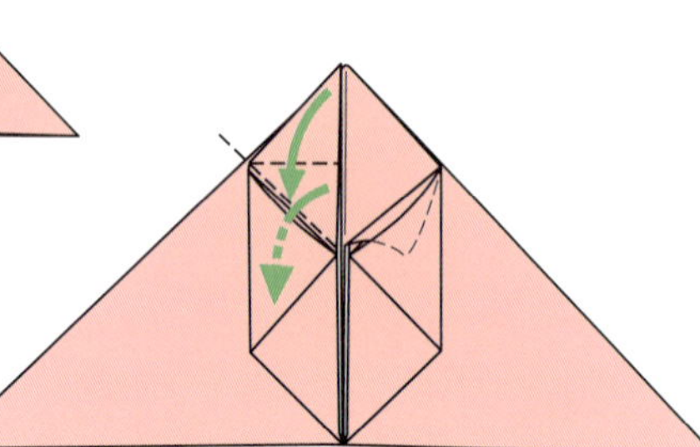

3 2回折って、角を袋の中に
折り入れます。右も同様に。

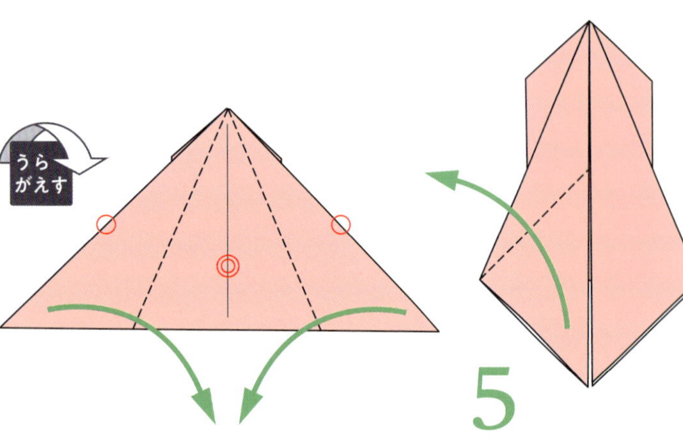

4 裏返したら、
○のフチと◎の折りすじが
合うように折ります。

5 先がま横を向くように
左を折ります。

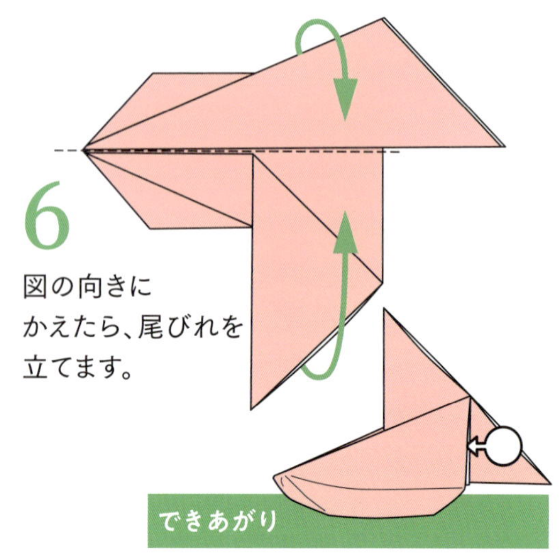

6 図の向きに
かえたら、尾びれを
立てます。

できあがり

おしりのすき間からストローを差し込んで
ふくらませます。

雪うさぎ

こちらも「風船」からの変形で、
なんとも愛らしい姿です。
耳はしっかりと折りすじをつけて、
押さえながらふくらませましょう。

※右の作品は、両面おりがみを使っています。

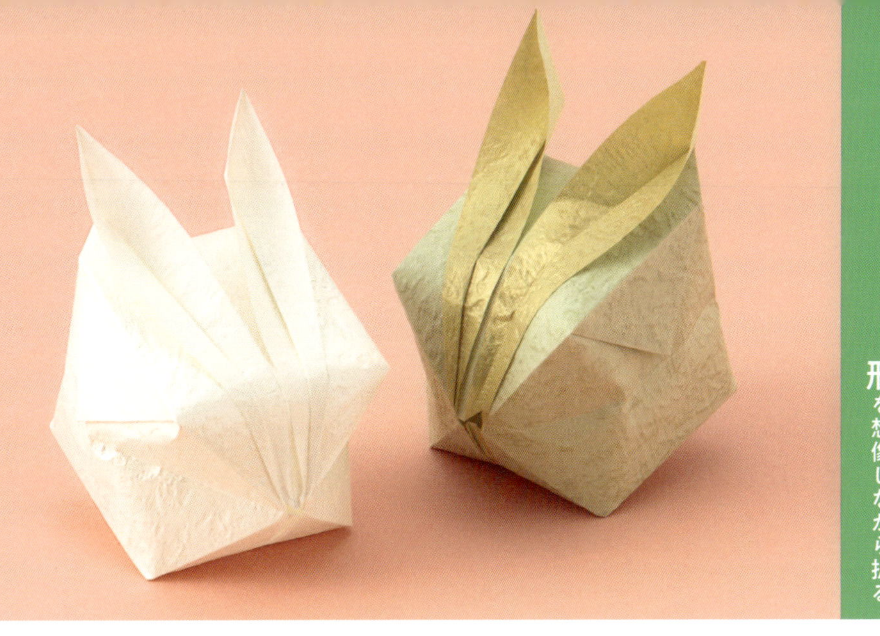

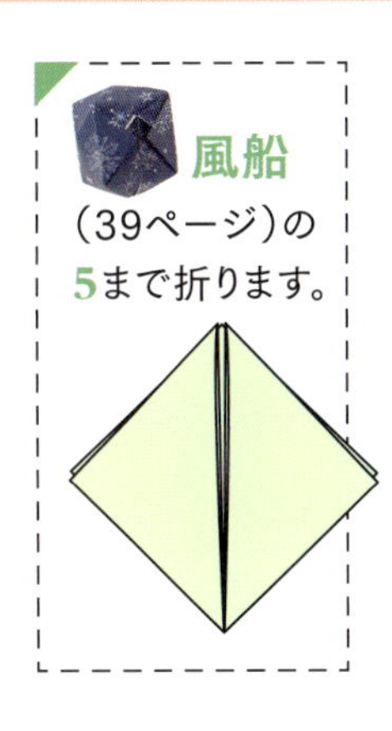

風船（39ページ）の5まで折ります。

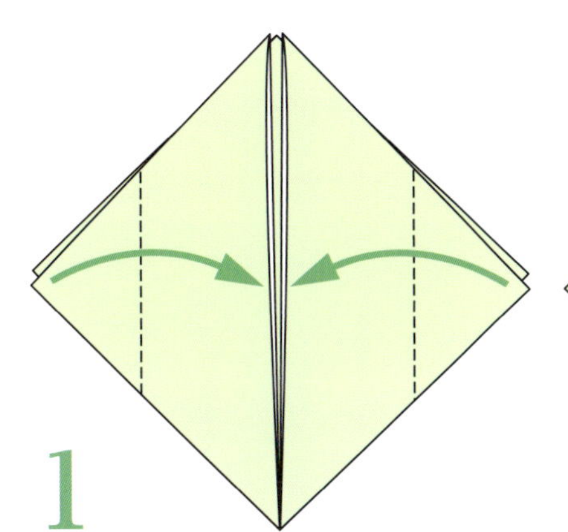

1
手前の1枚だけ、まん中で合うように角を折ります。

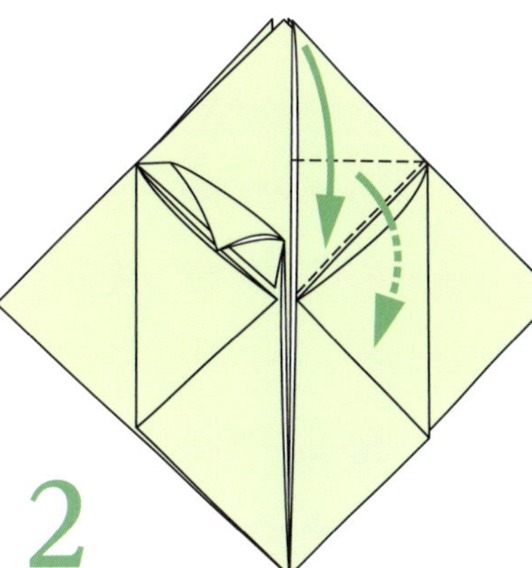

2
2回折って、角を袋の中に折り入れます。左も同様に。

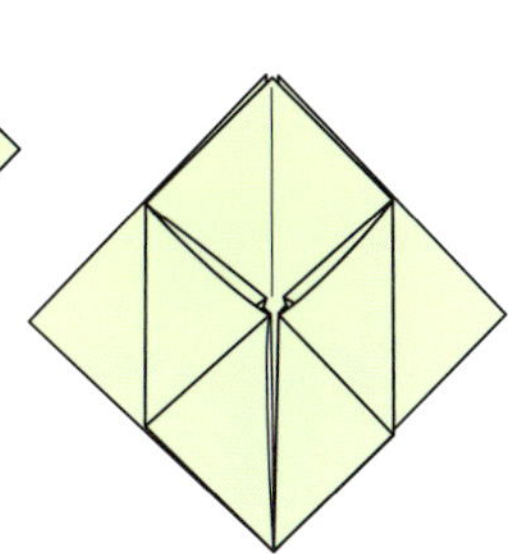

2を折ったところ

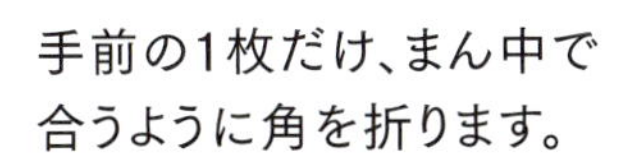

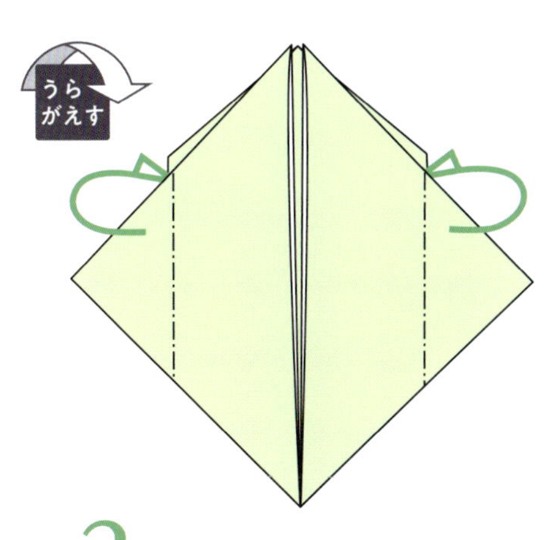

3
裏返したら、角を向こう側へ折って間にはさみます。

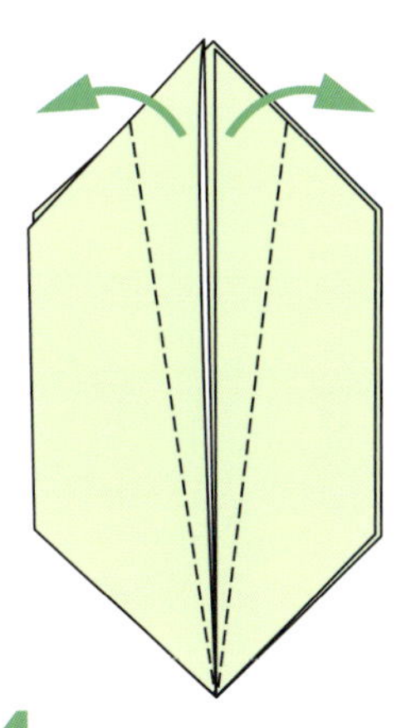

4
外側に向け、細長い三角を折ります。ここの折りすじはしっかりと。

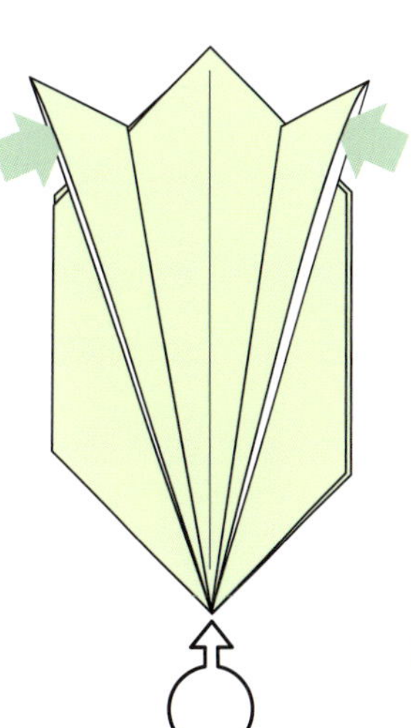

5
から指を入れて耳を広げ、軽く押さえながら、息を吹き入れてふくらませます。

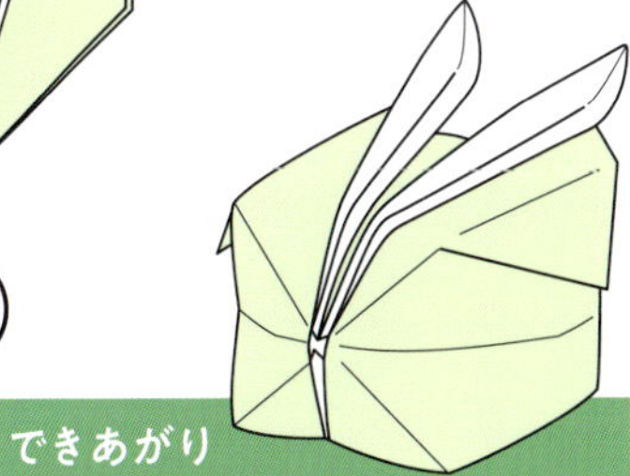

できあがり

エンゼルフィッシュ

一度の折りすじで
同じ形の色違いが折れ、
それをシンメトリーに組み合わせる。
そんなおもしろさのある作品です。

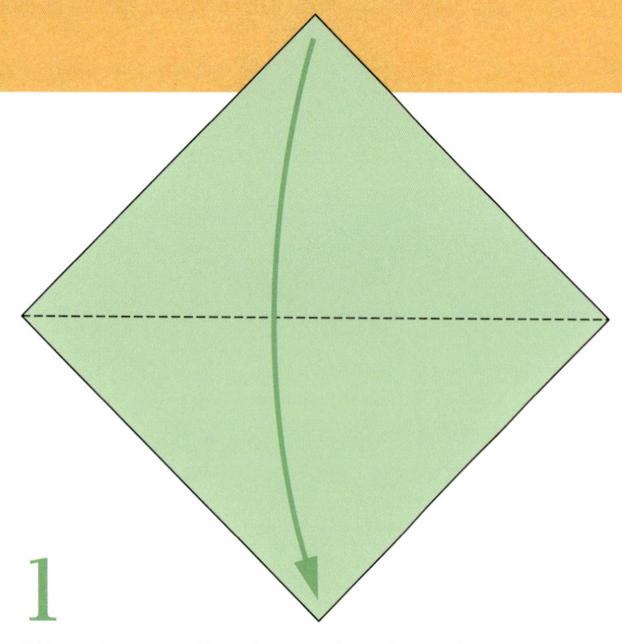

1
両面おりがみを使います。三角に半分に折ります。

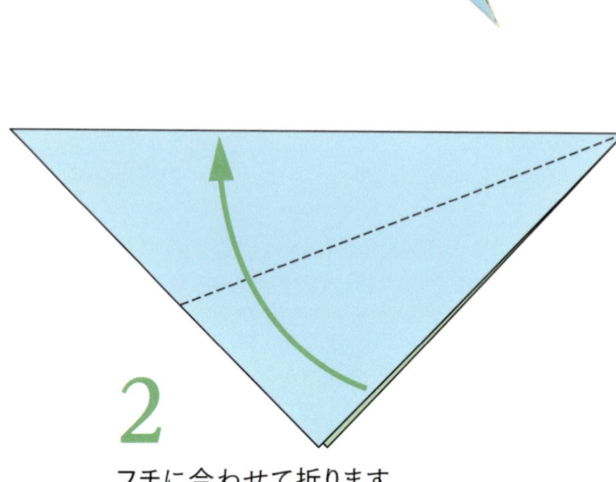

2
フチに合わせて折ります。

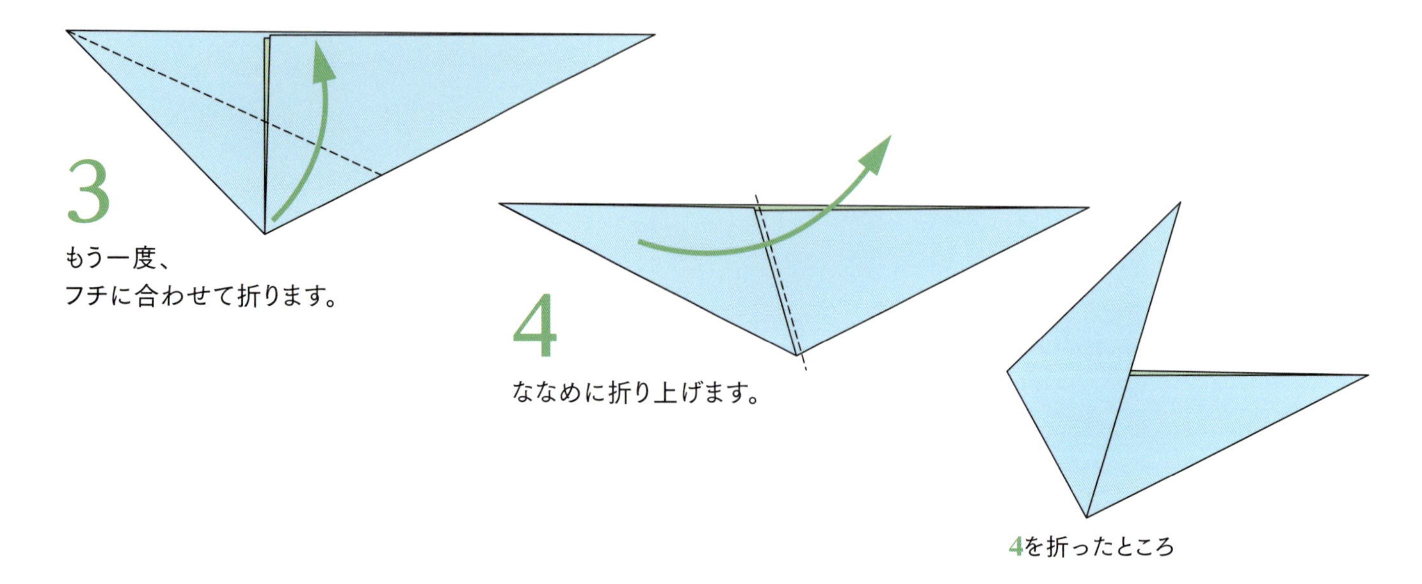

3
もう一度、
フチに合わせて折ります。

4
ななめに折り上げます。

4を折ったところ

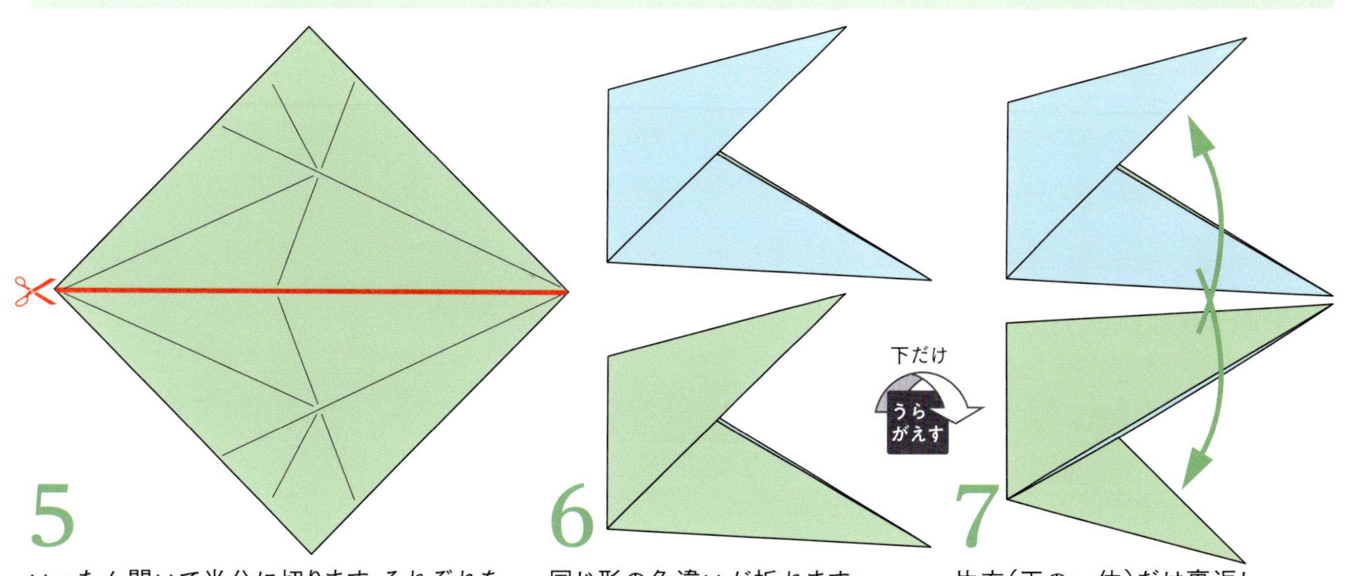

5
いったん開いて半分に切ります。それぞれを折りすじどおりにもう一度折ります。

6
同じ形の色違いが折れます。

7
片方(下の一体)だけ裏返し、2つを組み合わせます。

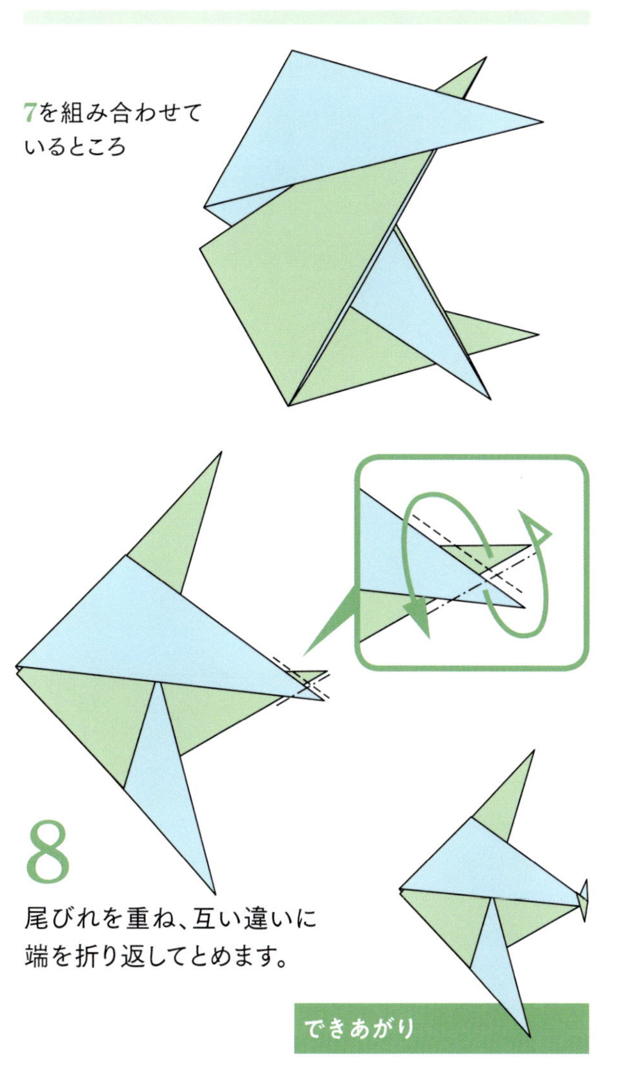

8
尾びれを重ね、互い違いに端を折り返してとめます。

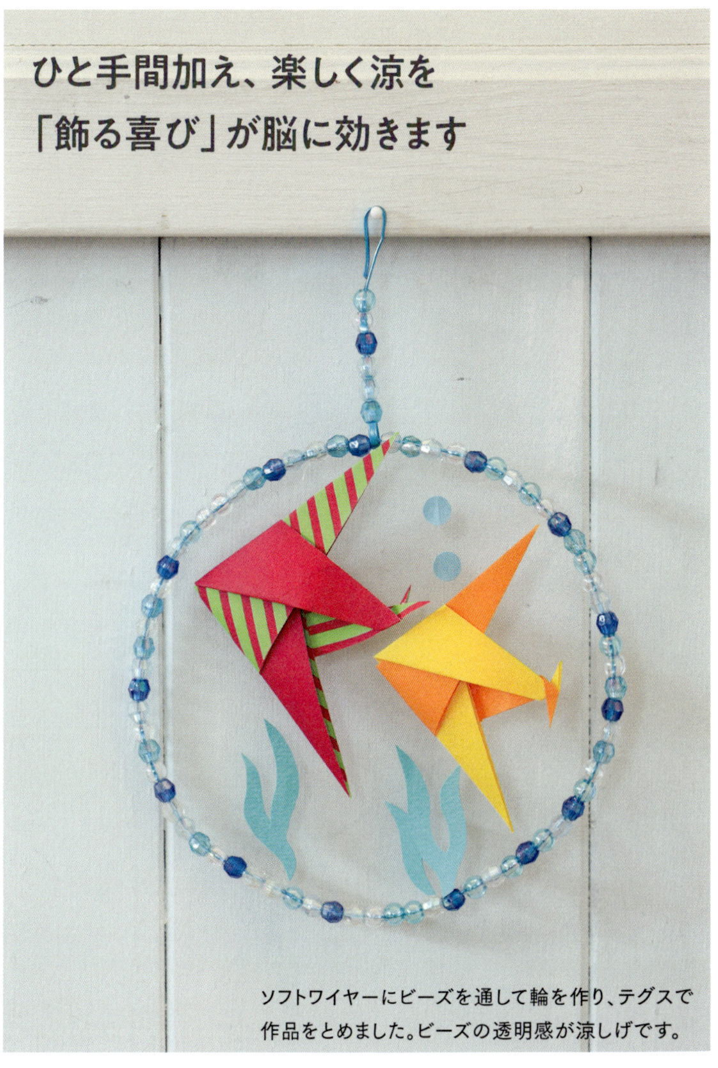

ひと手間加え、楽しく涼を「飾る喜び」が脳に効きます

ソフトワイヤーにビーズを通して輪を作り、テグスで作品をとめました。ビーズの透明感が涼しげです。

インコ

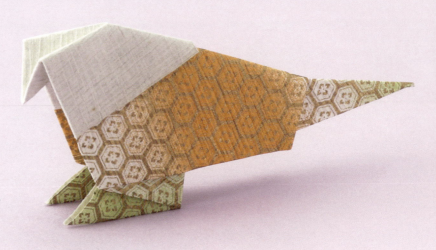

おりがみの表の色が体に、
裏の色が頭に出ます。
柄の紙や両面おりがみで折ると、
風情のある作品に。

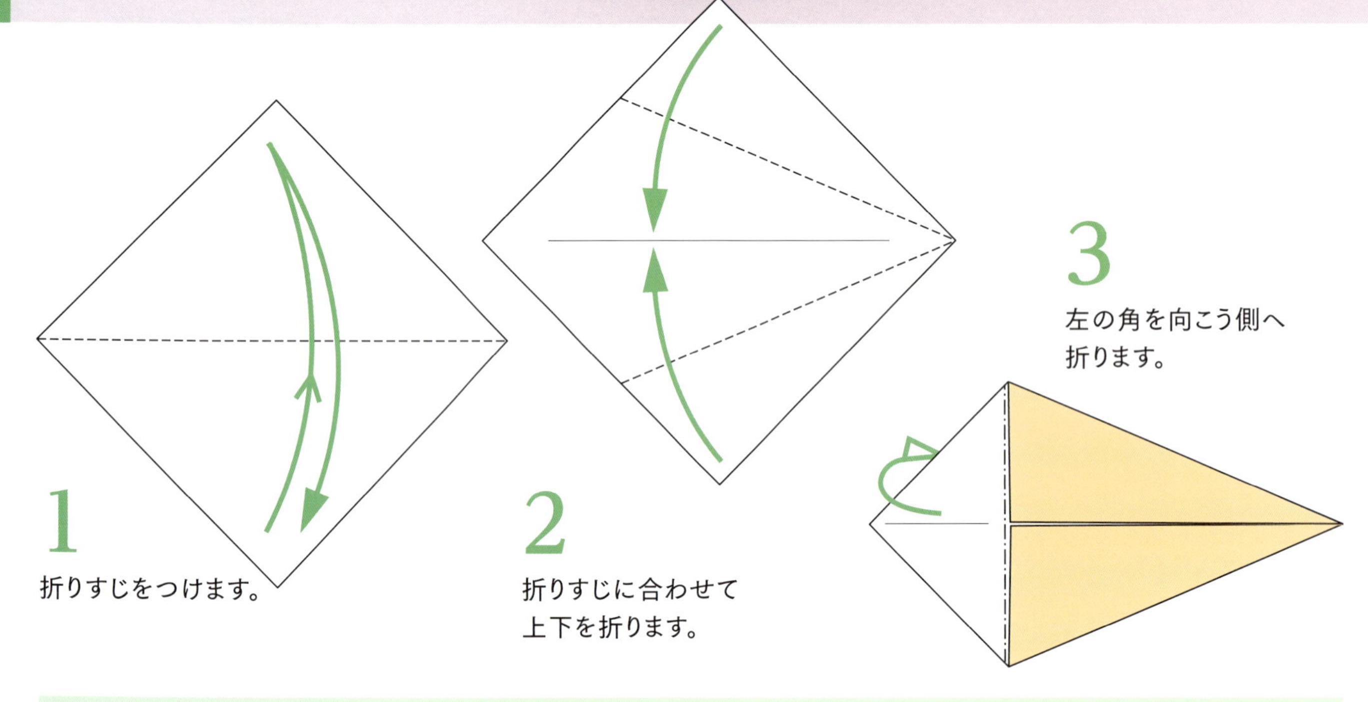

1
折りすじをつけます。

2
折りすじに合わせて
上下を折ります。

3
左の角を向こう側へ
折ります。

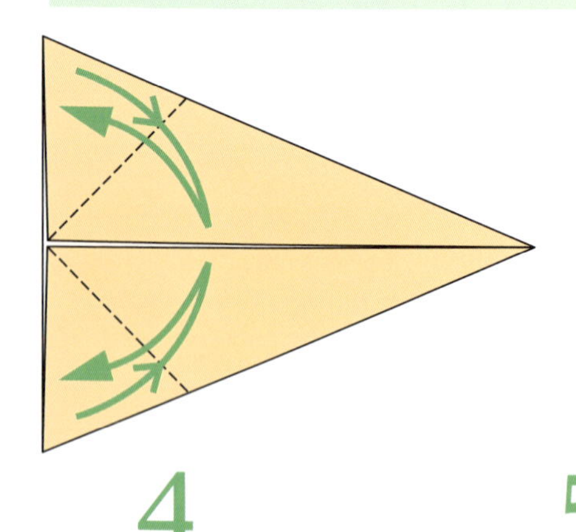

4
折りすじをつけます。

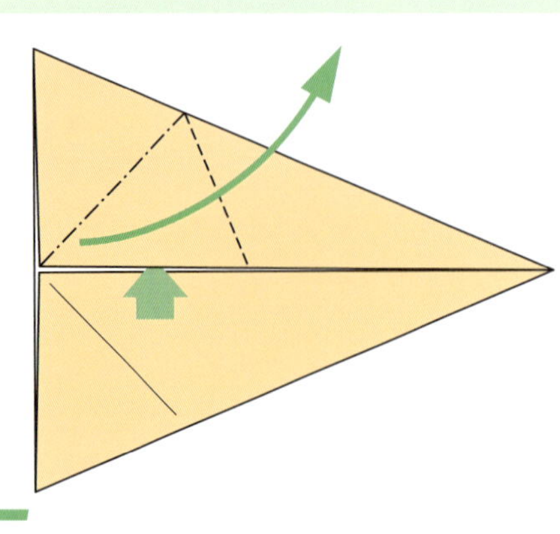

5
折りすじのところをつまみ上げるようにして、
⇧から指を入れて開いてつぶします。

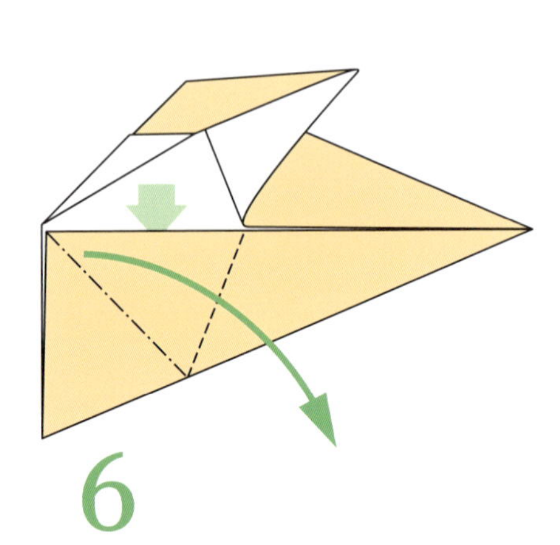

6
5を折っているところ。
下も同じように開いてつぶします。

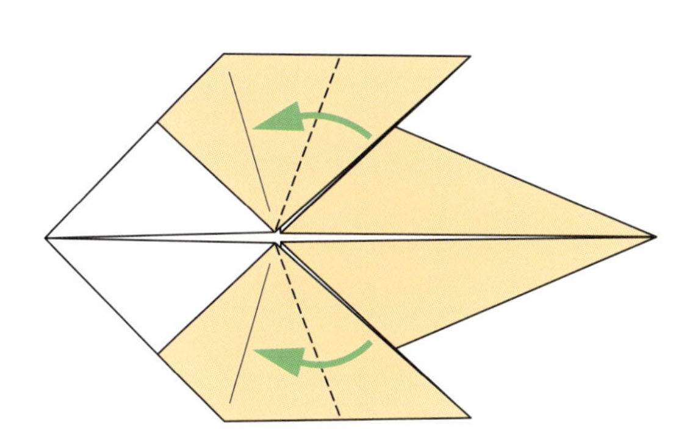

7
折りすじに合わせております。

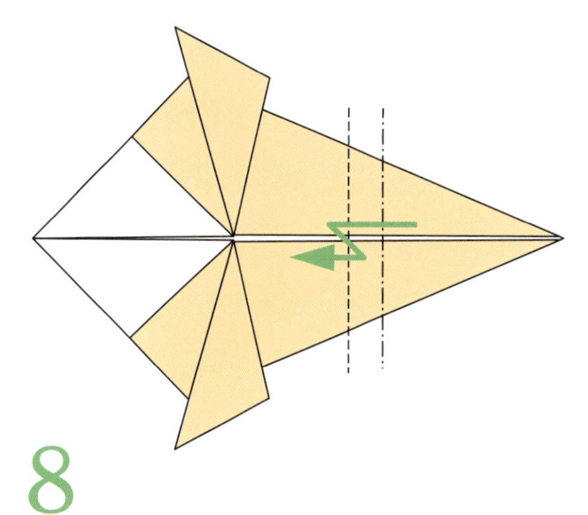

8
段折りにします。

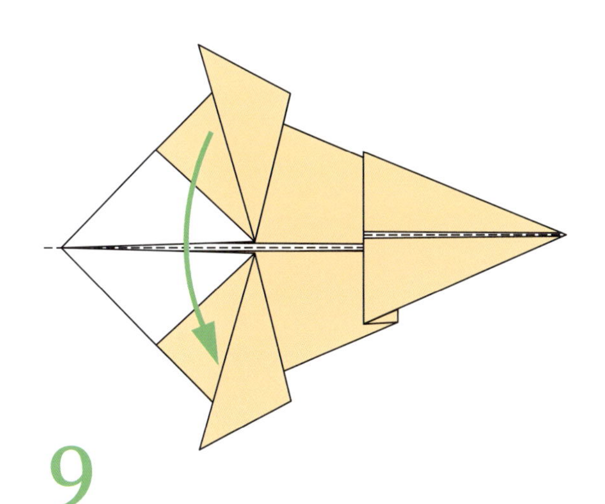

9
全体を半分に折ります。

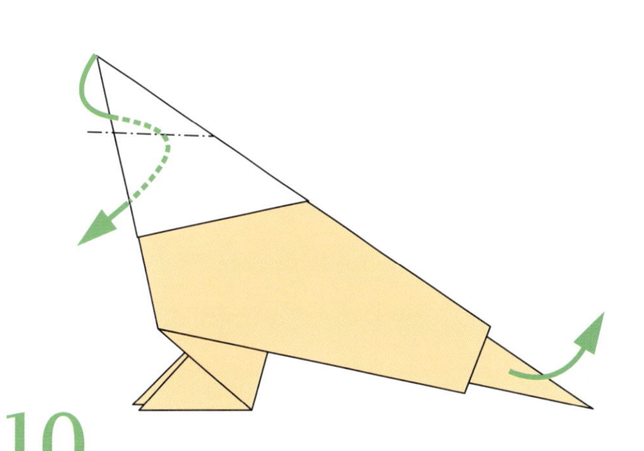

10
頭は中割り折りにし、
しっぽは少し引っぱり上げます。

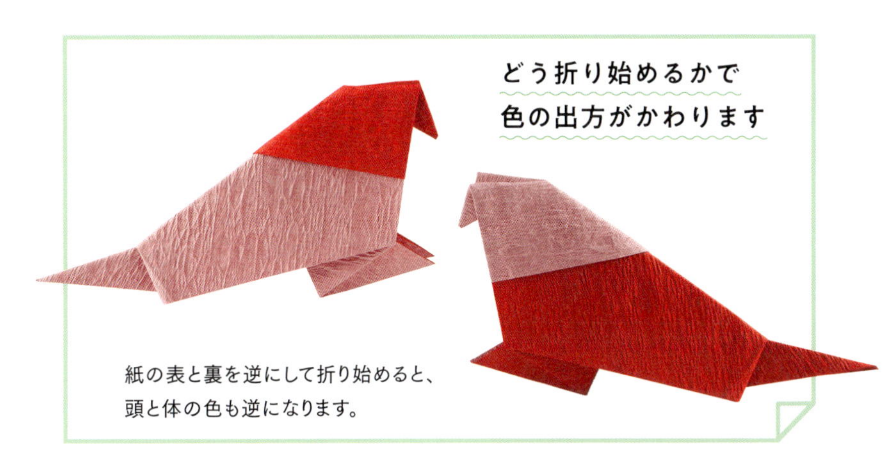

どう折り始めるかで
色の出方がかわります
紙の表と裏を逆にして折り始めると、
頭と体の色も逆になります。

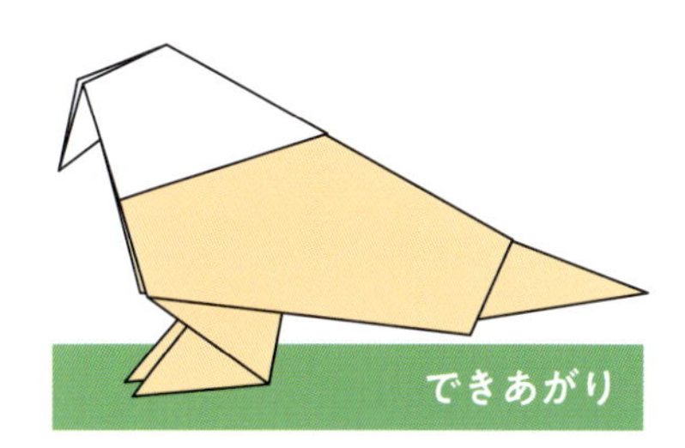

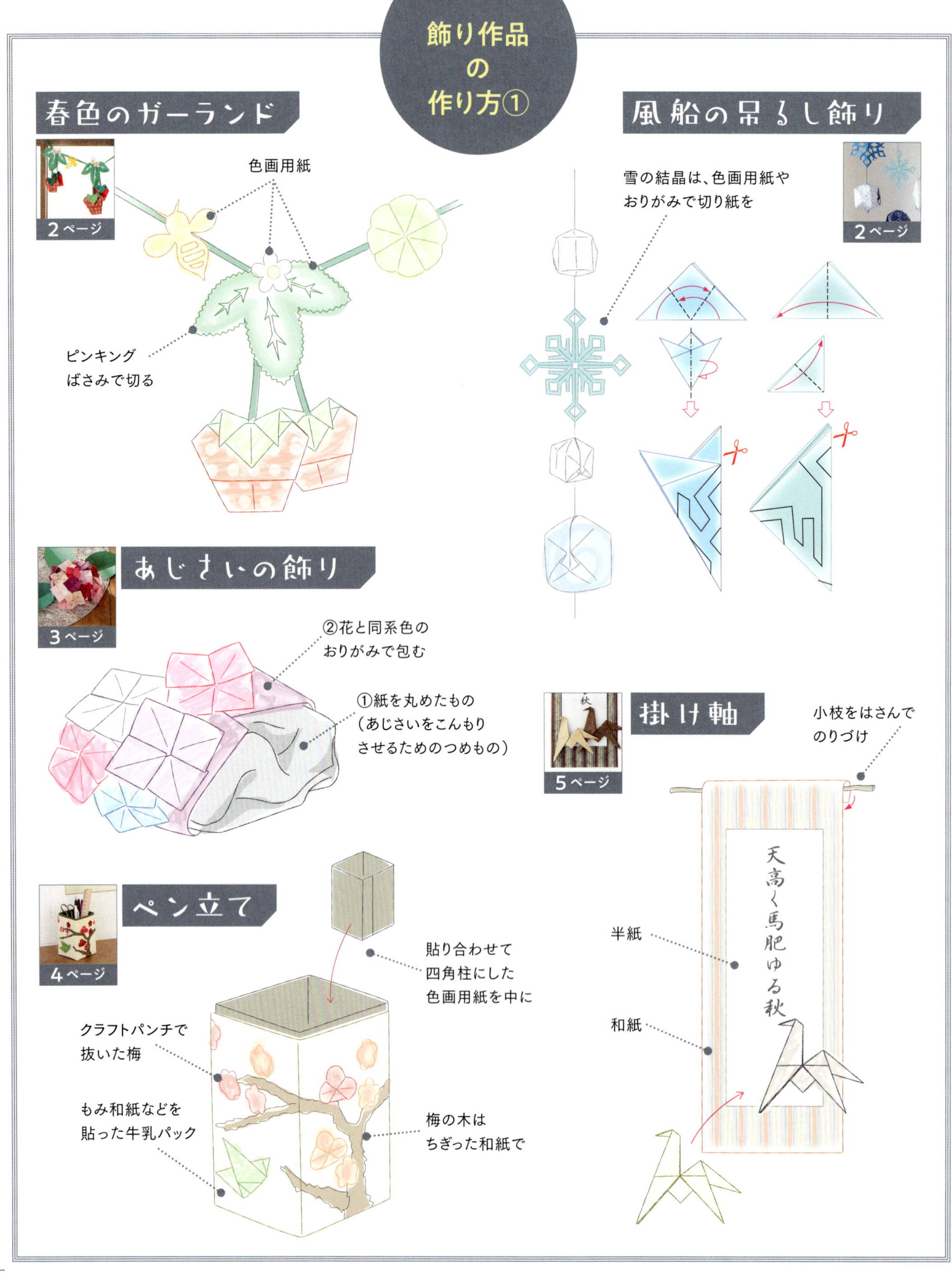
飾り作品の作り方①
春色のガーランド
2ページ
色画用紙
ピンキングばさみで切る
風船の吊るし飾り
雪の結晶は、色画用紙やおりがみで切り紙を
2ページ
あじさいの飾り
3ページ
②花と同系色のおりがみで包む
①紙を丸めたもの（あじさいをこんもりさせるためのつめもの）
掛け軸
5ページ
小枝をはさんでのりづけ
天高く馬肥ゆる秋
半紙
和紙
ペン立て
4ページ
貼り合わせて四角柱にした色画用紙を中に
クラフトパンチで抜いた梅
もみ和紙などを貼った牛乳パック
梅の木はちぎった和紙で

3章

チャレンジ脳を鍛える

挑戦と工夫で前頭葉を刺激

ゴールに到達するまでのプロセスで
いかに試行錯誤し、工夫するか。
この「工夫する脳」「チャレンジ脳」が
60代からの脳の活性化にはとても大事。

3章に登場する「椿」や「あやめ」などの作品は、
難易度がちょっと高めです。
「ヒトがヒトらしく」あるために欠かせない集中力や
モチベーションなども高く保ちながら、
取り組んでみましょう。

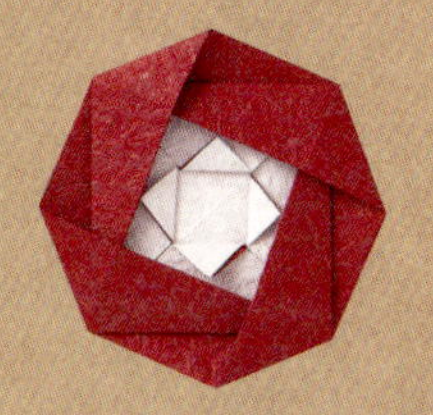
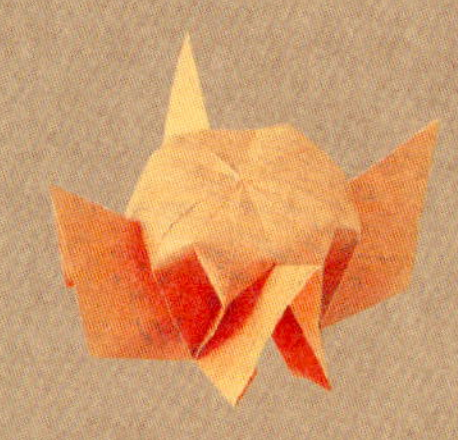
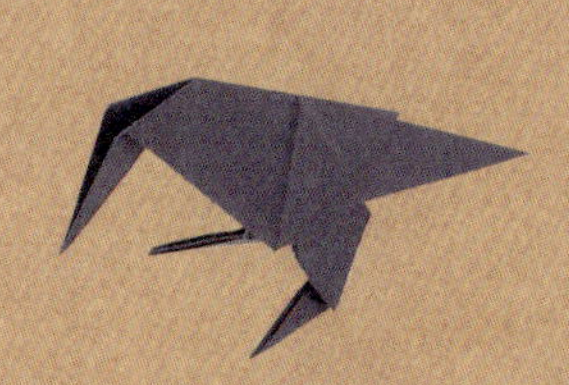
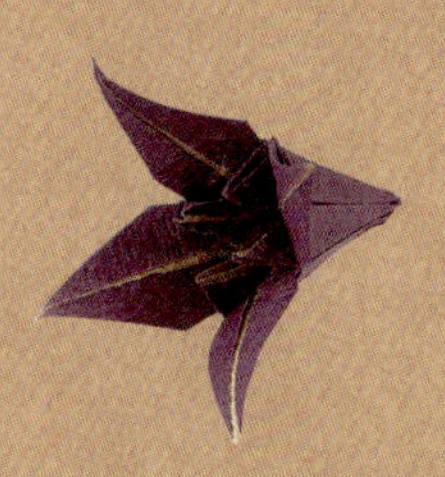
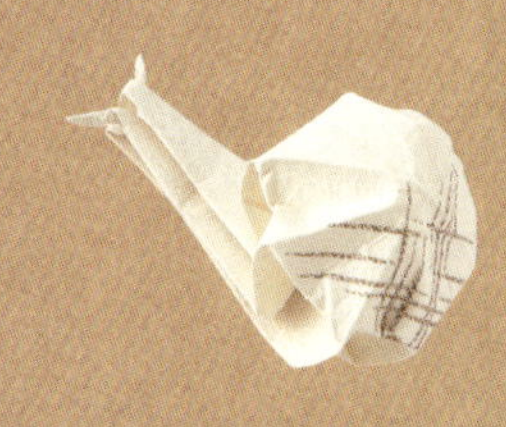

バラ

幾重にも折り重ねた紙を
外から順に開いて、
大輪の花を咲かせましょう。
薄い紙が向いています。

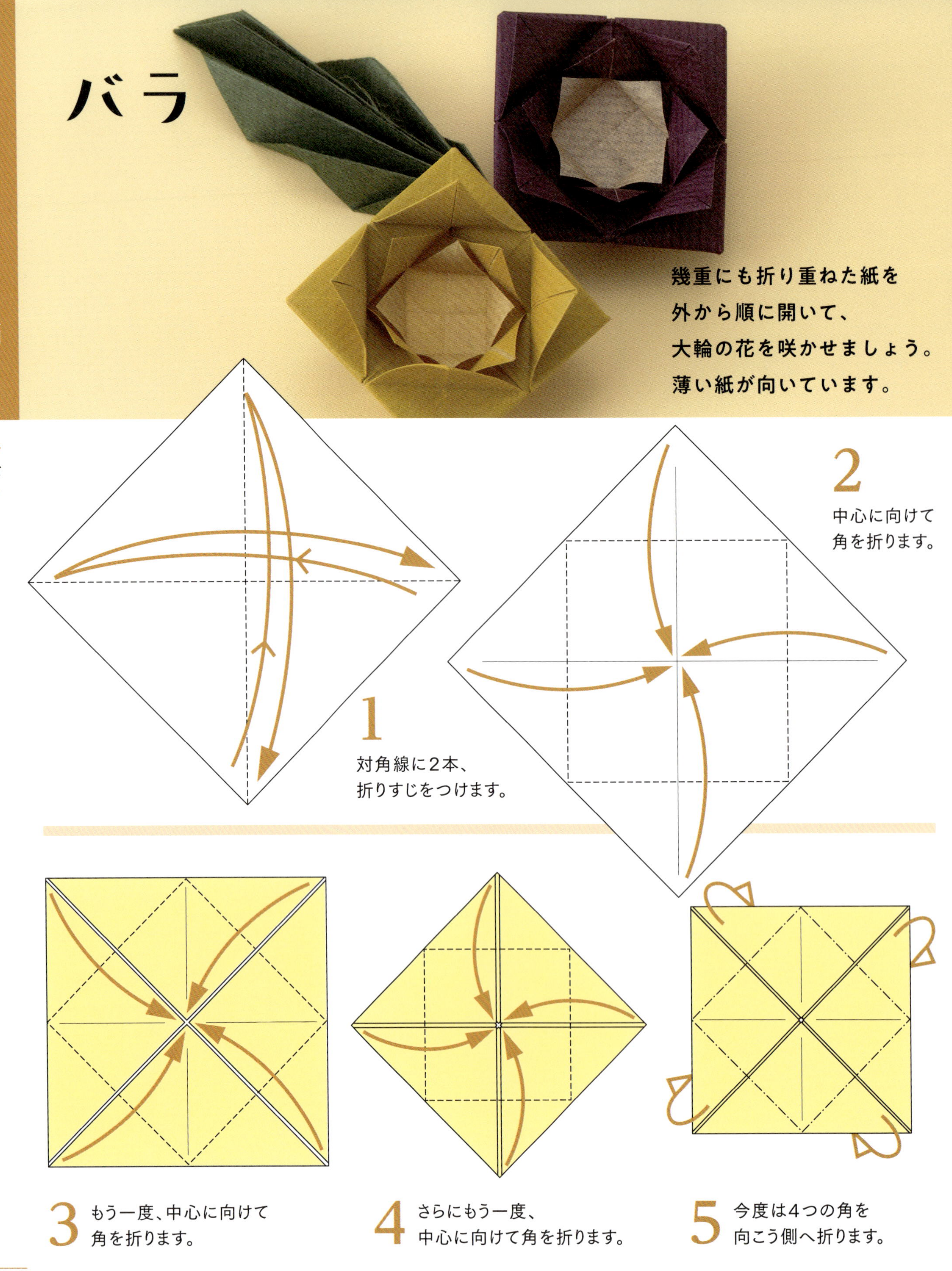

1 対角線に2本、
折りすじをつけます。

2 中心に向けて
角を折ります。

3 もう一度、中心に向けて
角を折ります。

4 さらにもう一度、
中心に向けて角を折ります。

5 今度は4つの角を
向こう側へ折ります。

木の葉2

花のおりがみに添えやすい、
立体に仕上がる木の葉。
おりがみを半分に切って始めます。

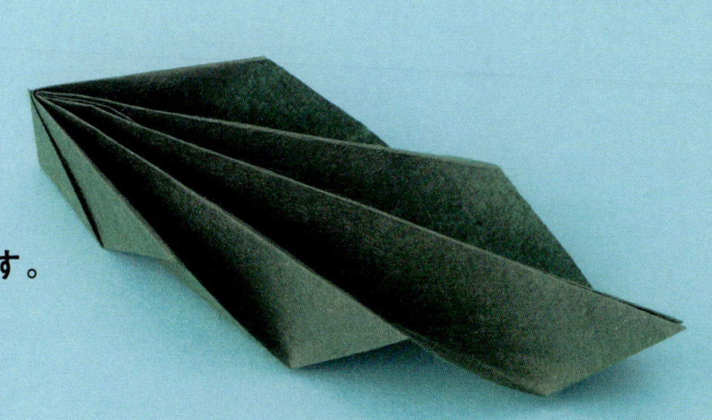

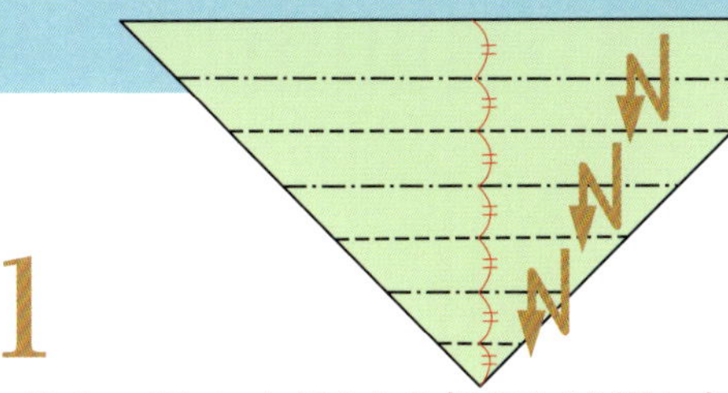

1
7等分の幅で、山折りと谷折りをくり返します。

2
向こう側へ半分に折ります。

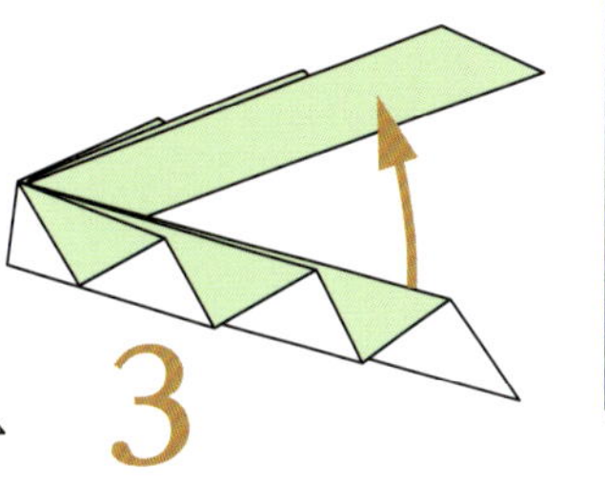

3
のりで貼り合わせます。

4
先を三角に切り落とし、
広げます。

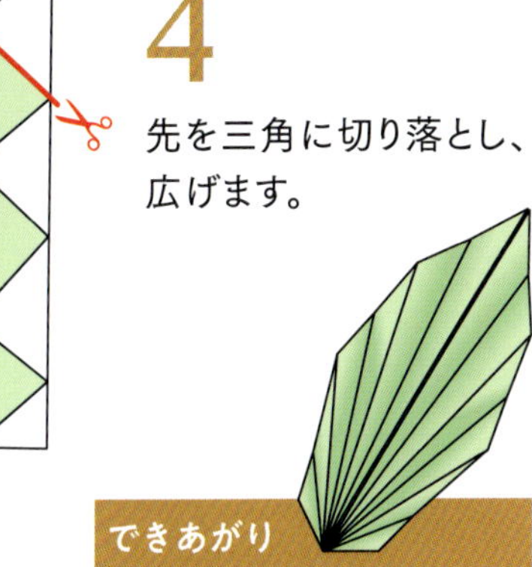

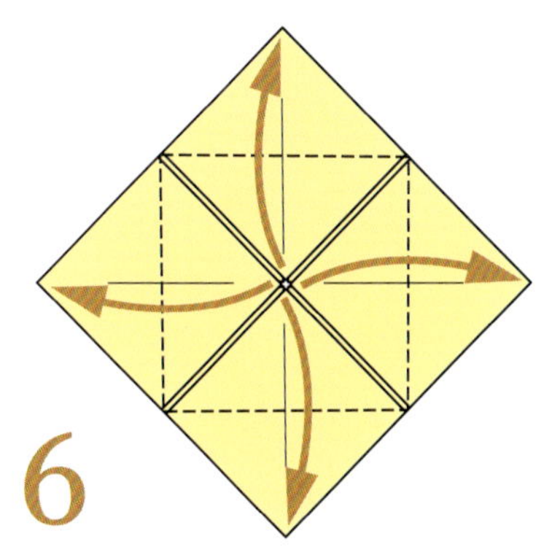

6
中心に集まった角を外へ開きます。

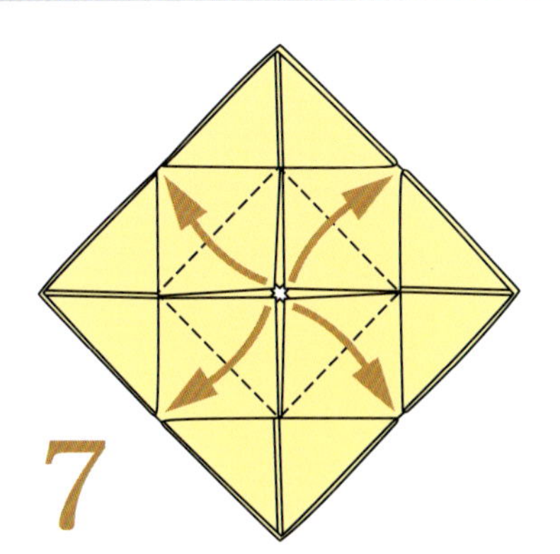

7
もう一度、角を外へ開きます。

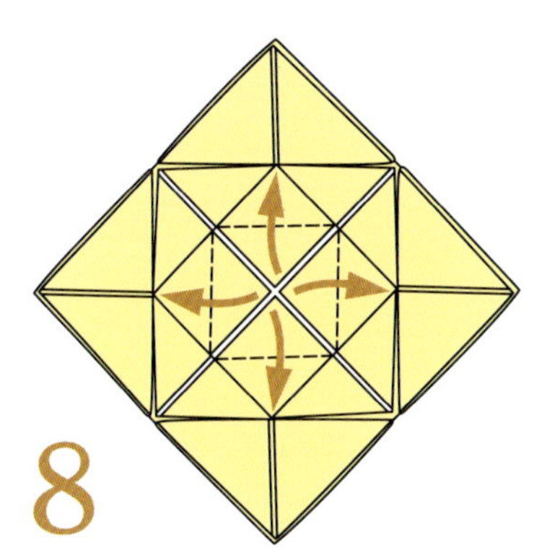

8
最後にもう一度、角を外へ開きます。

大きめの紙から折り始めるのが適しています。24cm大のおりがみで折ると、手のひらサイズに折り上がります。また、重なりが折りづらいときは、鉛筆などで折り目をつぶしながら折り進めるといいでしょう。

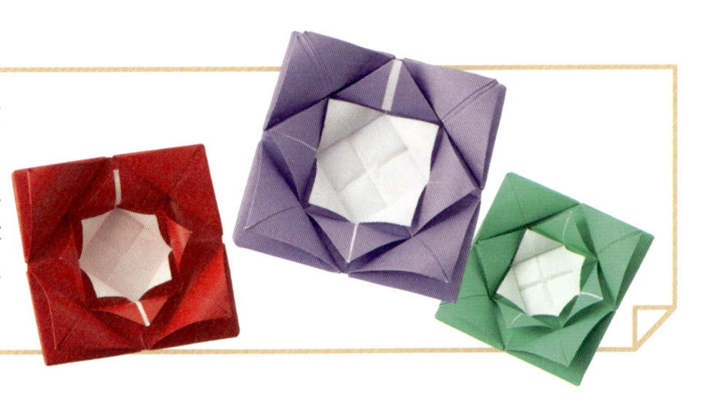

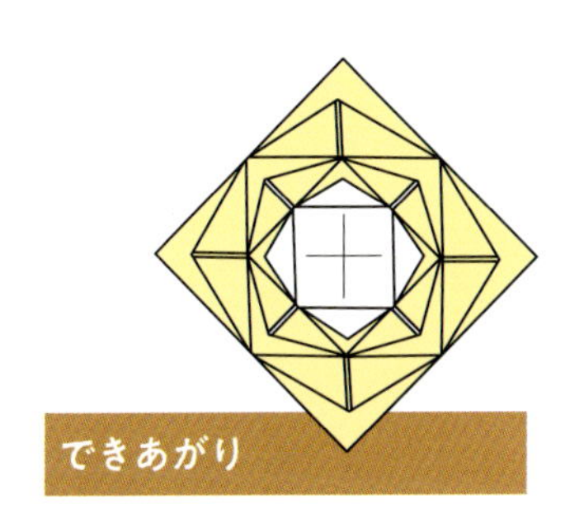

椿

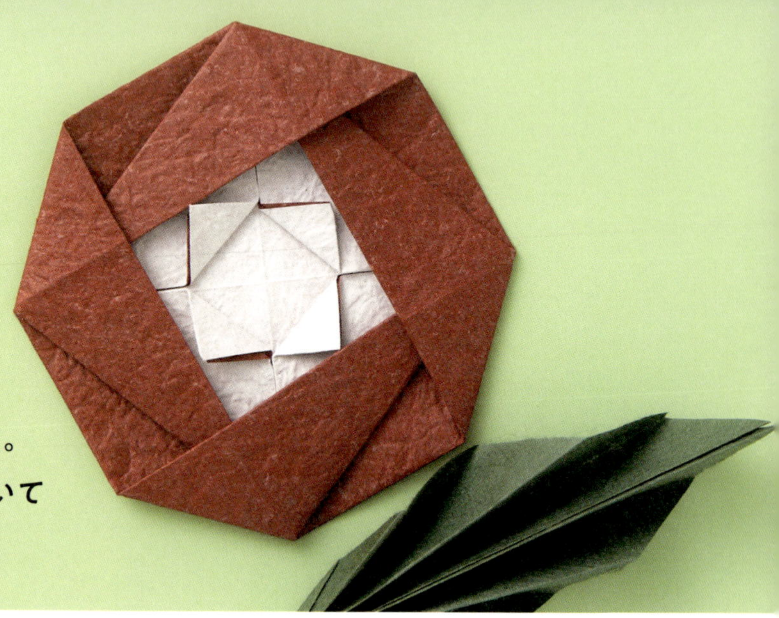

同じ形を折り重ねていく
「たとう折り」という、伝統の折り方です。
ひと工程折るごとに、図と同じ向きに置いて
見比べながら進めましょう。

◆
椿

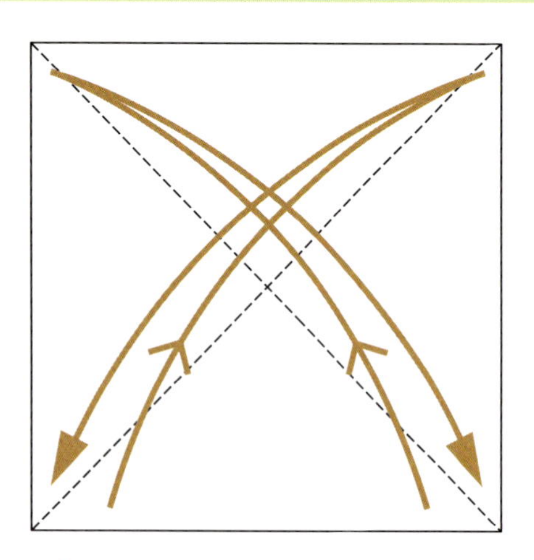

1 対角線に2本、
折りすじをつけます。

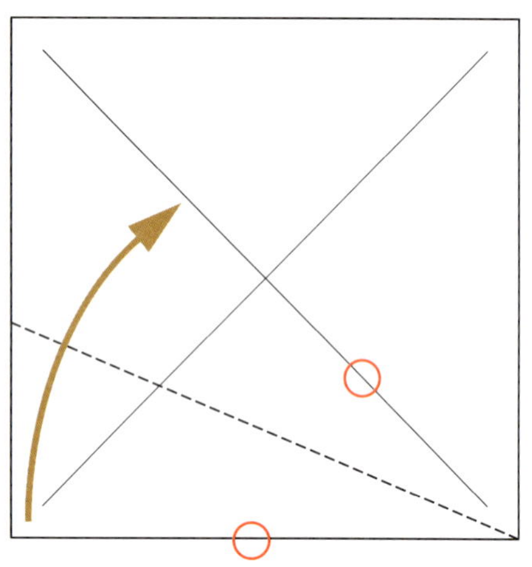

2 ○のフチと折りすじが
合うように折ります。

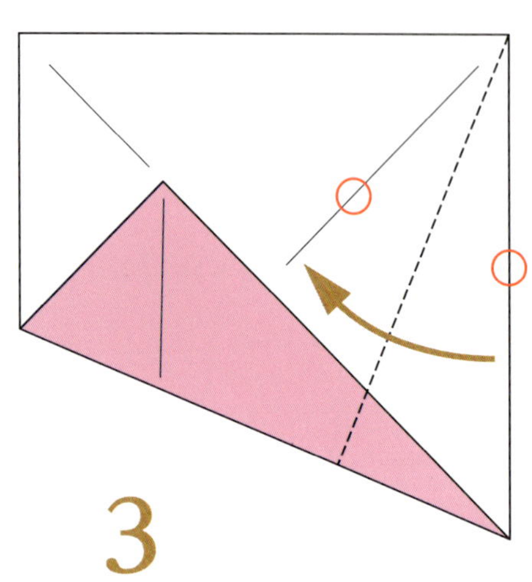

3 もう一度、○と○が
合うように折ります。

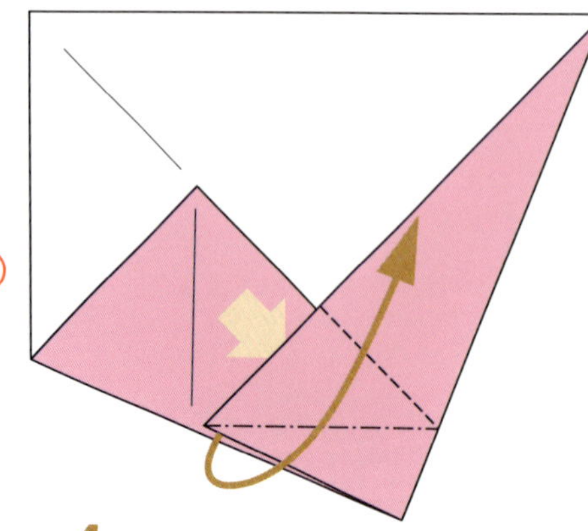

4 ➡から指を入れて角を矢印のほうへ
つまみ出すようにし、開いてつぶします。

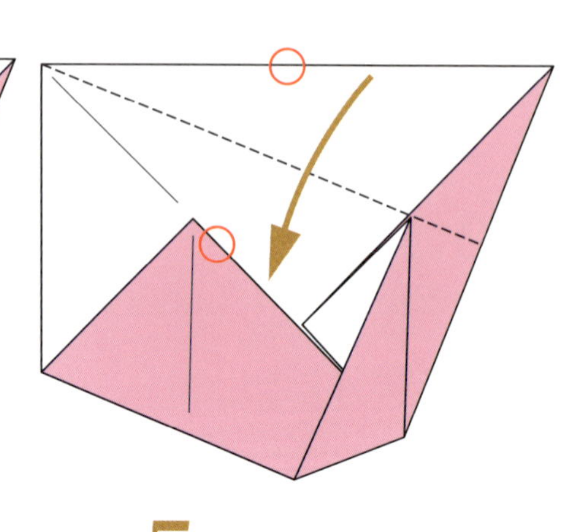

5 ○と○を合わせて
折ります。

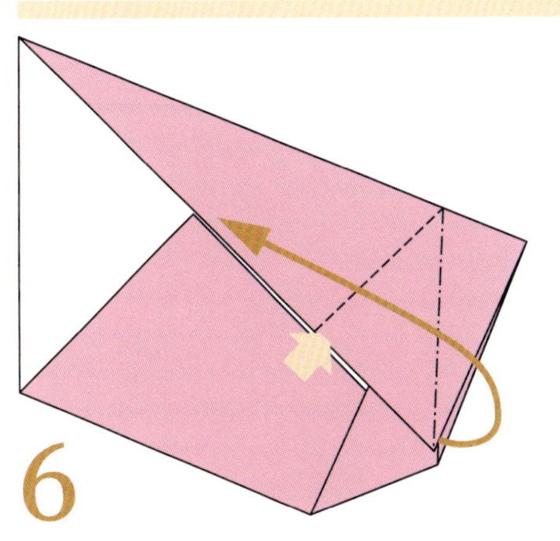

6
から指を入れて角を矢印のほうへ
つまみ出すようにし、開いてつぶします。

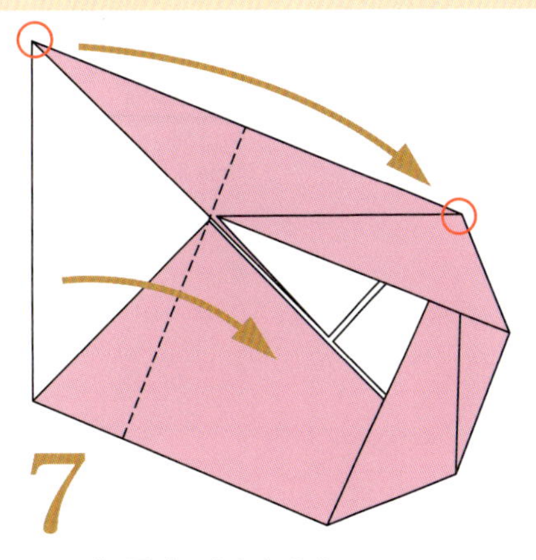

7
○の角同士が合うように
折ります。

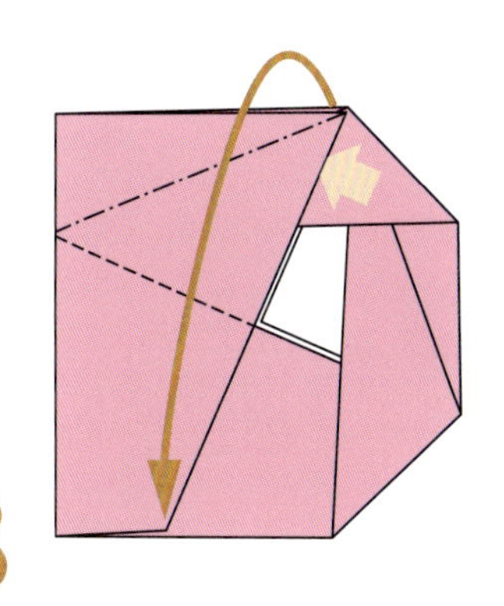

8
角をつまみ出すようにし、
開いてつぶします。

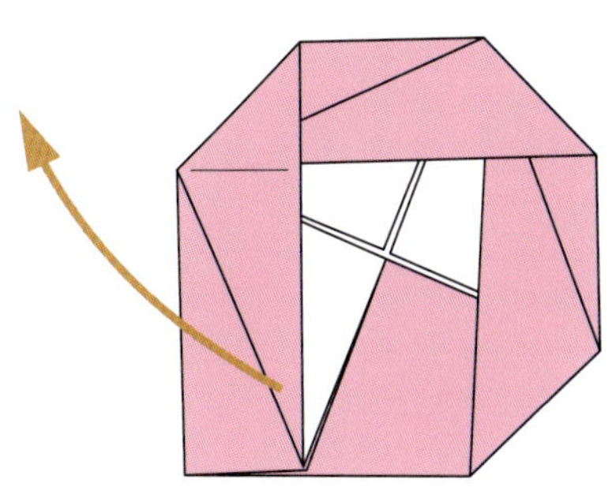

9
8を折ったところ。
角を開いて7の形に
戻します。

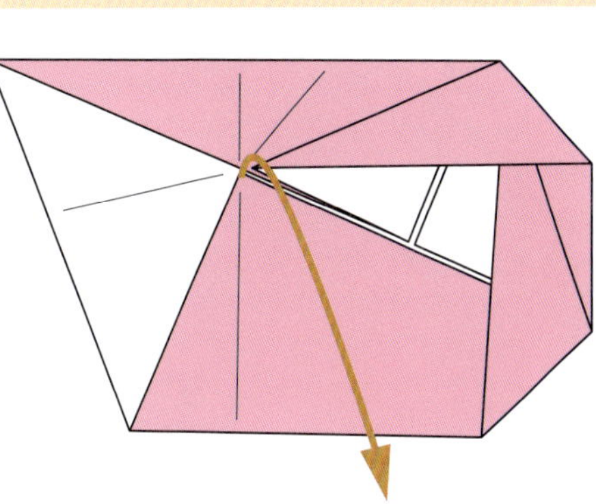

10
手前の角を
持ち上げて、
下に少し開きます。

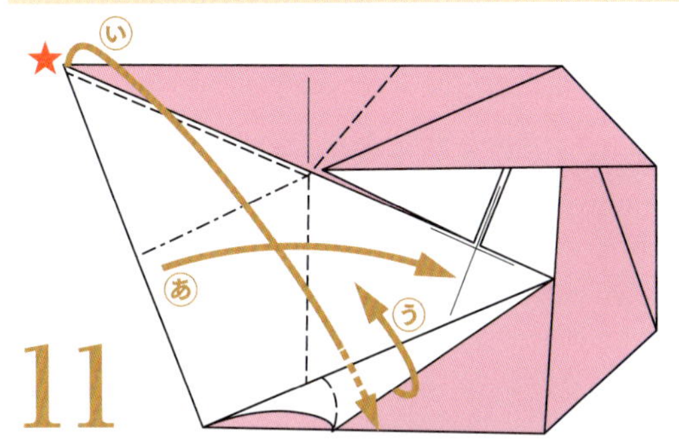

11
あ折りすじのところで内側に折り込みながら、
い★の角をつまむようにして間に折り入れます。
う10で持ち上げた角を戻してかぶせます。

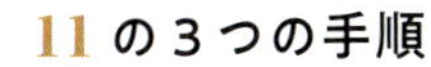

11 の 3 つの手順

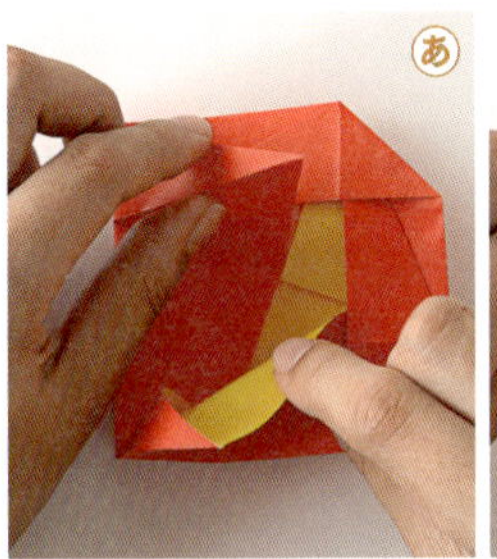

折り込んだところ。

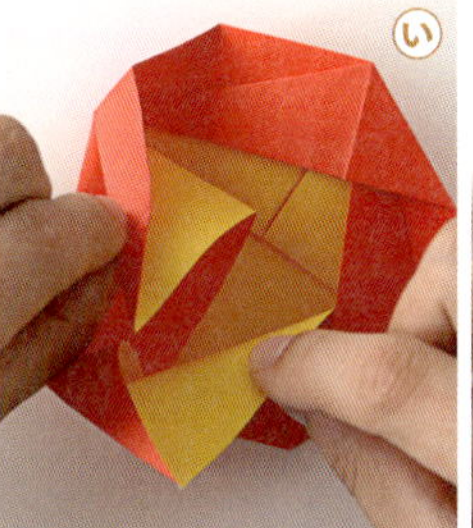

左図の★にあたる角をつまんで持ち上げます。角を下に差し入れます。

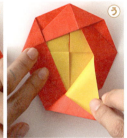

広げておいた右手の角を、元どおりかぶせます。

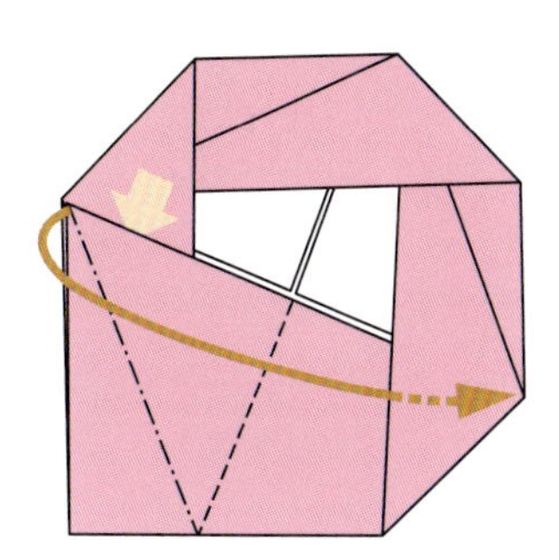

12
から指を入れて
角をつまみ出す
ようにし、
開いてつぶします。
先は間に折り入れます。

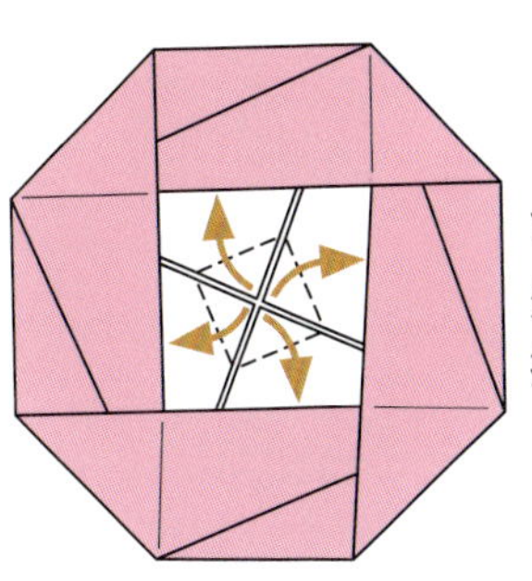

13
まん中の角を
外へ向けて
折り返します。

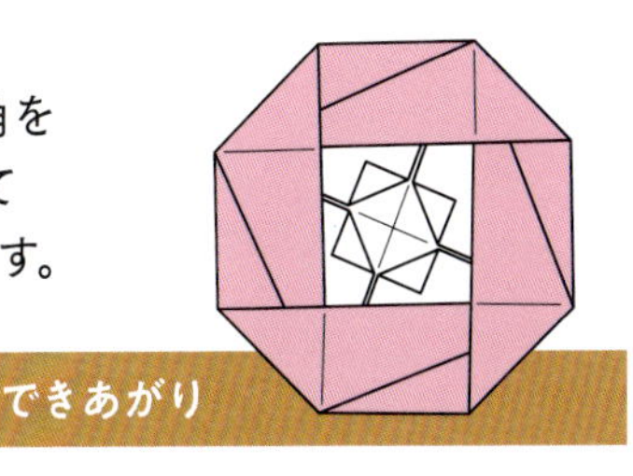

できあがり

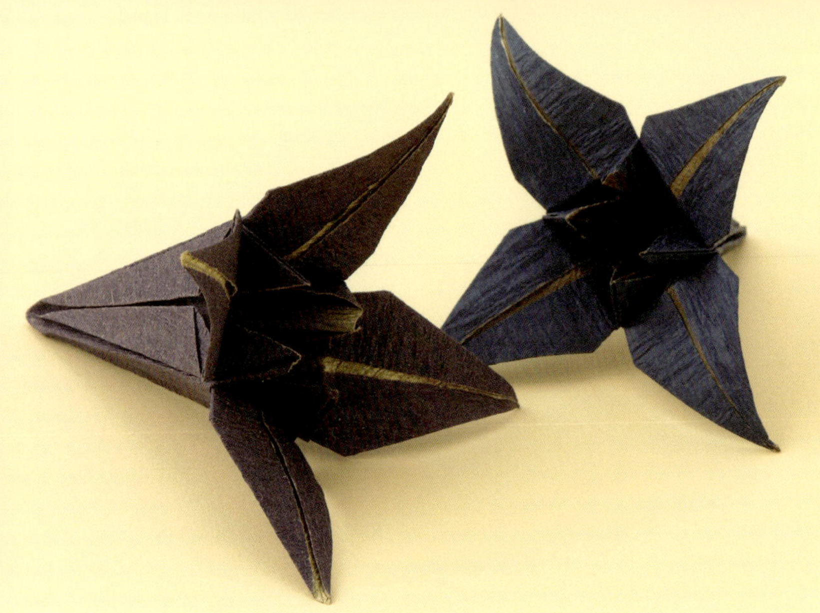

あやめ

ラッパ形が本物によく似ています。
紙の裏の色が出てしまっても、
気にせずに。花弁のすじのように
見えて趣があります。

◆ あやめ

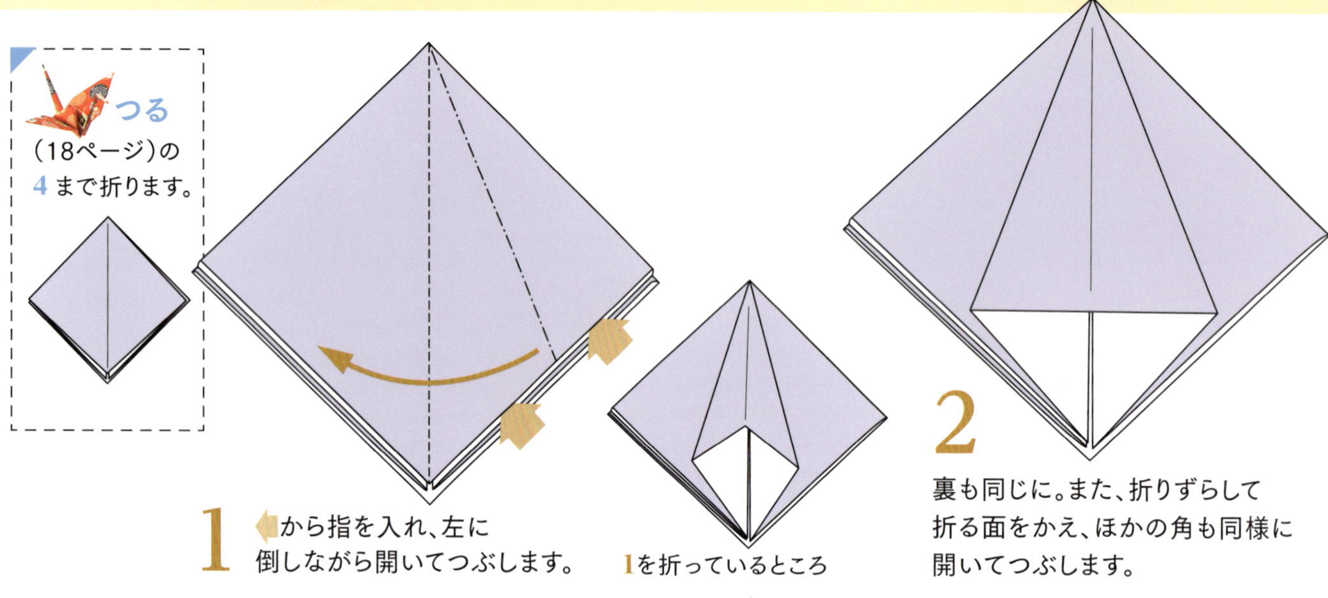
つる
（18ページ）の
4まで折ります。

1 から指を入れ、左に倒しながら開いてつぶします。

1を折っているところ

2 裏も同じに。また、折りずらして折る面をかえ、ほかの角も同様に開いてつぶします。

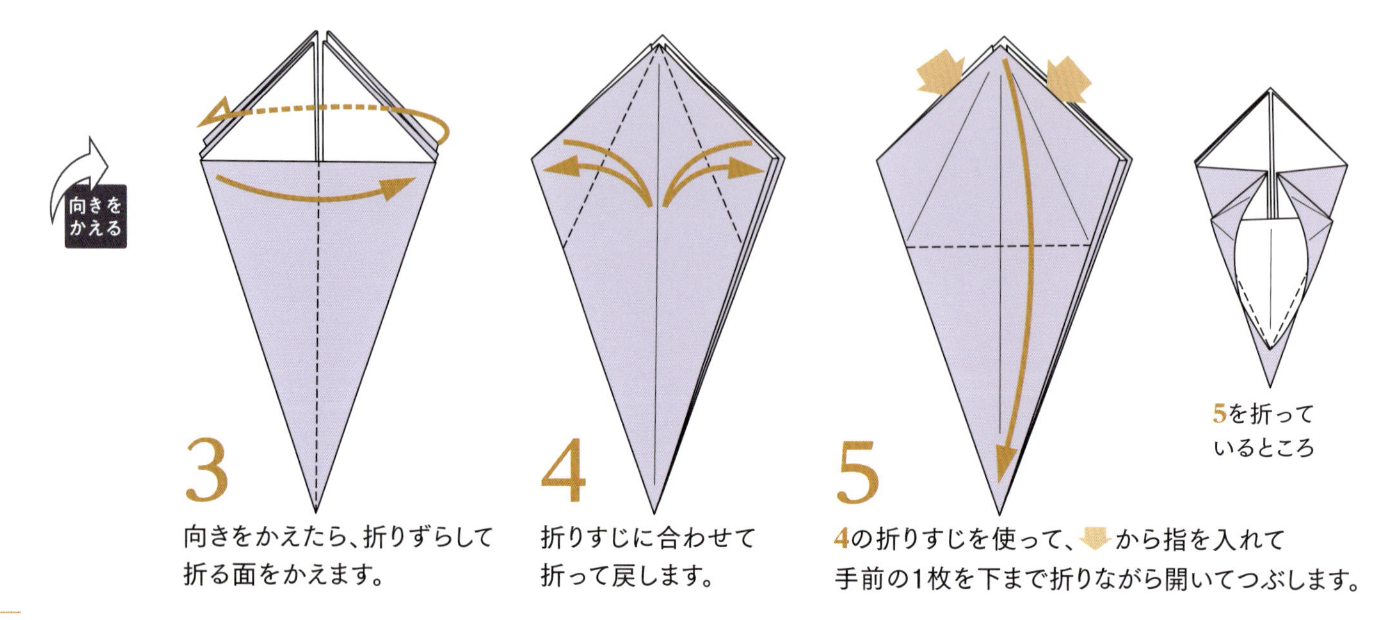
向きをかえる

3 向きをかえたら、折りずらして折る面をかえます。

4 折りすじに合わせて折って戻します。

5 4の折りすじを使って、から指を入れて手前の1枚を下まで折りながら開いてつぶします。

5を折っているところ

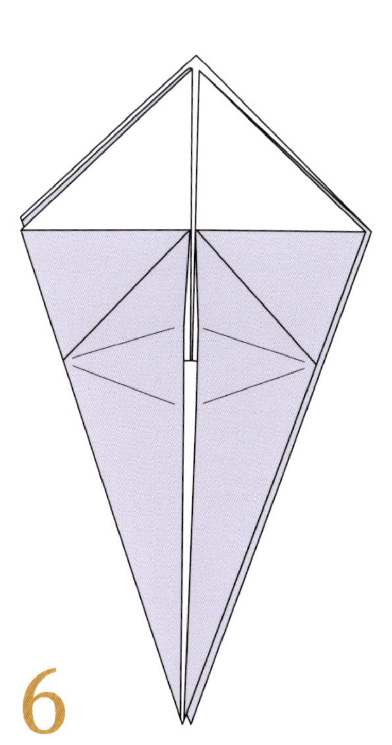

6
ほかの3カ所も同様に
開いてつぶします。

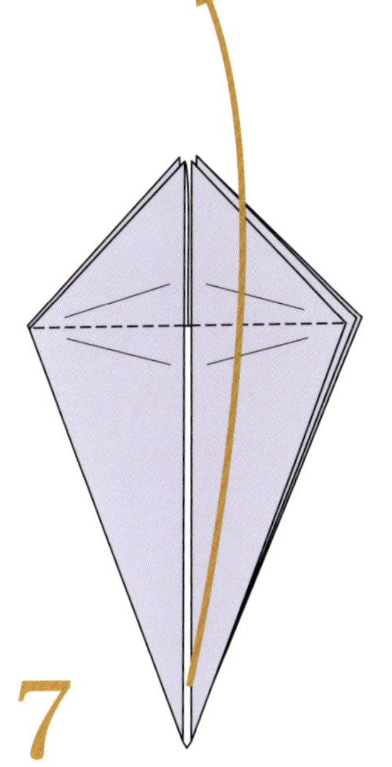

7
下の角を折り上げます。
ほかの3カ所も同様に。

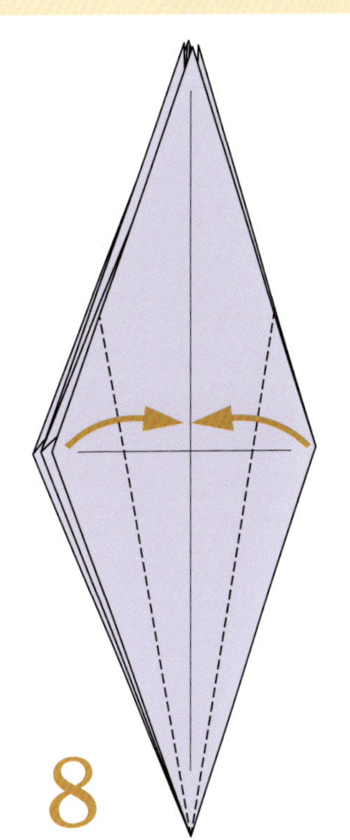

8
左右を細く折ります。

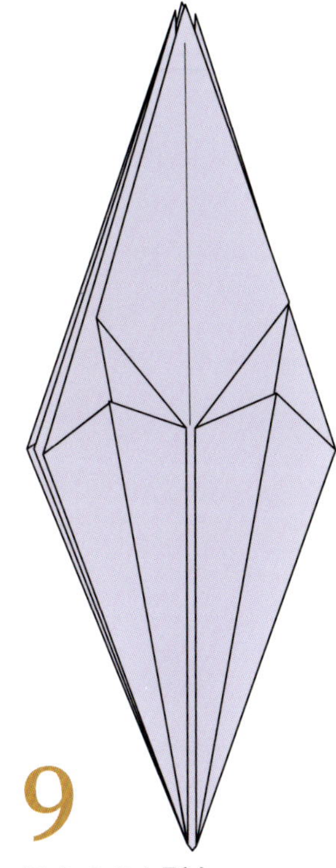

9
ほかの3カ所も
同様に折ります。

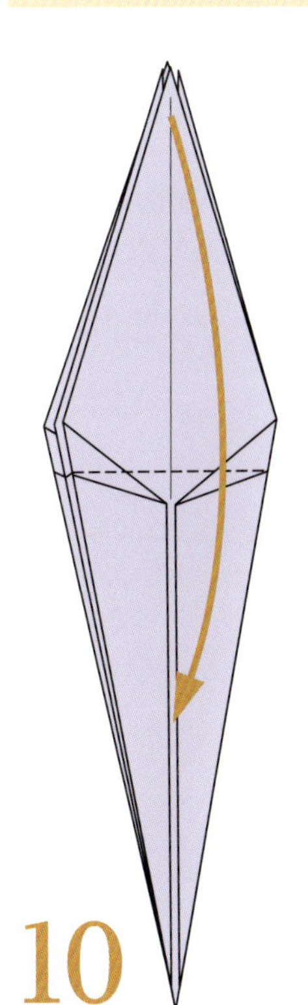

10
点線のところで
折り下げます。

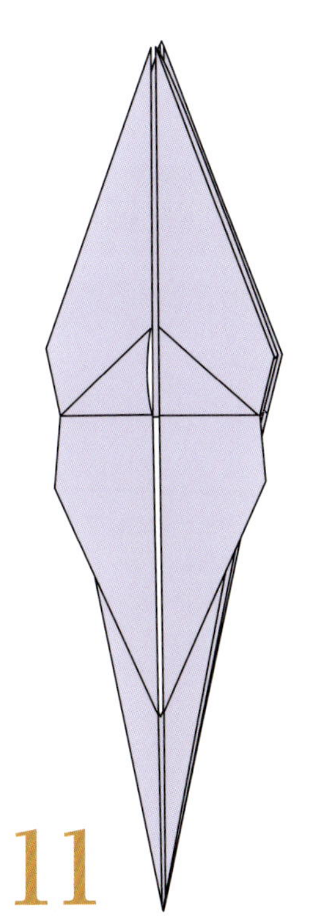

11
ほかの3カ所も同様に
折り下げます。

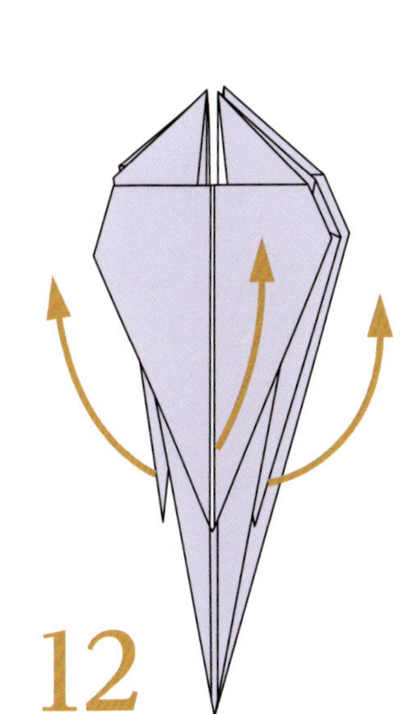

12
中を広げながら、
花びらの形を整えます。

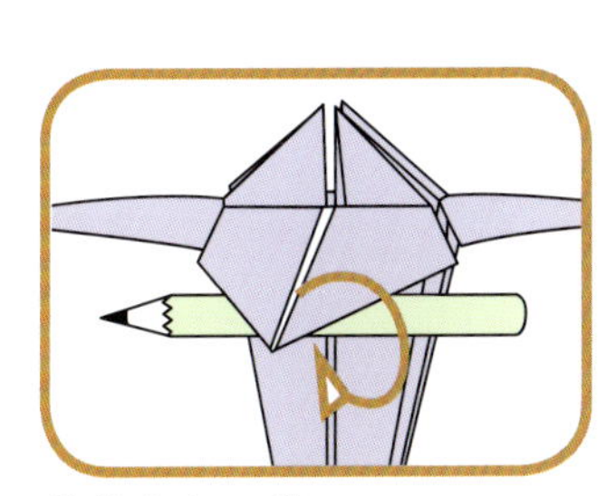

鉛筆などに巻いて
花びらをカールさせると、
よりきれいに仕上がります。

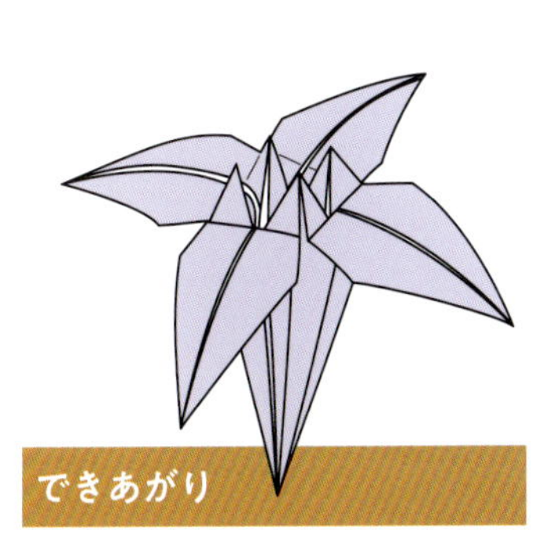

できあがり

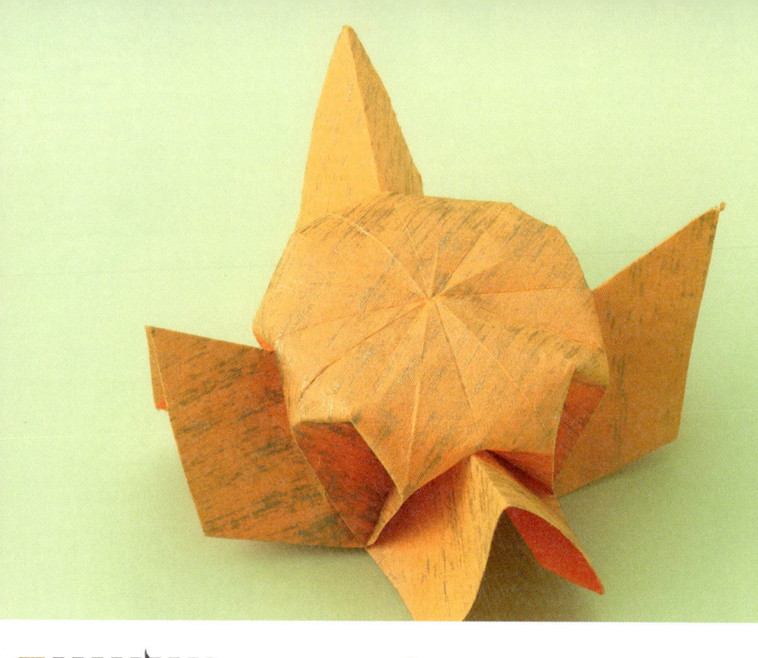

柿

ふっくらとした実が
4枚の葉に囲まれた、
かわいらしい作品です。
和紙のやわらかさが向いています。

※写真の作品は、両面おりがみで折っています。

◆柿

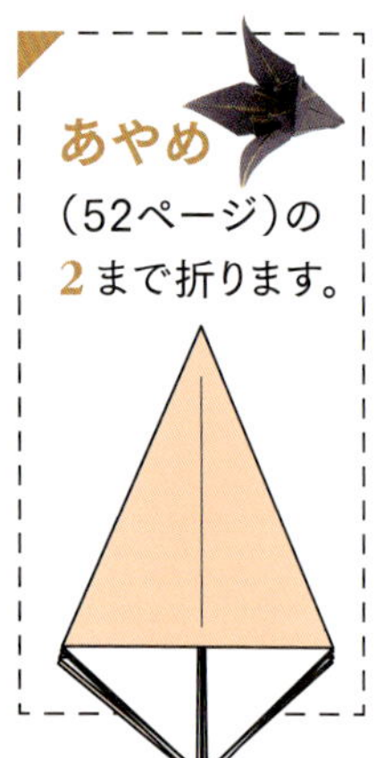

あやめ
(52ページ)の
2まで折ります。

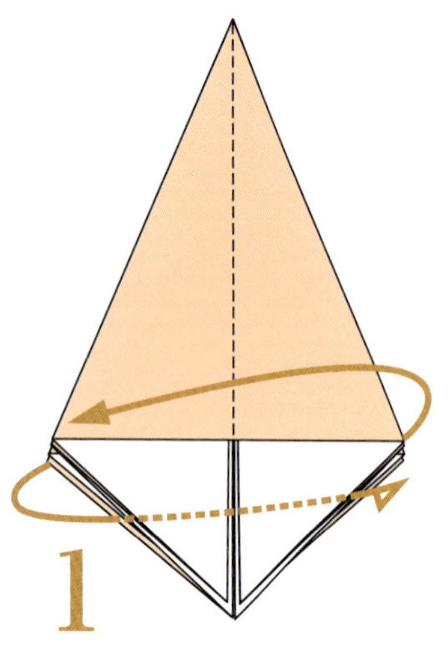

1 折りずらして折る面をかえます。

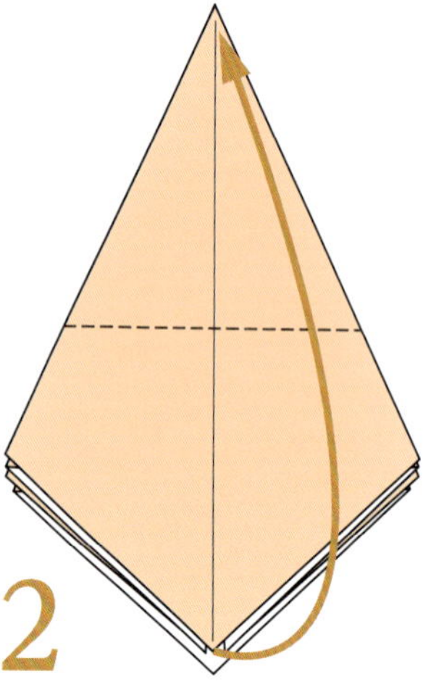

2 下の1枚を押さえて、上の1枚を矢印のほうへ開きます。

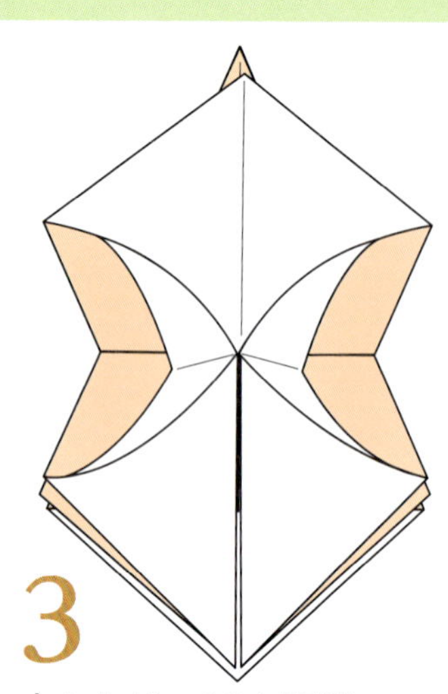

3 立ち上がってきた両側の袋をつぶします。裏も同様に2～3を折ります。

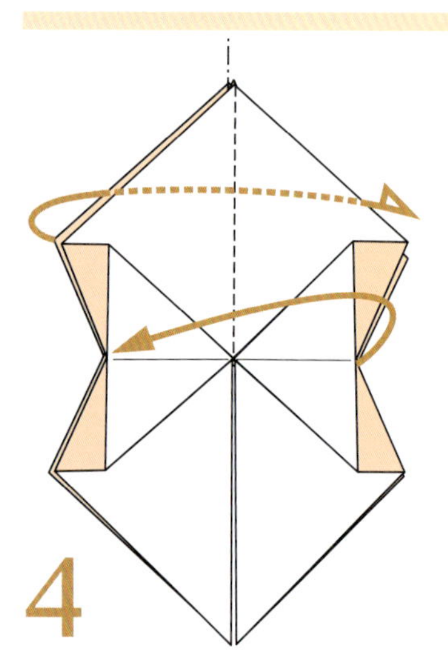

4 折りずらして折る面をかえます。

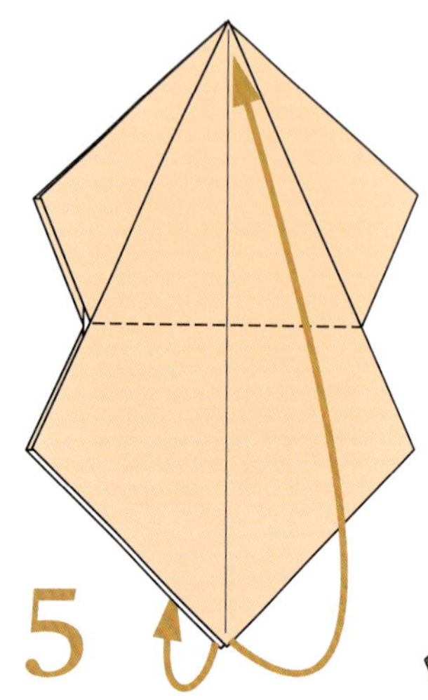

5 下の角を折り上げます。裏も同様に。

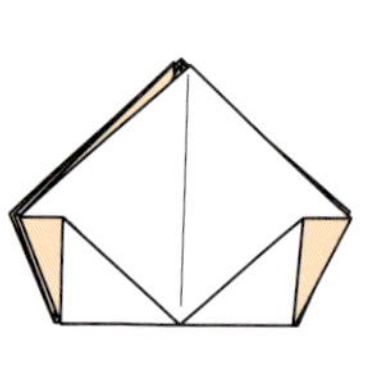

5を折ったところ

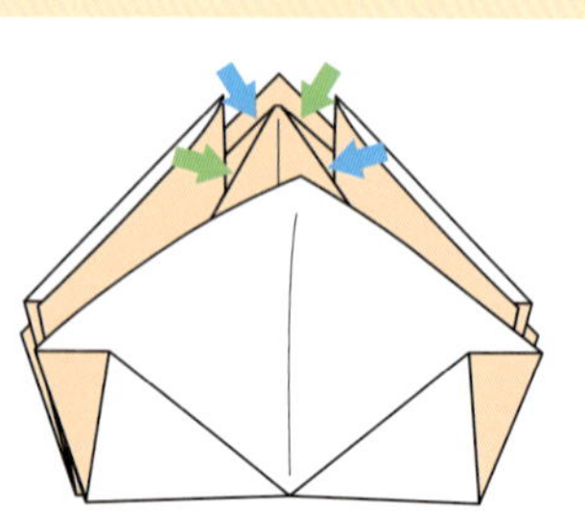

6 内側の実をふくらませます。向かい合わせにフチをつまみ、少しずつ引っぱるようにし、ふくらみをもたせます。

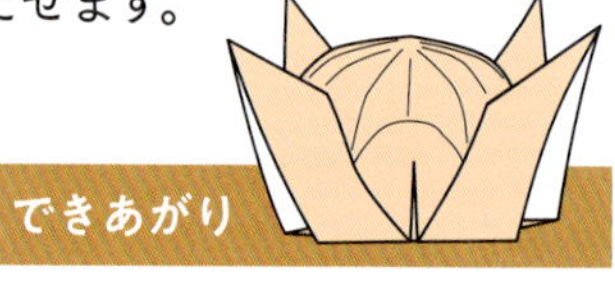

できあがり

ダリア

「勲(くん)章」として覚えている方も
多いのでは？
小さな三角を開いてつぶすところを、
ていねいに折りましょう。

※左の作品は、両面おりがみで折っています。

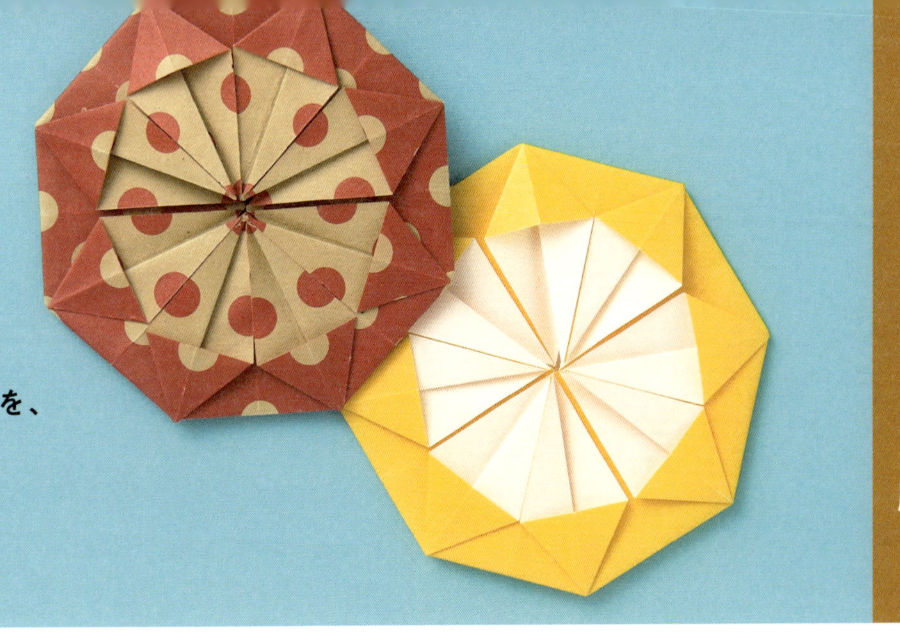

ちょうちょ（26ページ）の6まで折ります。

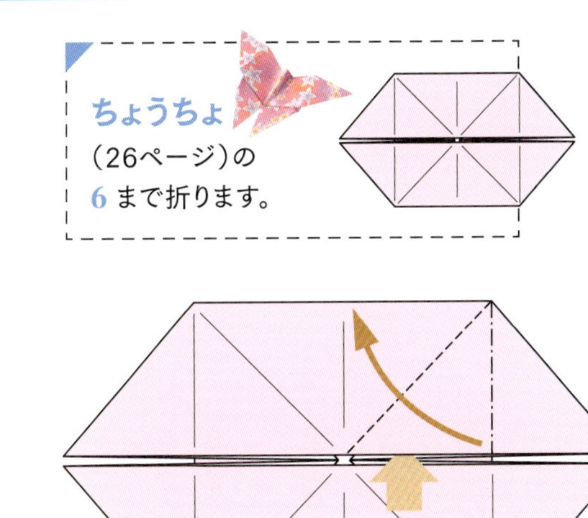

1 に指を入れ、矢印のほうへ開いてつぶします。

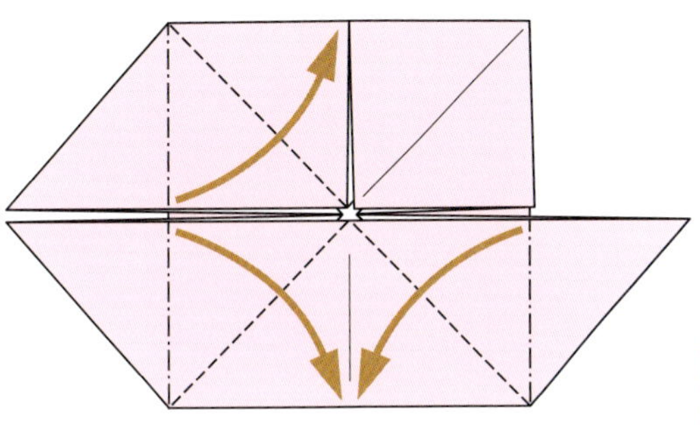

2 ほかの3カ所も同様に開いてつぶします。

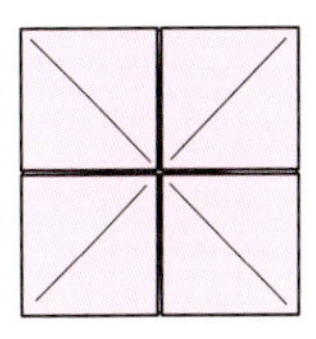

2を折ったところ

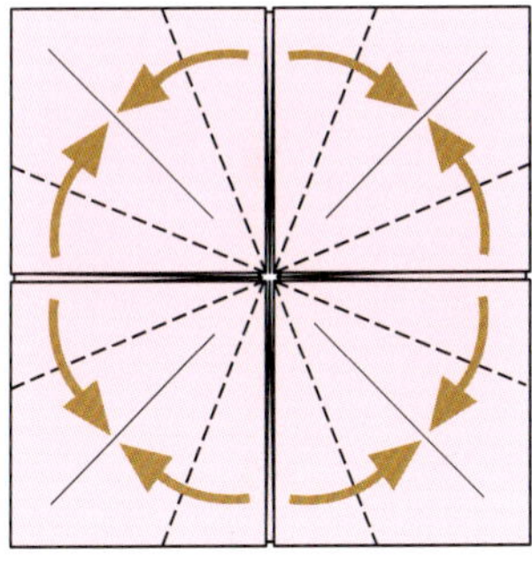

3 折りすじに合わせて細い三角を8つ折ります。

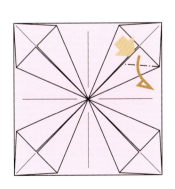

4 三角を開いてつぶします。

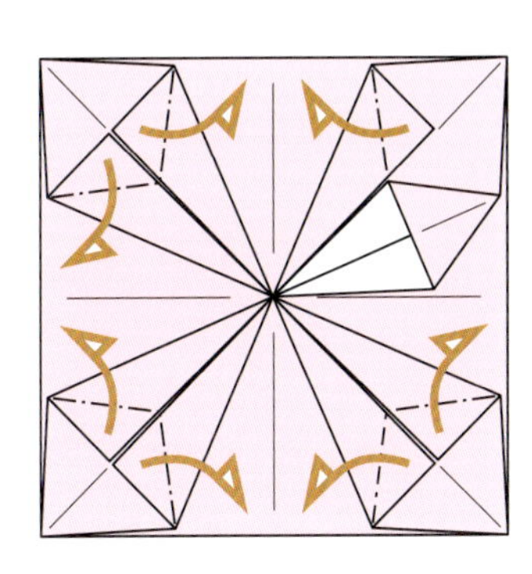

5 ほかの7カ所も同様に。

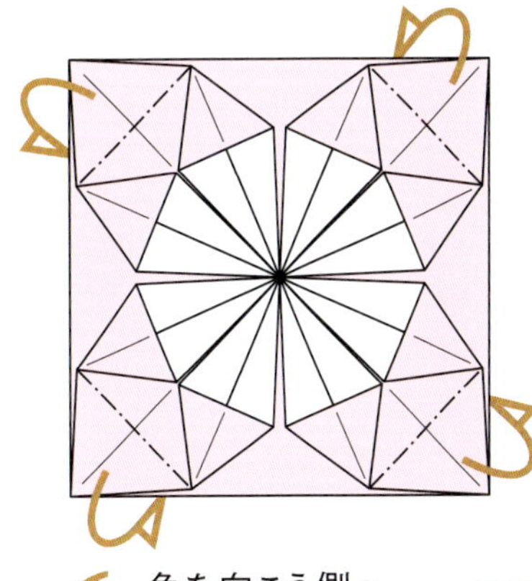

6 角を向こう側へ折ります。

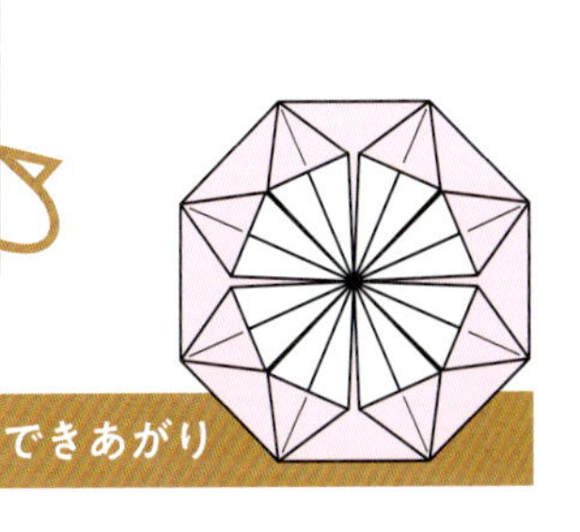

できあがり

えび

山折りと谷折りをくり返す「段折り」で、
体の節を表現しています。
和紙などの
やわらかい紙を使いましょう。

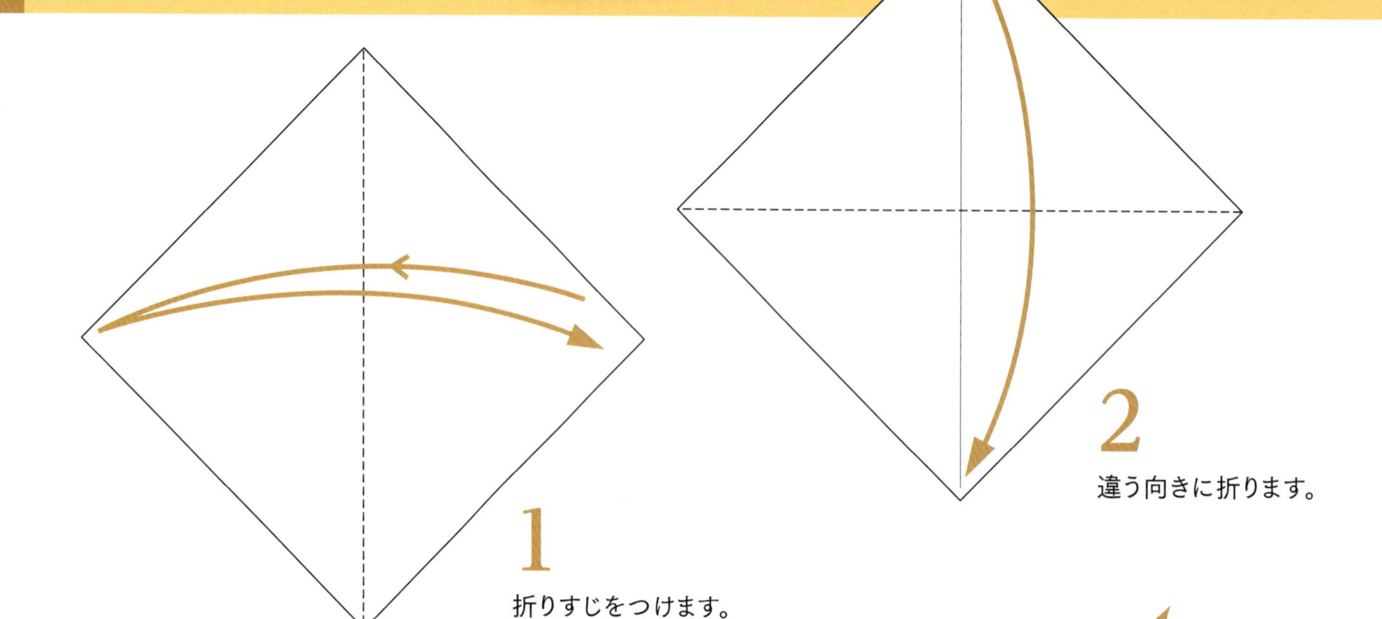

1
折りすじをつけます。

2
違う向きに折ります。

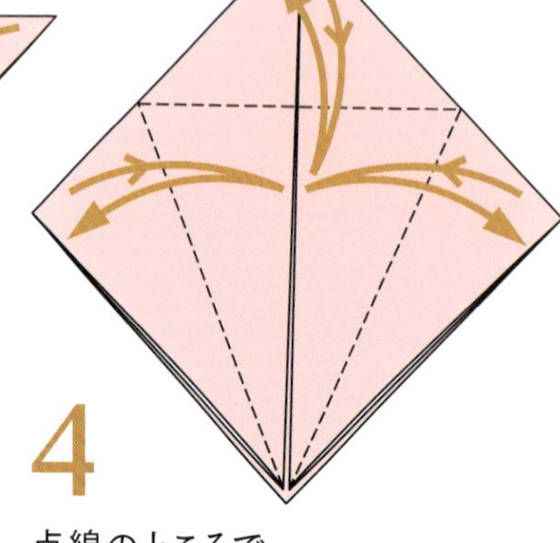

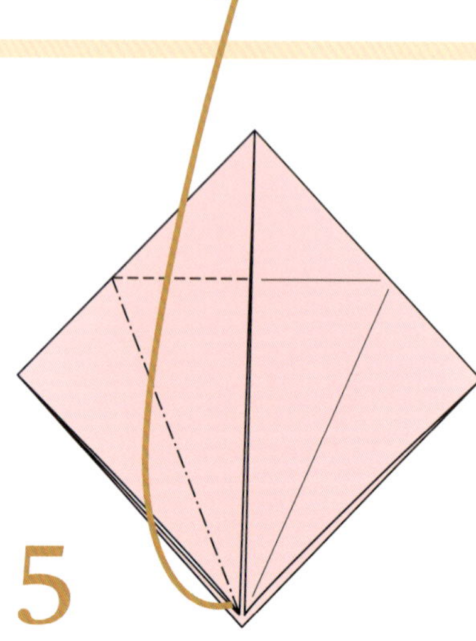

3
左右の角を下まで折ります。

4
点線のところで
折りすじを3本つけます。

5
折りすじを使い、左下の角を
折り上げながら開いてつぶします。

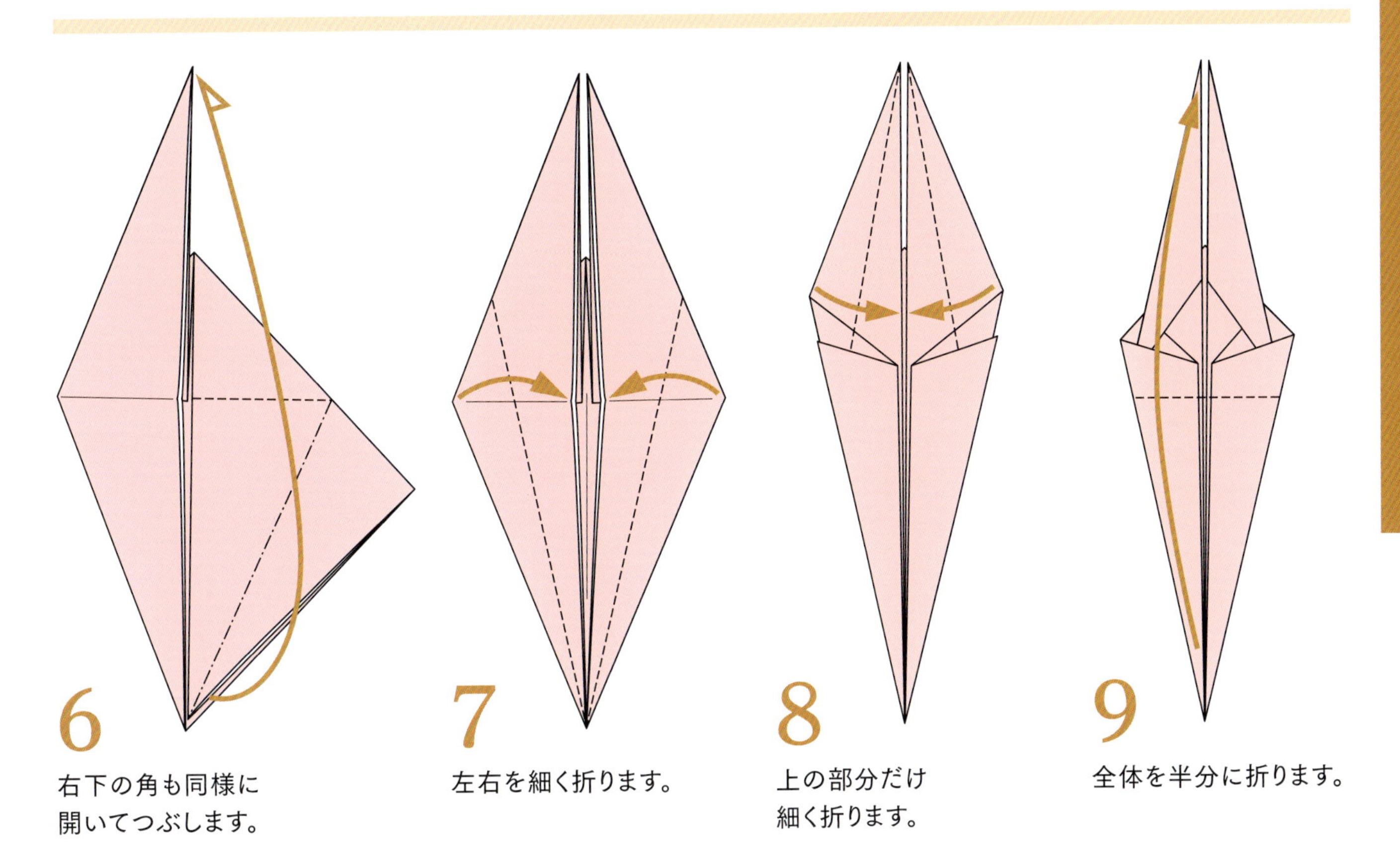

6
右下の角も同様に
開いてつぶします。

7
左右を細く折ります。

8
上の部分だけ
細く折ります。

9
全体を半分に折ります。

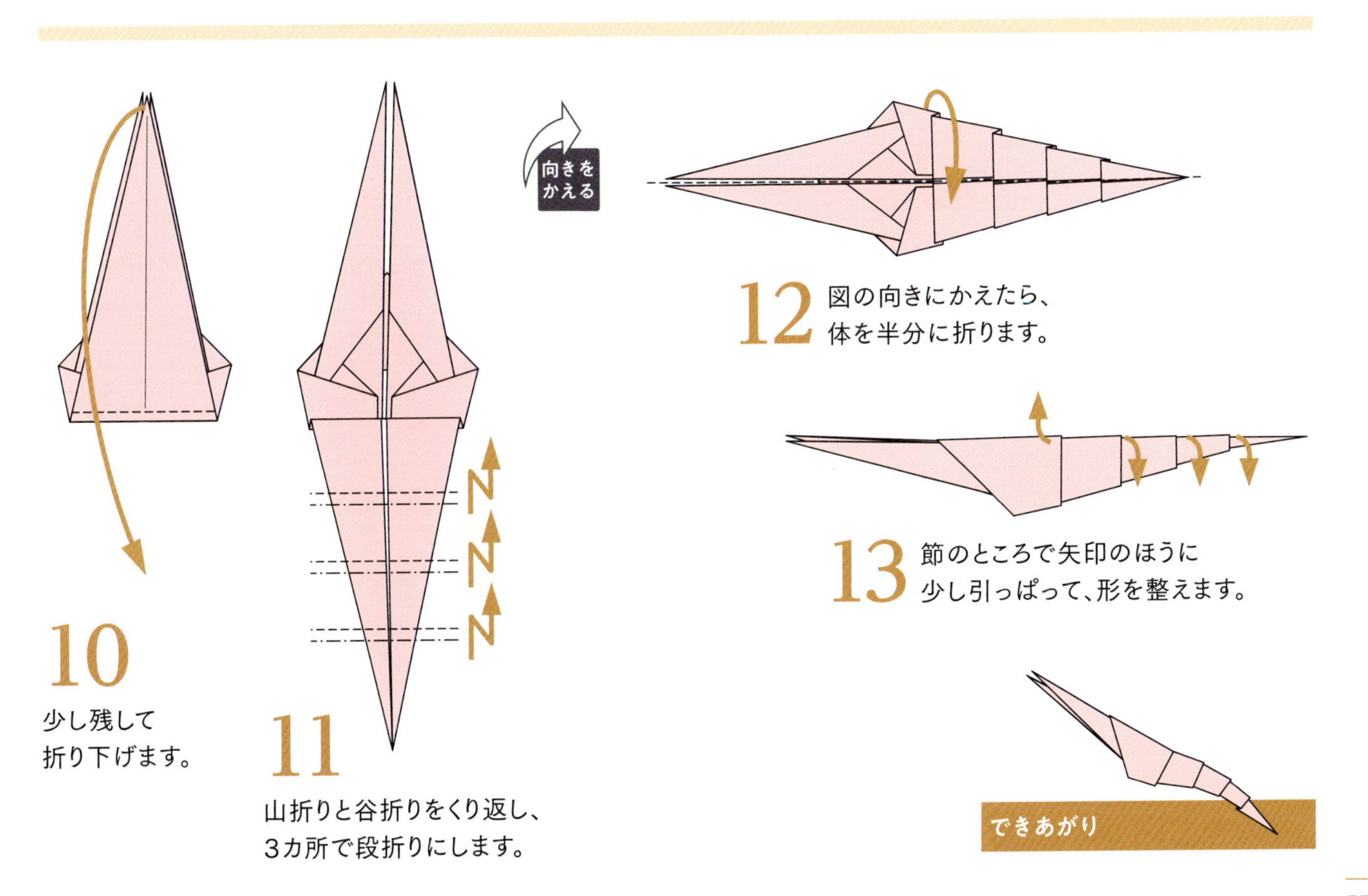

10
少し残して
折り下げます。

11
山折りと谷折りをくり返し、
3カ所で段折りにします。

12
図の向きにかえたら、
体を半分に折ります。

13
節のところで矢印のほうに
少し引っぱって、形を整えます。

おたまじゃくしとかえる

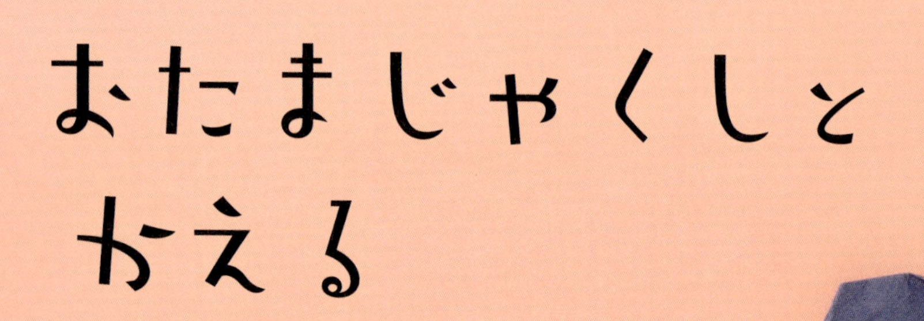

今にも動き出しそうな、
ついつい笑みがこぼれる作品です。
おたまじゃくしは小さな紙で折りましょう。

おたまじゃくし

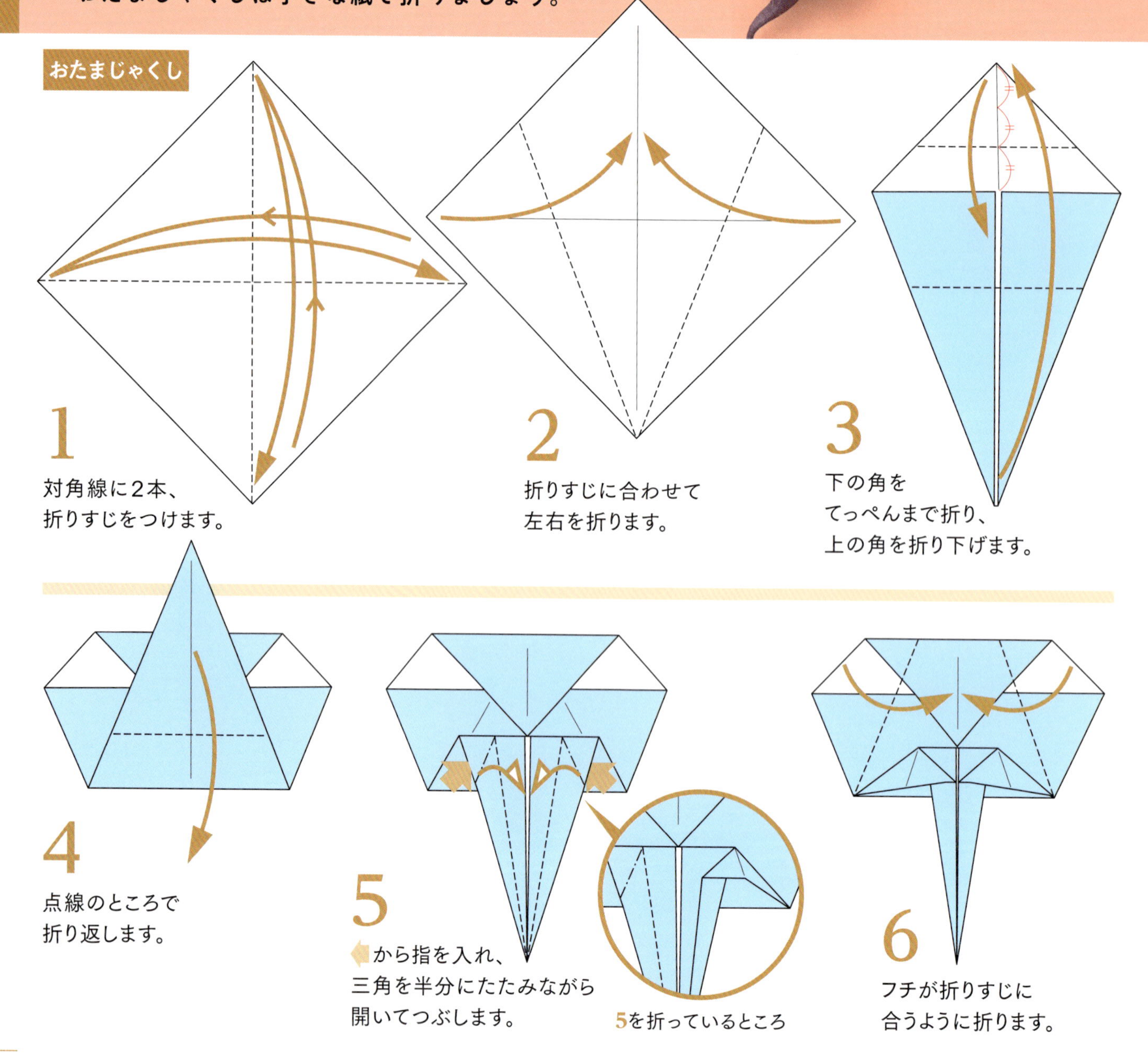

1
対角線に2本、
折りすじをつけます。

2
折りすじに合わせて
左右を折ります。

3
下の角を
てっぺんまで折り、
上の角を折り下げます。

4
点線のところで
折り返します。

5
から指を入れ、
三角を半分にたたみながら
開いてつぶします。

5を折っているところ

6
フチが折りすじに
合うように折ります。

かえる

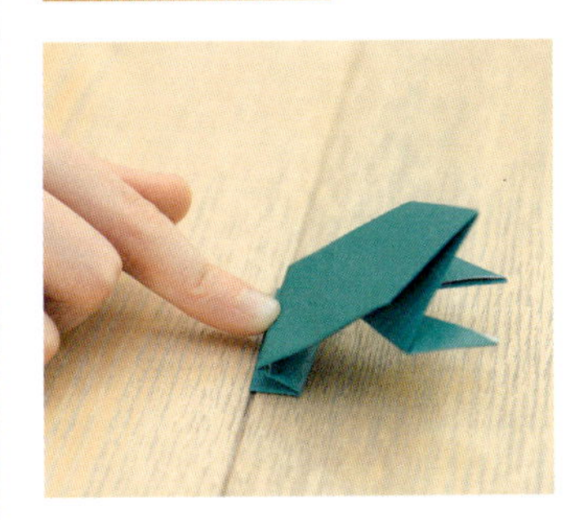

足がバネ状になっていて、お尻を指先で引っかくようにするとピョンとはねます。

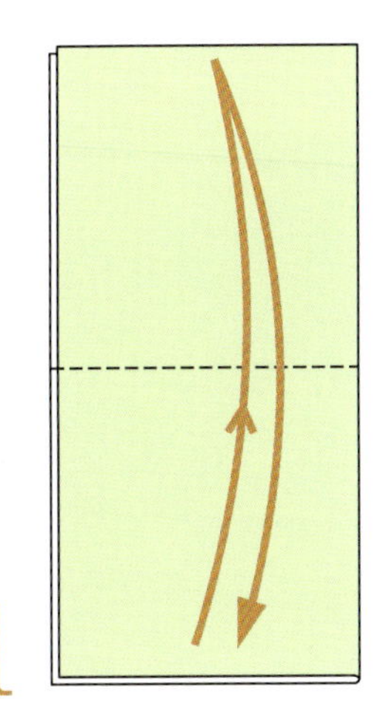

1 半分に折ってからスタート。さらに半分に折って、折りすじをつけます。

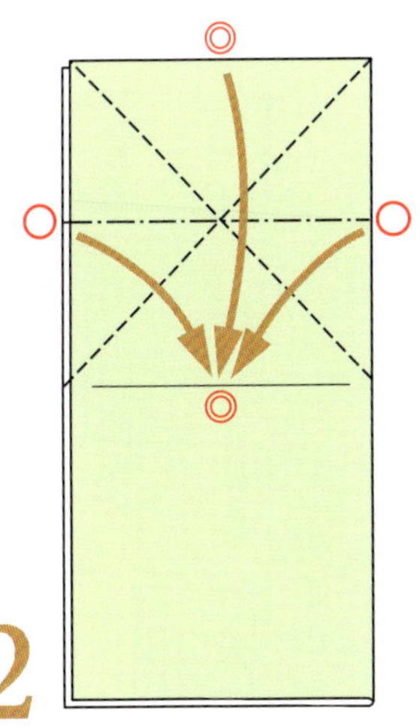

2 ななめの2本は谷折り、まん中は山折りに折りすじをつけます。○と○、◎と◎が合うようにたたみます。

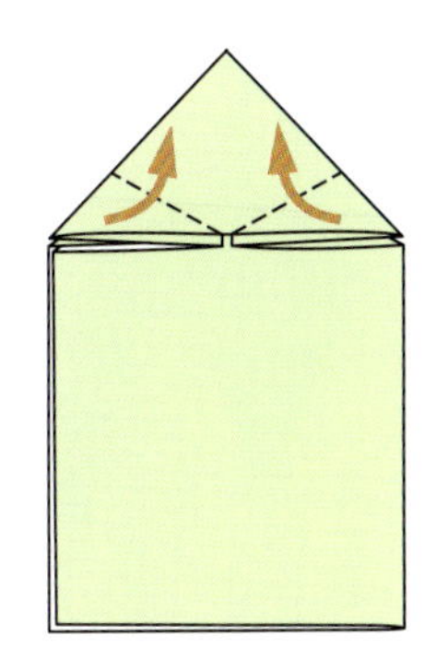

3 左右の角を折り上げます。

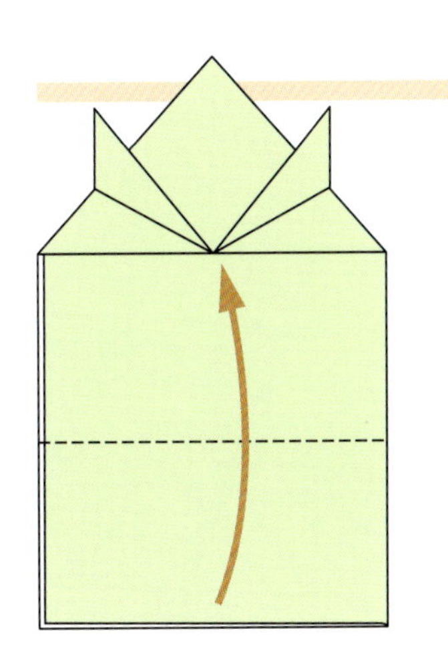

4 下を半分に折り上げます。

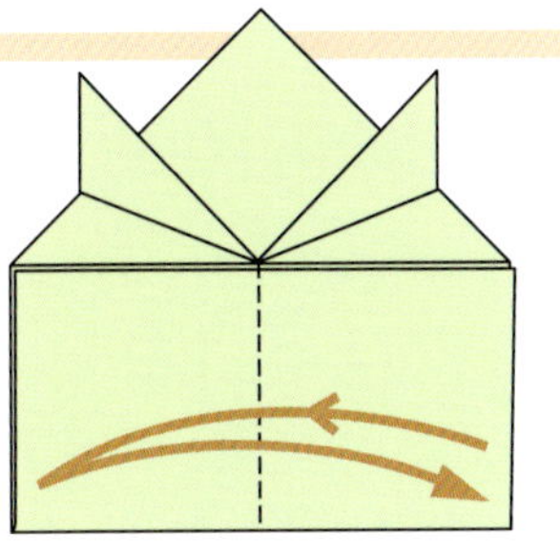

5 下だけ折りすじをつけます。

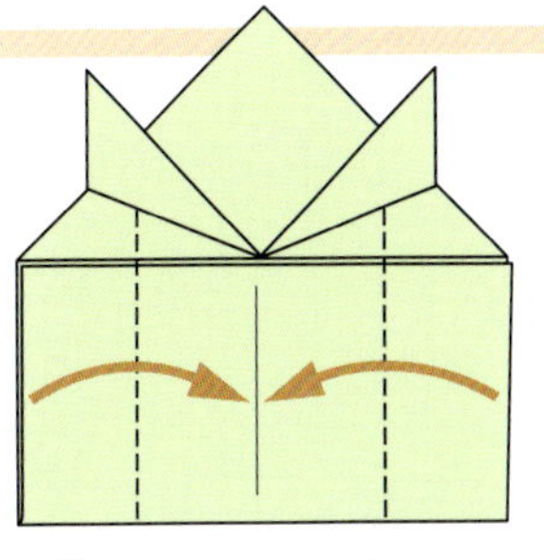

6 折りすじに合わせて左右を折ります。

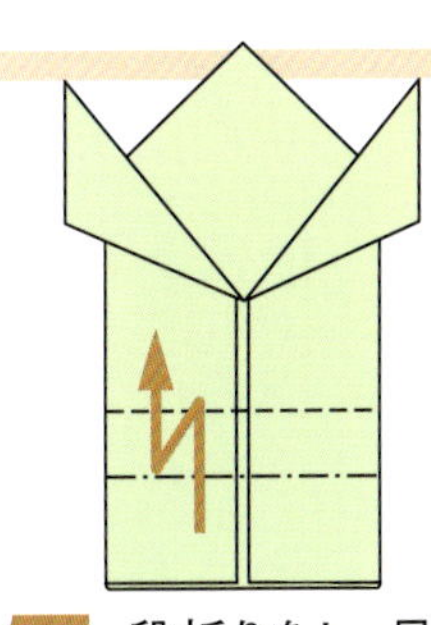

7 段折りをし、足をバネ状にします。

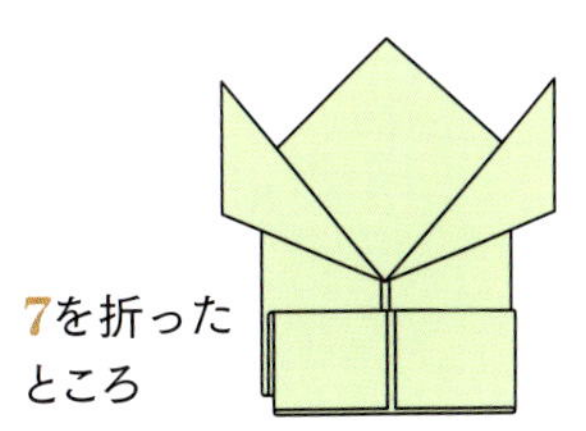

7を折ったところ

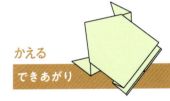

おたまじゃくし

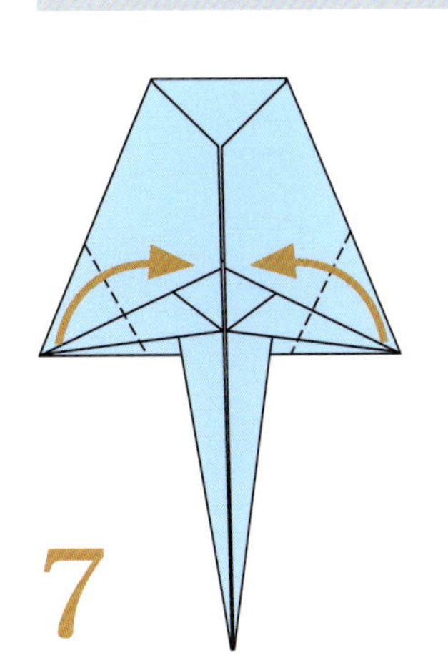

7 下の角を内側に折ります。

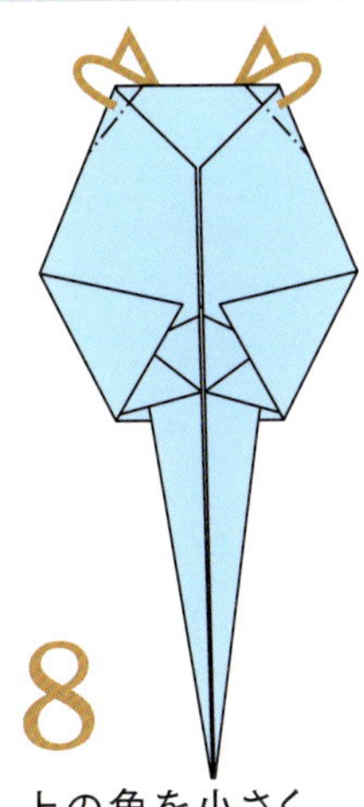

8 上の角を小さく向こう側へ折ります。

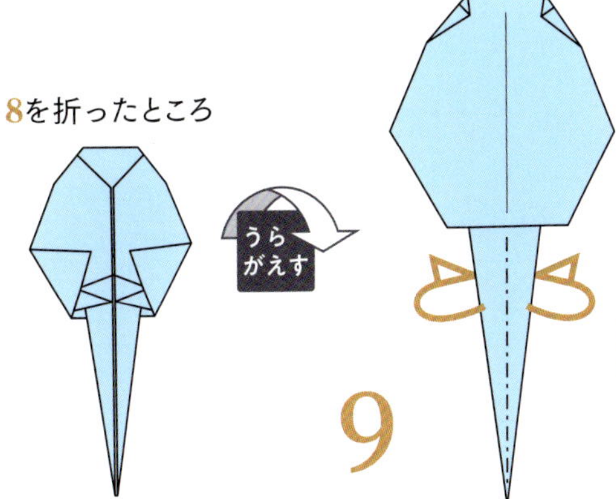

9 裏返したら、尾を2つ折りにします。

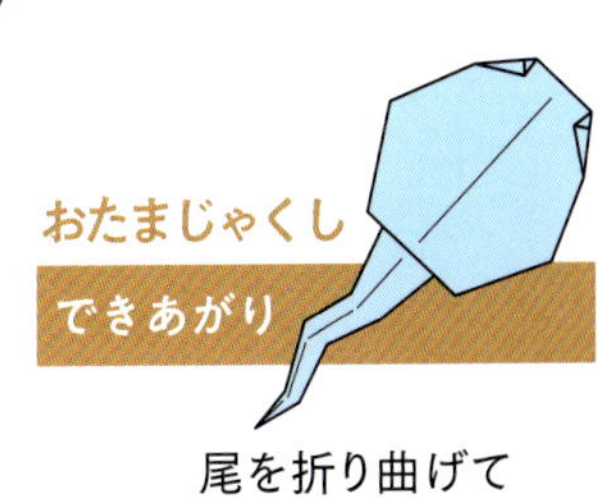

尾を折り曲げて表情をつけましょう。

かたつむり

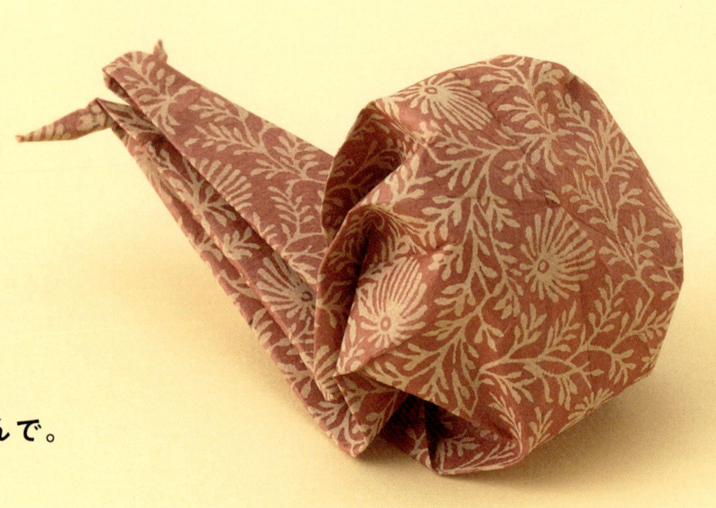

なんともいえないたたずまいを
感じさせる、この立体感。
細かいところは、
竹ぐしなどを使ってじっくり取り組んで。

◆ かたつむり

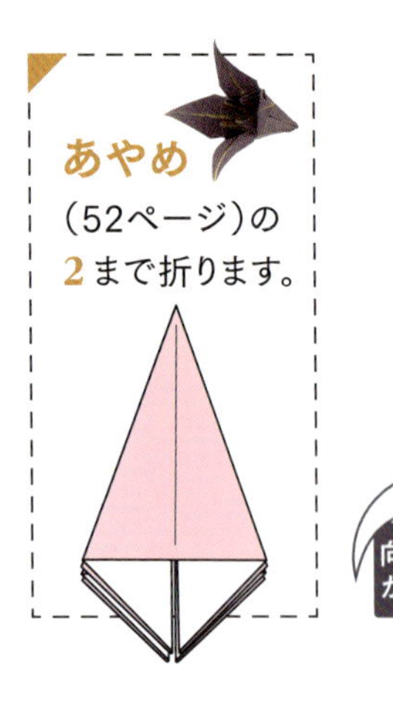

あやめ
(52ページ)の
2まで折ります。

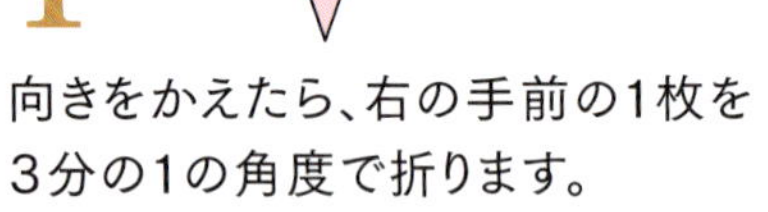

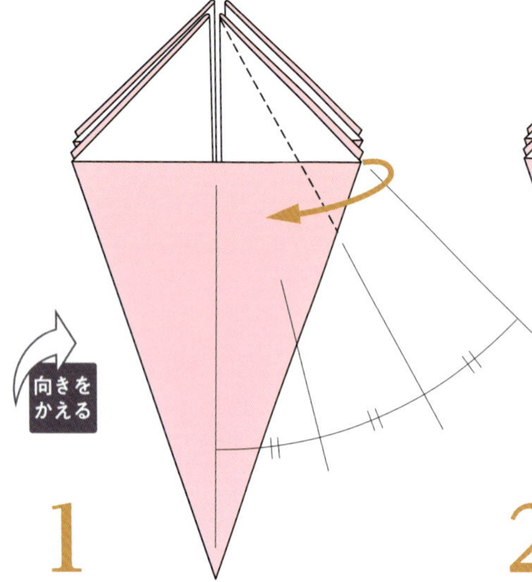

1
向きをかえたら、右の手前の1枚を
3分の1の角度で折ります。

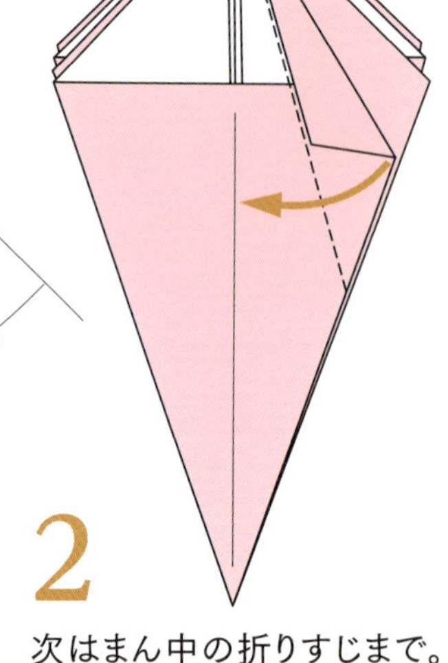

2
次はまん中の折りすじまで。
これで3つ折りに。

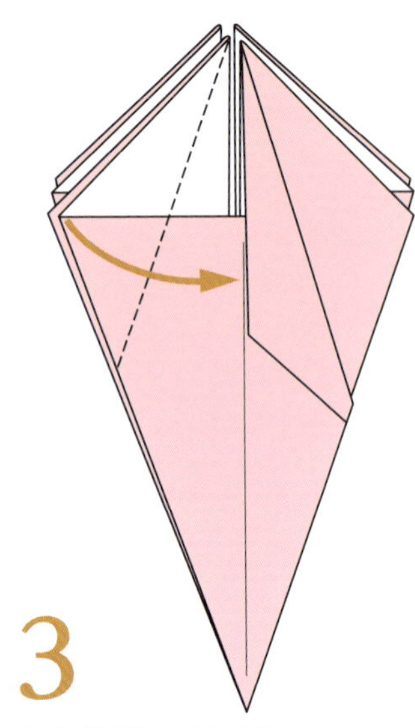

3
左の手前の1枚は、
折りすじに合わせて折ります。

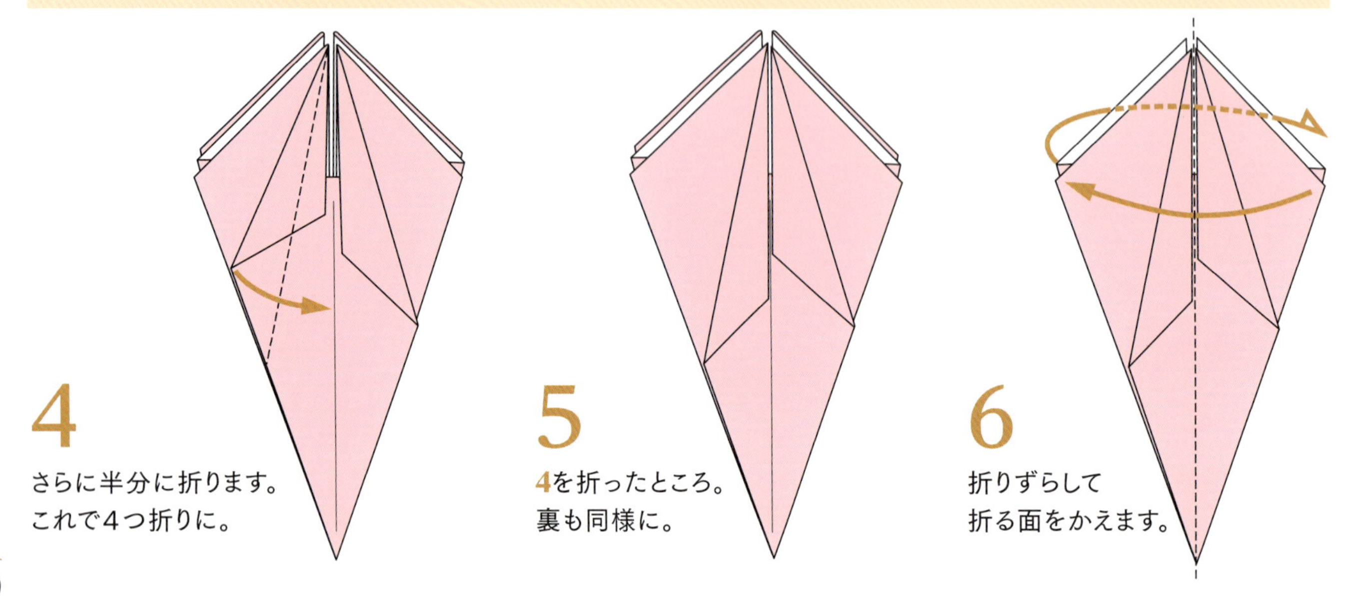

4
さらに半分に折ります。
これで4つ折りに。

5
4を折ったところ。
裏も同様に。

6
折りずらして
折る面をかえます。

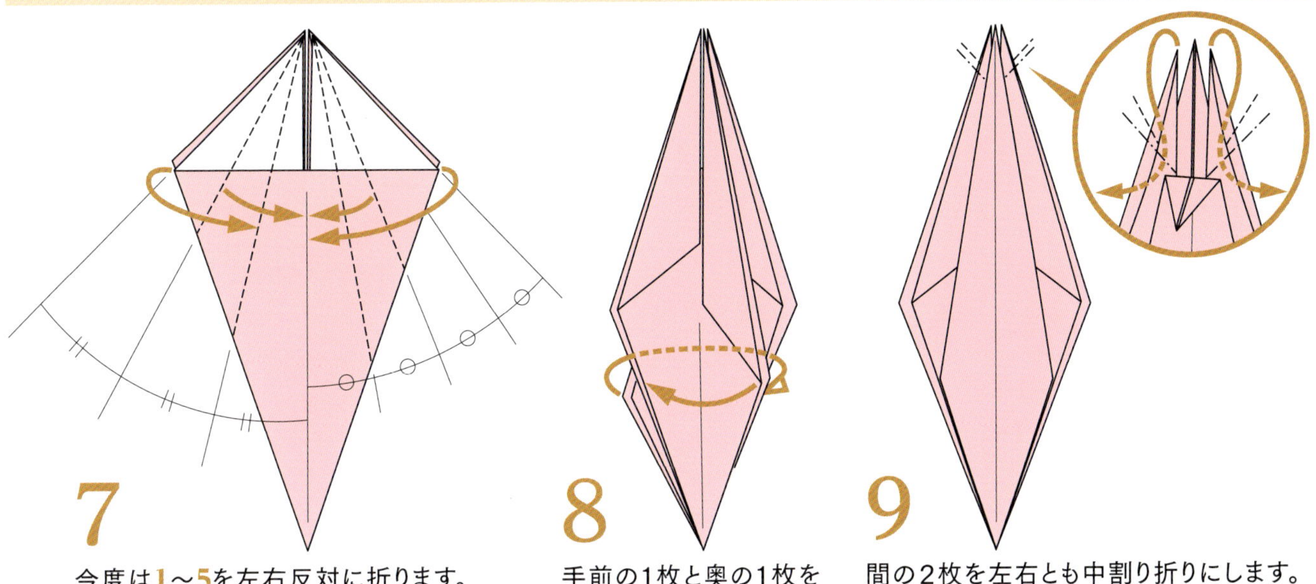

7

今度は1～5を左右反対に折ります。
右側は4つ折りに、左側は3つ折りにします。裏も同様に。

8

手前の1枚と奥の1枚を折りずらし、折る面をかえます。

9

間の2枚を左右とも中割り折りにします。
手前の1枚をいったん折り下げておくと、中割り折りをしやすいでしょう。

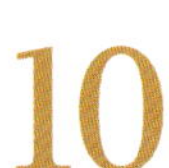

10

先端のアップです。
奥を内側に折り込んだら、
手前を向こう側に
かぶせるように折ります。

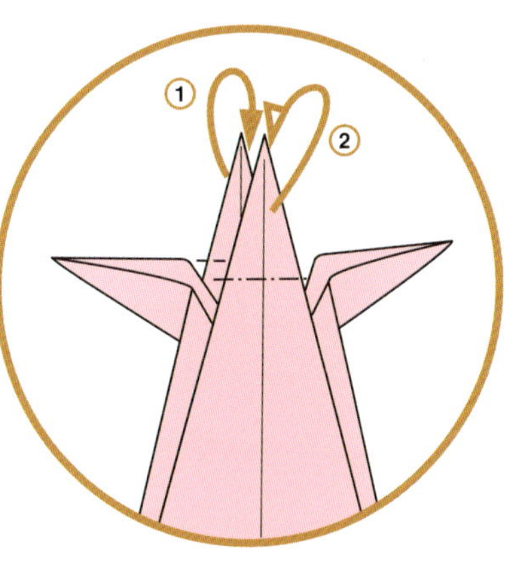

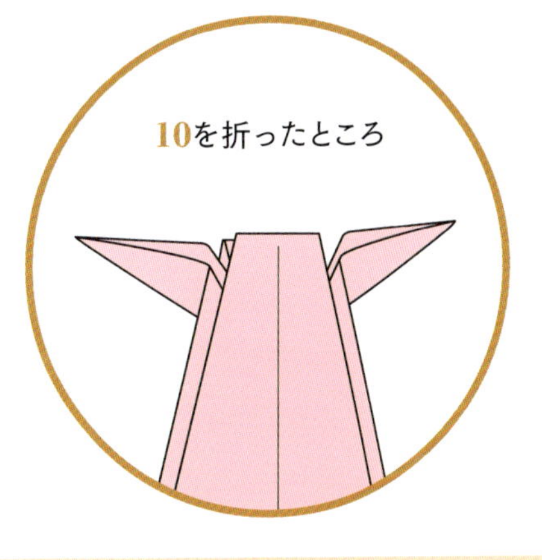

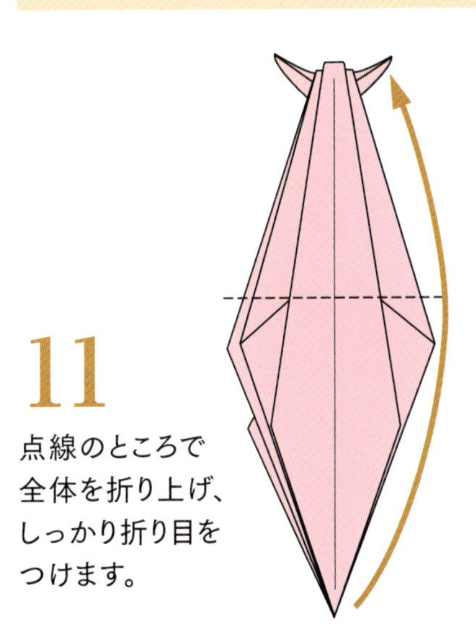

11

点線のところで
全体を折り上げ、
しっかり折り目を
つけます。

12

ひだに指を入れ、
袋を少しずつ
広げます。

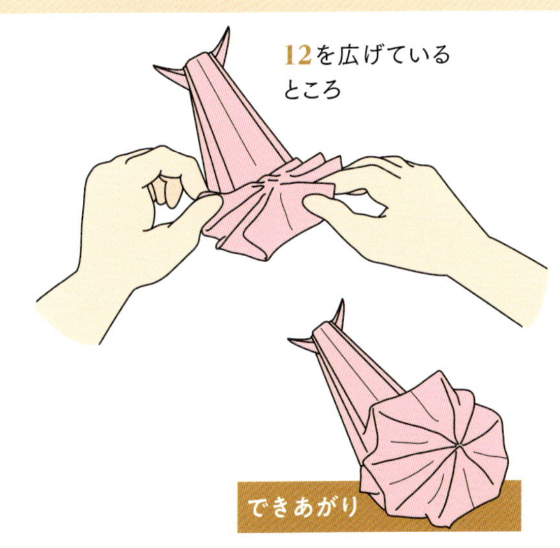

カラス

つるからの変形で、
愛きょうのあるカラスに。
カラスらしさを表す曲がった足は、
一度図のとおりに折りすじをつけてから
段折りにすると、うまくいきます。

◆カラス

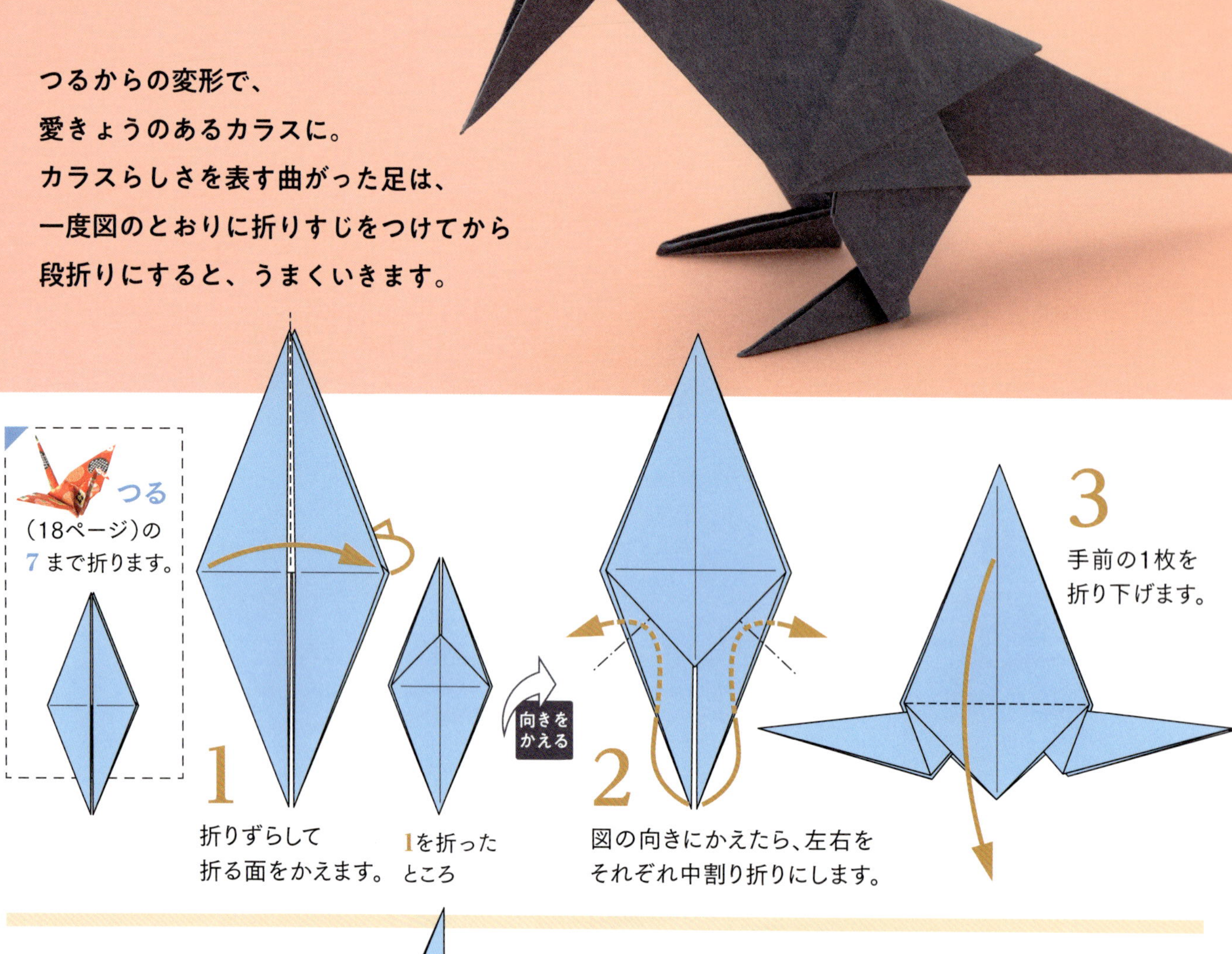

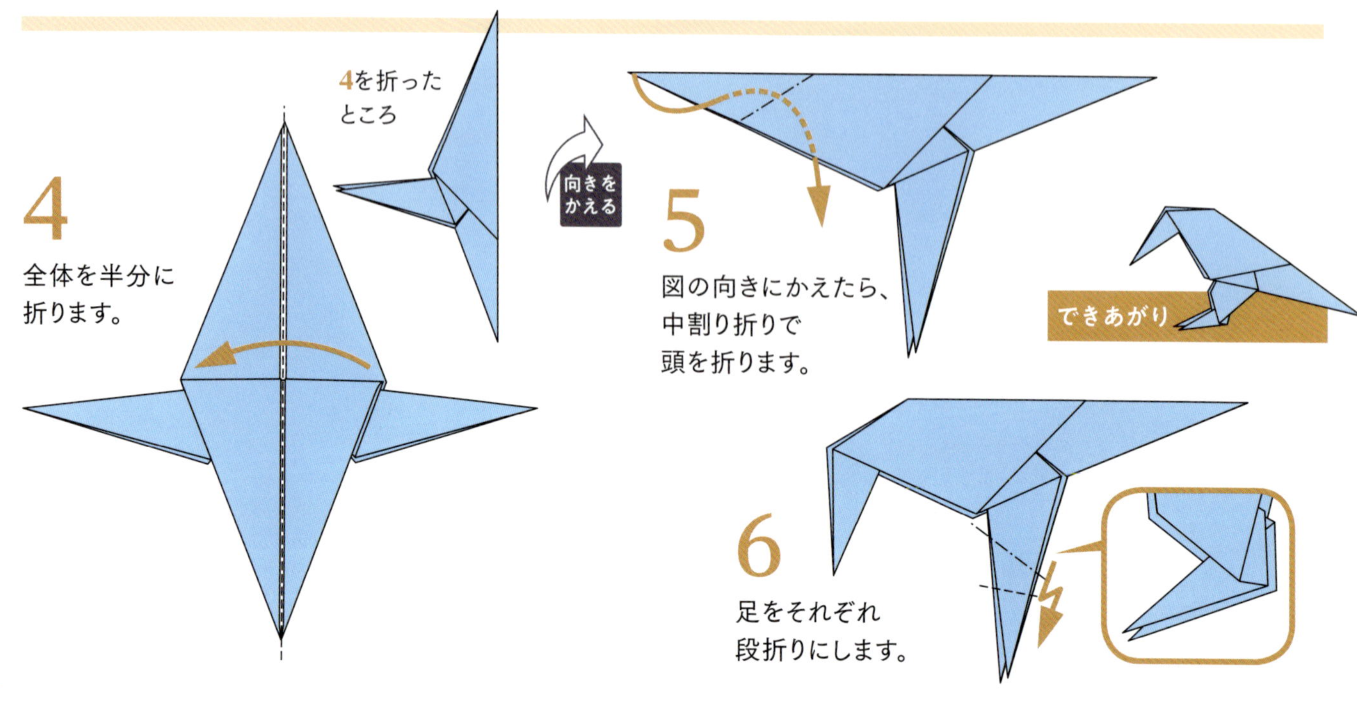

4章

「飾る・使う」で活発脳に

情緒や社会性のアップも脳に効く

折った作品を飾ったり、使ったりすることは
単に暮らしを彩るばかりではありません。
そこから得られる喜びや気持ちのハリも、やはり脳の働きによるもの。
作品が媒介となって会話が弾み、
コミュニケーションが活性化する効果も見逃せません。

4章には生活空間を彩りやすい作品が多数。
包装紙や和紙なども活用して
楽しく折ることを心がけましょう。

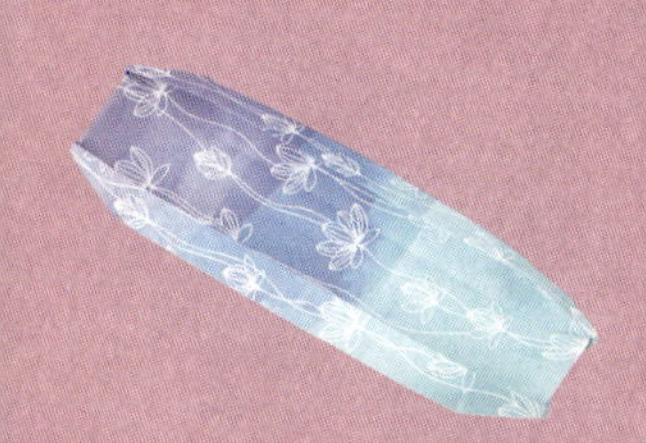
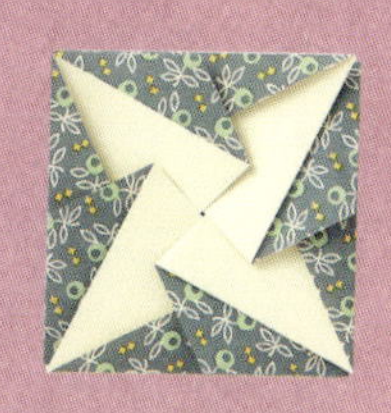
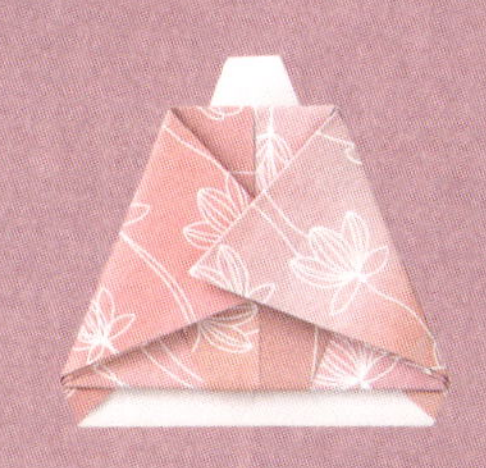
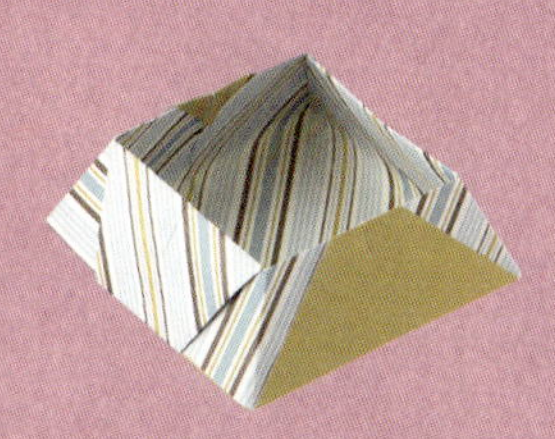
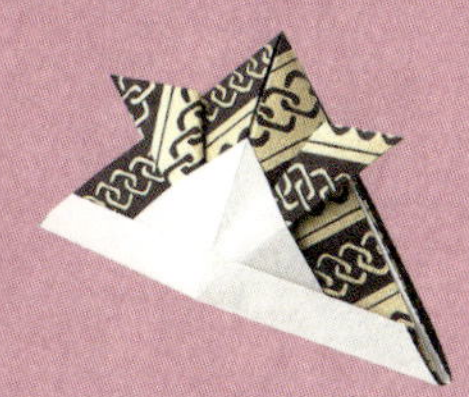

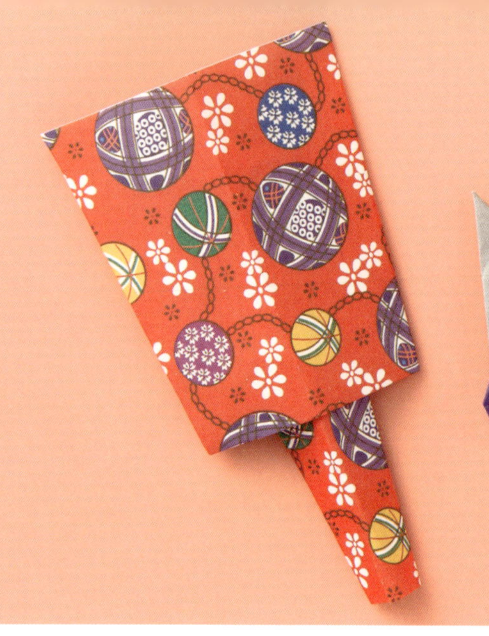

羽子板と羽根

お正月の飾りにふさわしい作品です。
羽根は小さい両面おりがみで折ると
羽子板とのバランスがよいでしょう。

羽子板

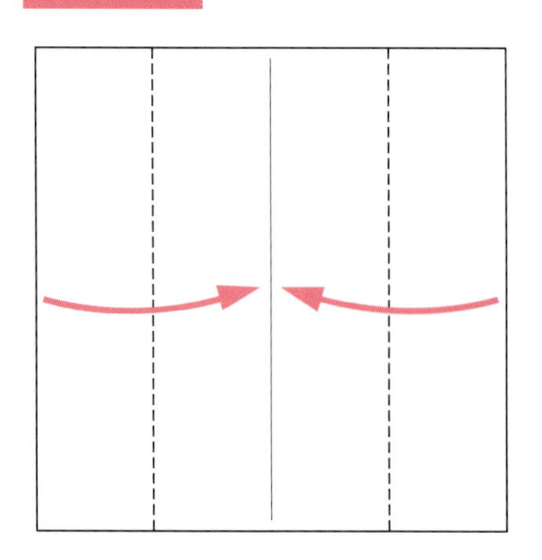

1 まん中に折りすじをつけたら、
左右を折ります。

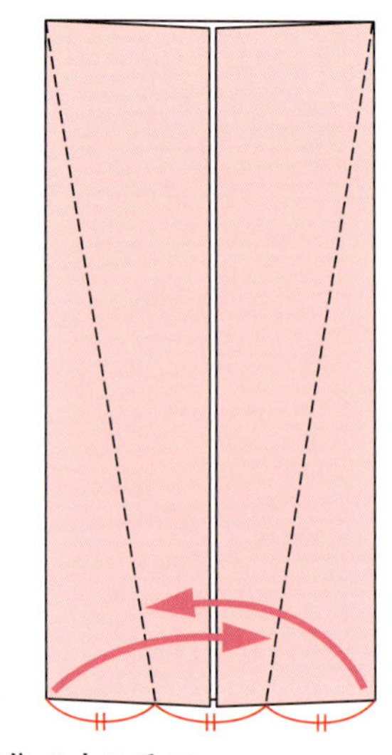

2 3等分のところで
左右をななめに折ります。

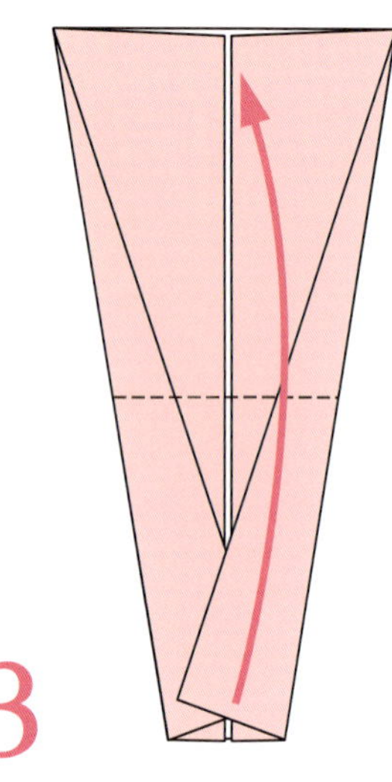

3 上を少し余らせて
折り上げます。

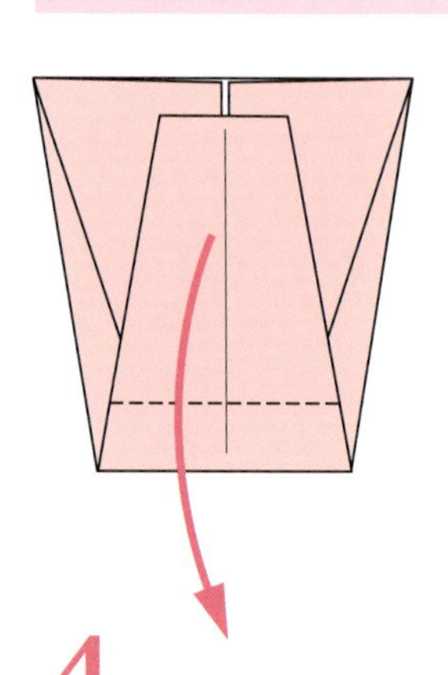

4 点線のところで
折り下げます。

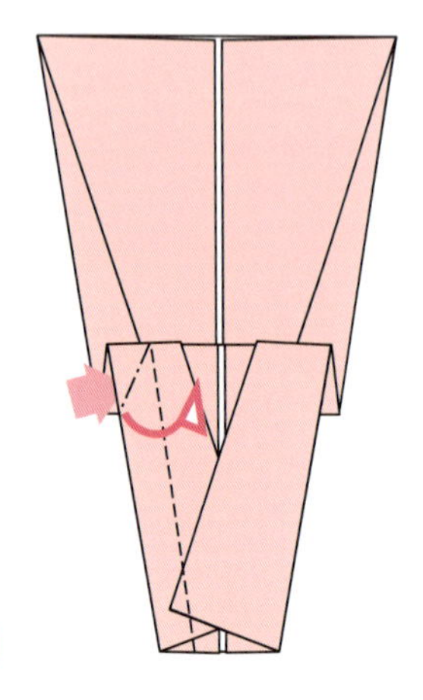

5 ➡から指を入れ、開いて
つぶします。持ち手を細く折ります。

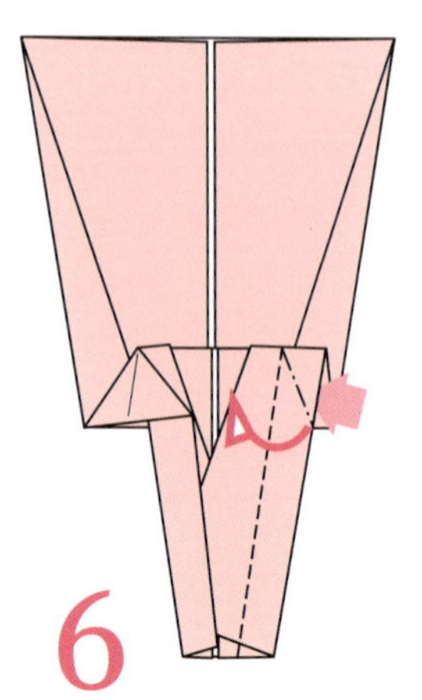

6 ⬅から指を入れ、右も
5と同様に開いてつぶします。

6を折ったところ

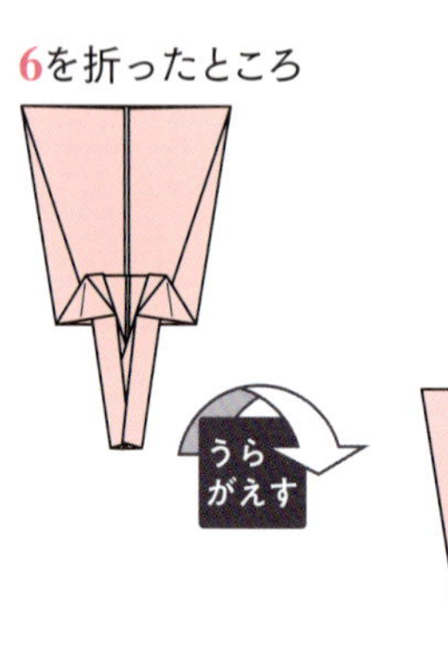

できあがり

羽根

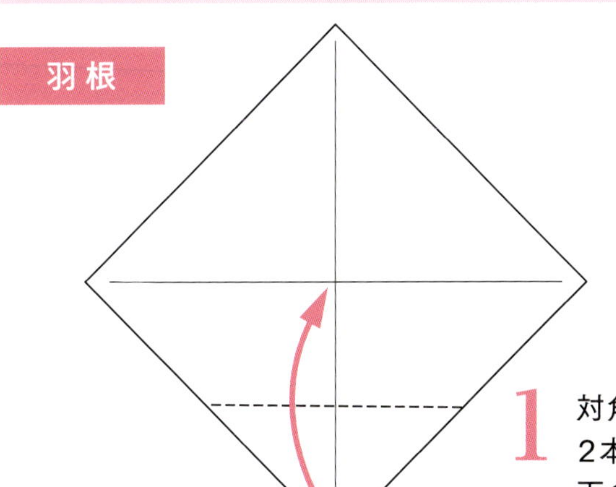

1 対角線に折りすじを2本つけたら、下の角を中心に向けて折ります。

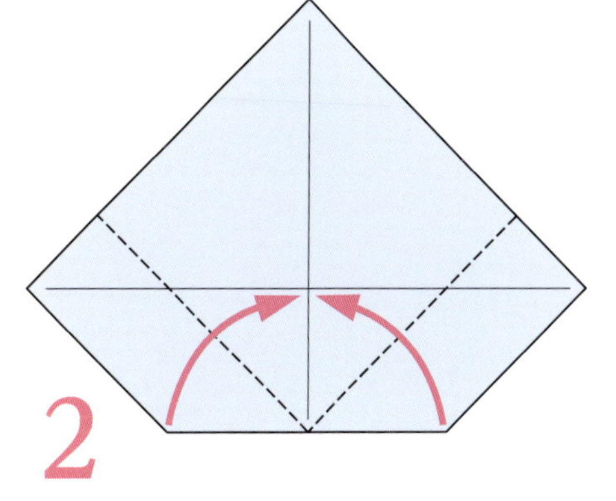

2 裏返したら、折りすじに合わせて角を折ります。

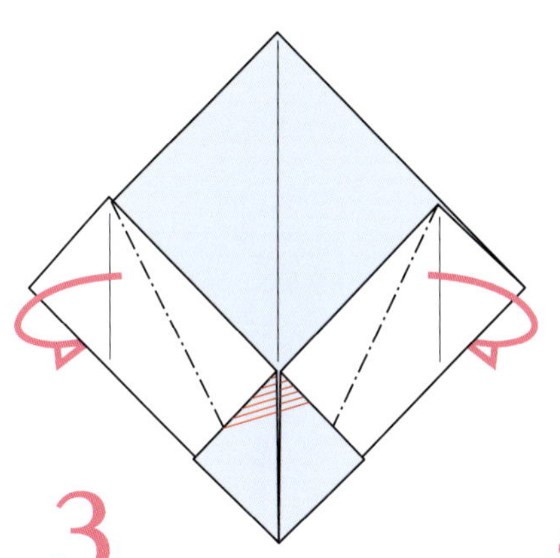

3 斜線の部分は折らないようにして、向こう側へ折ります。

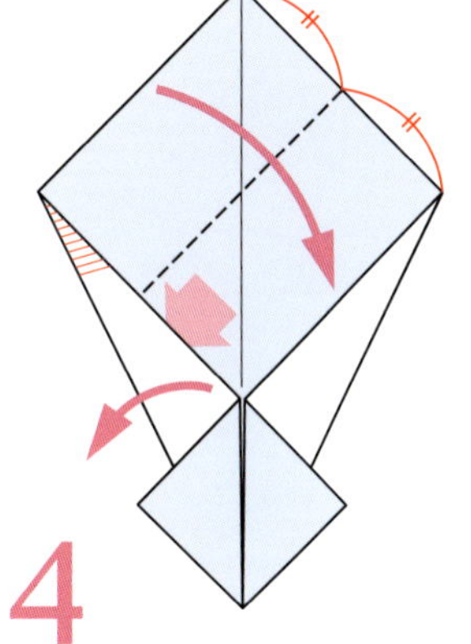

4 斜線の1枚を折らないように⇦のあたりを持ち上げながら、半分に折ります。

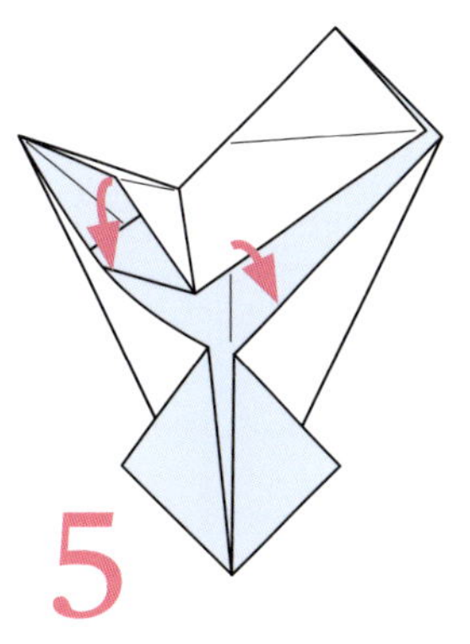

5 4を折っているところ。立ち上がってきた部分をそのまま三角につぶします。

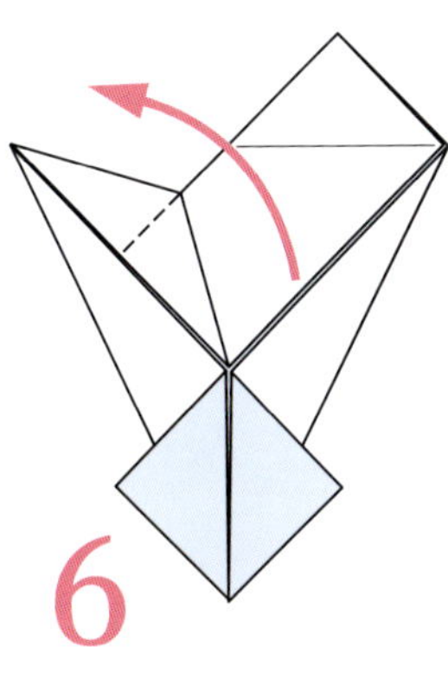

6 一度広げます。

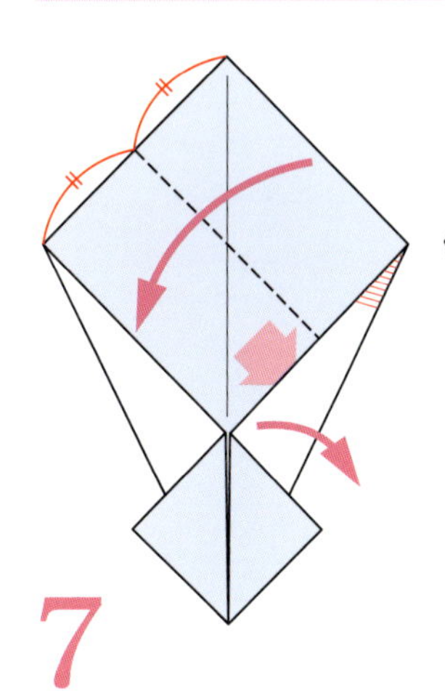

7 ⇨から指を入れ、右も4〜5と同様に折ります。

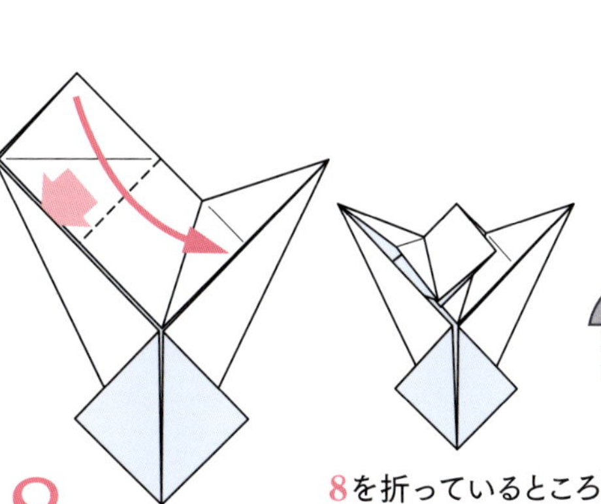

8 ⇦から指を入れて4の折りすじを使い、もう一度左をたたみます。

8を折っているところ

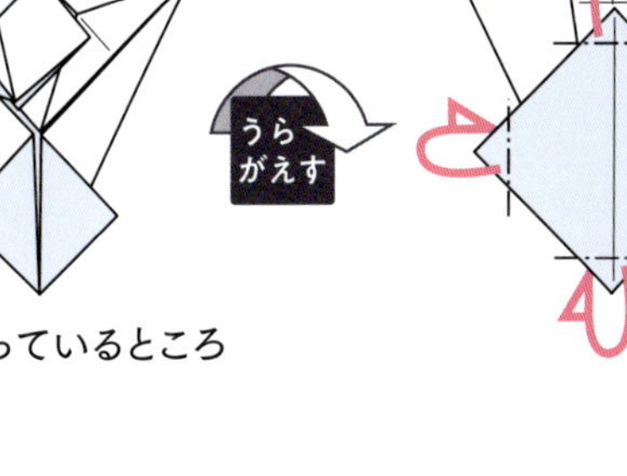

9 裏返したら、4つの角を小さく折り返します。

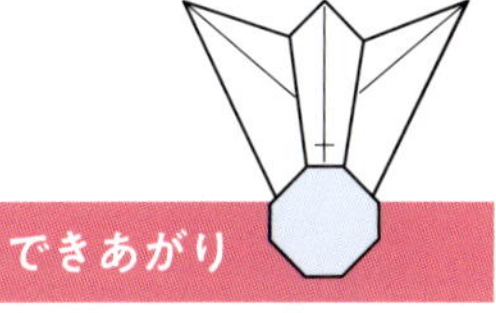

こま

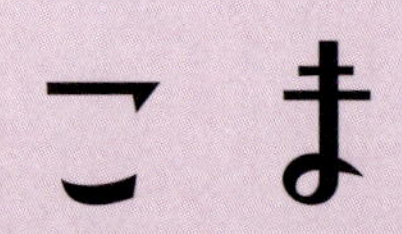

連続した三角模様がきれいに並びます。
ていねいに段折りをくり返すのが
きれいに仕上げるコツ。
こまの先端を、とがらせて本物らしく。

※写真の作品は、両面おりがみで折っています。

◆こま

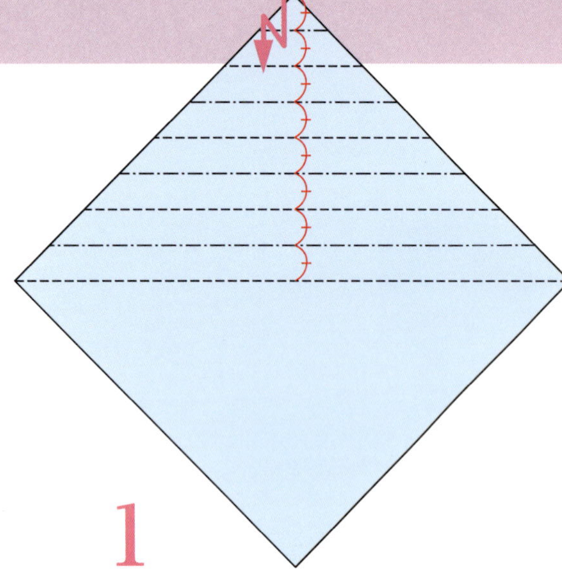

1
上半分で山折り、谷折りをくり返し、
8等分に段折りをします。

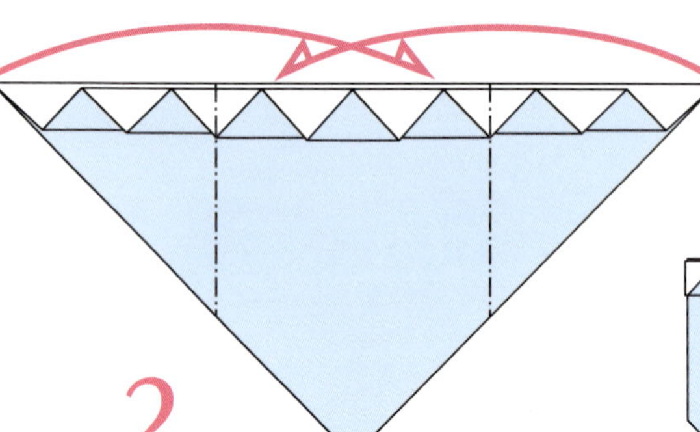

2
点線のところで左右の角を
向こう側へ折ります。

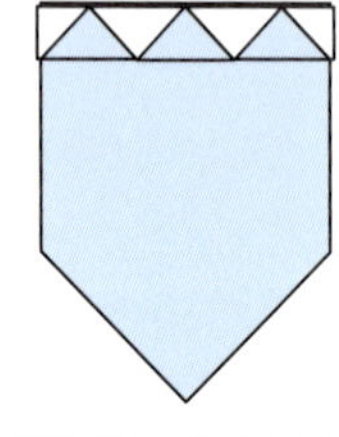

2を折ったところ

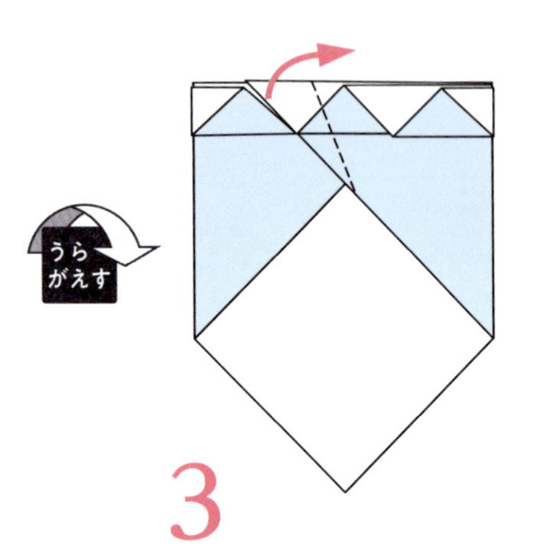

3
裏返したら、角をななめに
折って立てます。

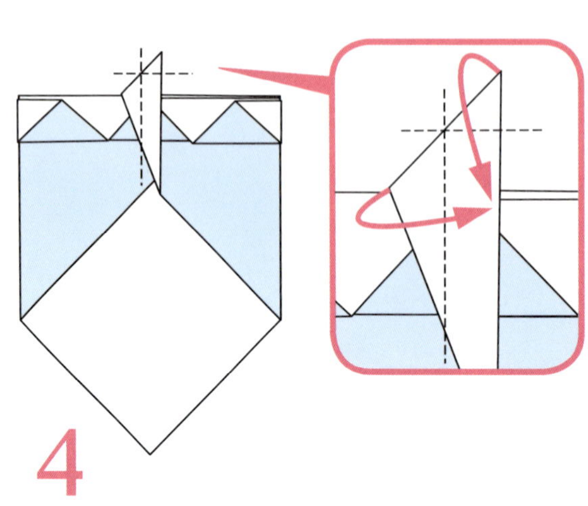

4
こまの軸になる部分を
図のように折ります。

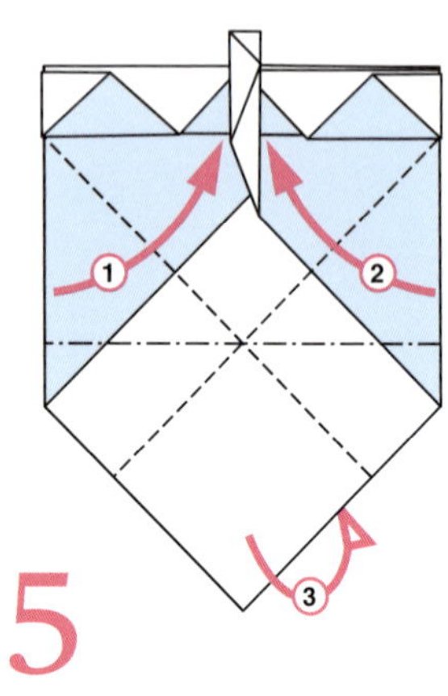

5
点線のところで順に折り、
折りすじをつけます。

梅の花

ぷっくりとした花の形が
かわいいですね。
花芯は紙片で作りましょう。

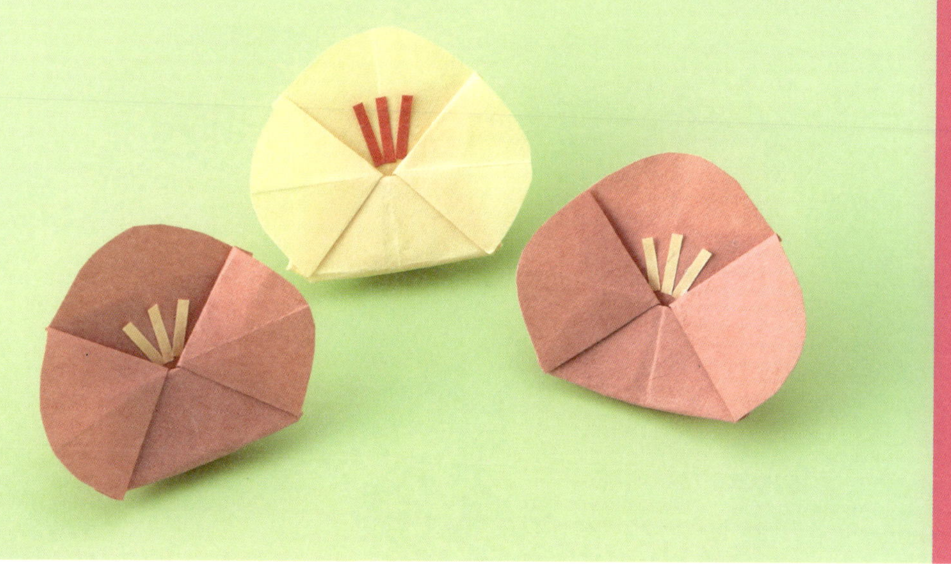

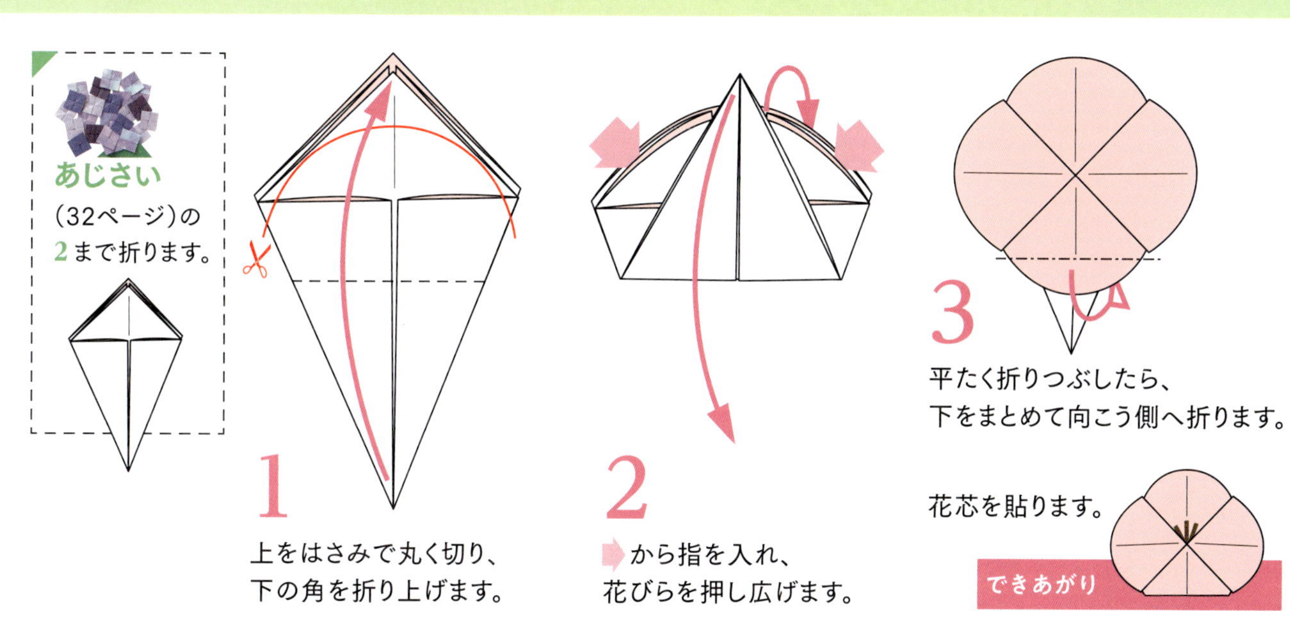

あじさい
(32ページ)の
2まで折ります。

1
上をはさみで丸く切り、
下の角を折り上げます。

2
から指を入れ、
花びらを押し広げます。

3
平たく折りつぶしたら、
下をまとめて向こう側へ折ります。

花芯を貼ります。

できあがり

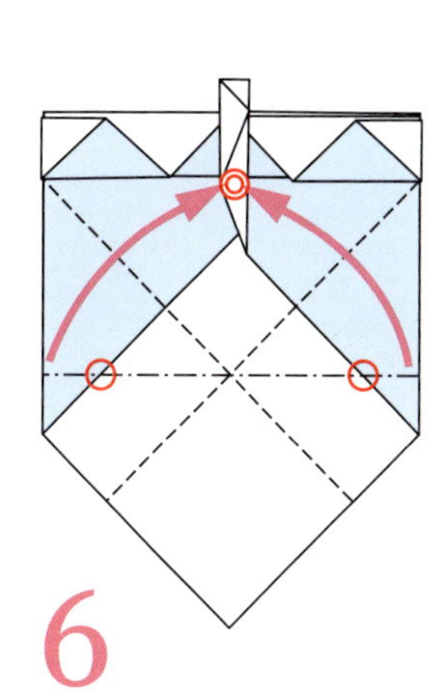

6
○を◎に寄せるように、
たたみます。

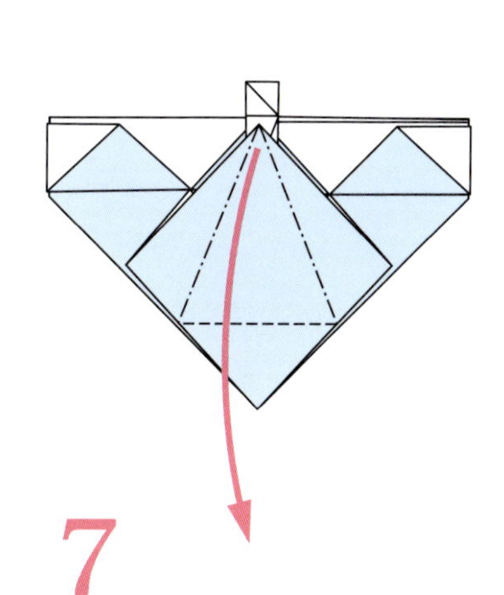

7
できた四角の袋を矢印のほうに
開き、ひし形につぶします。

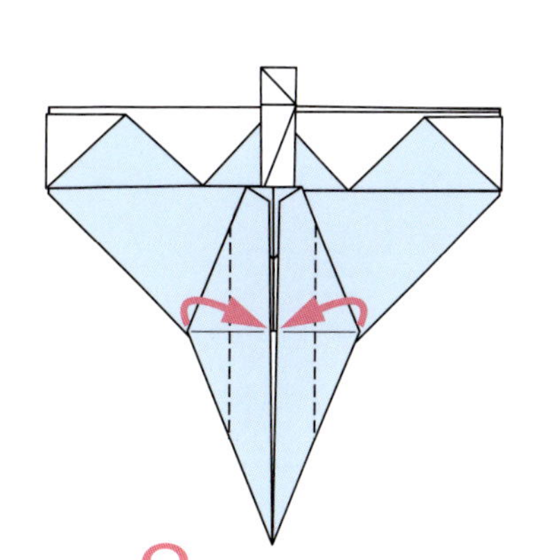

8
両方の角を
折ります。

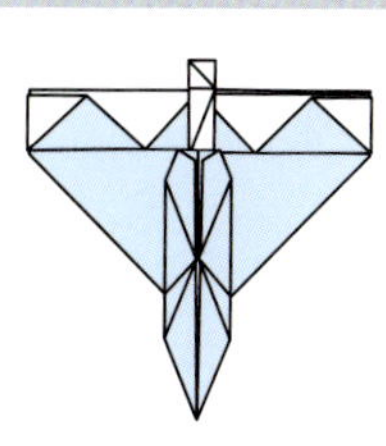

8を折ったところ

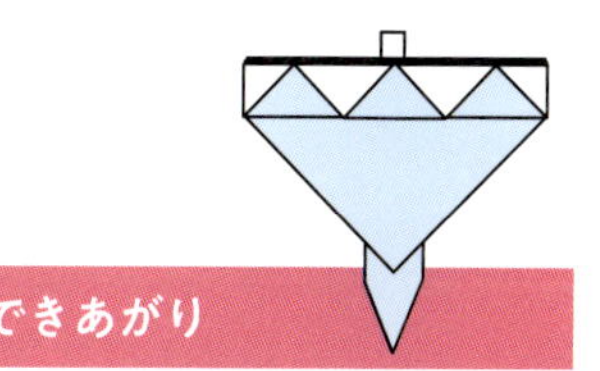

できあがり

おひなさま

男びなと女びなは、
途中まで同じ折り方です。
紙の柄が着物の柄に。
楽しく紙を選びましょう。

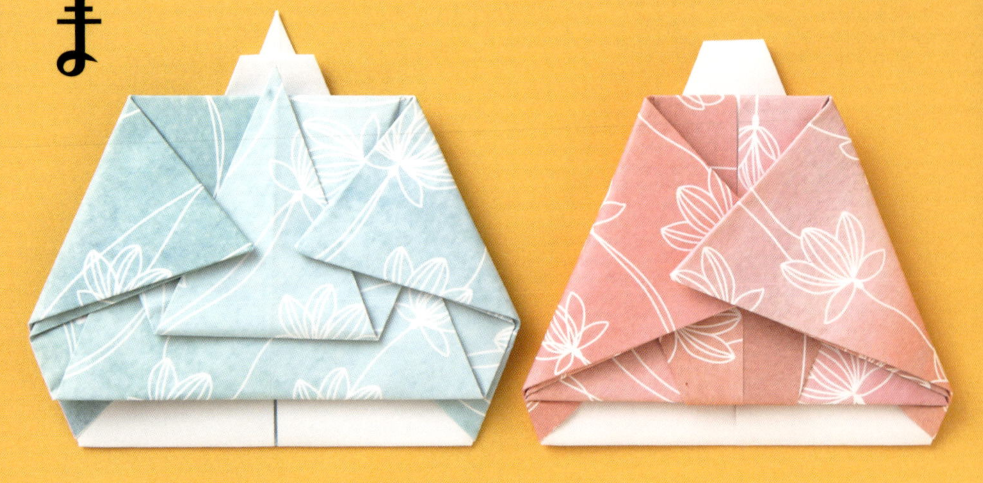

◆ おひなさま

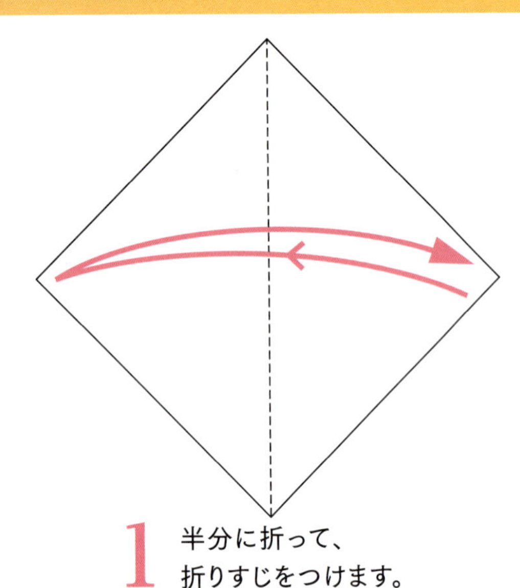

1 半分に折って、
折りすじをつけます。

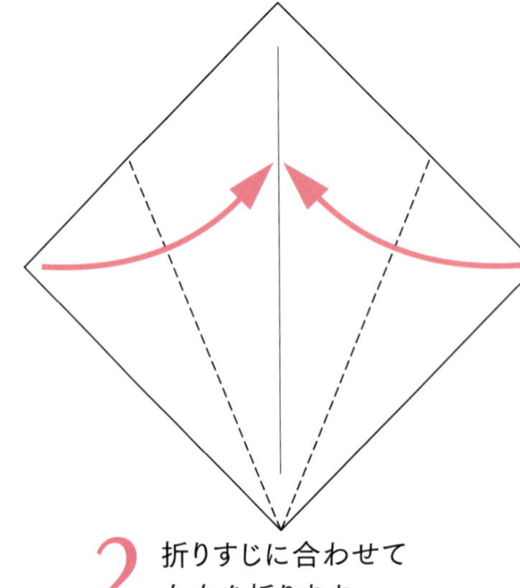

2 折りすじに合わせて
左右を折ります。

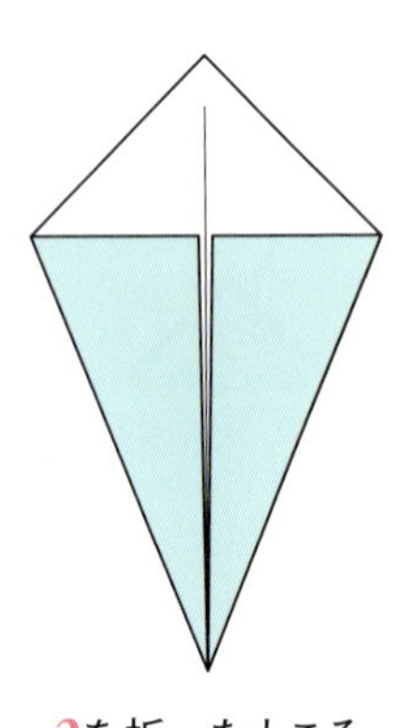

2を折ったところ

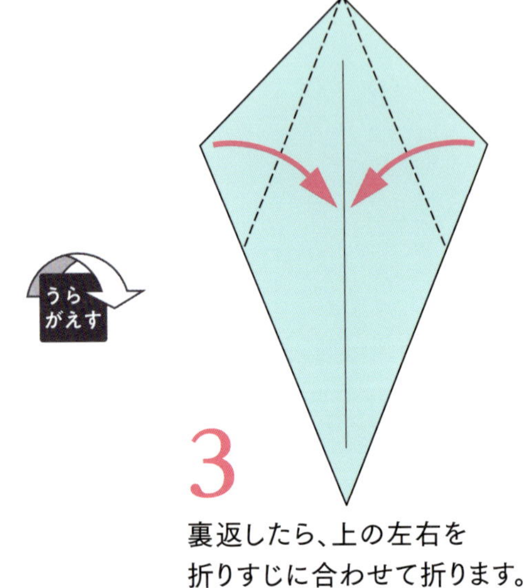

3 裏返したら、上の左右を
折りすじに合わせて折ります。

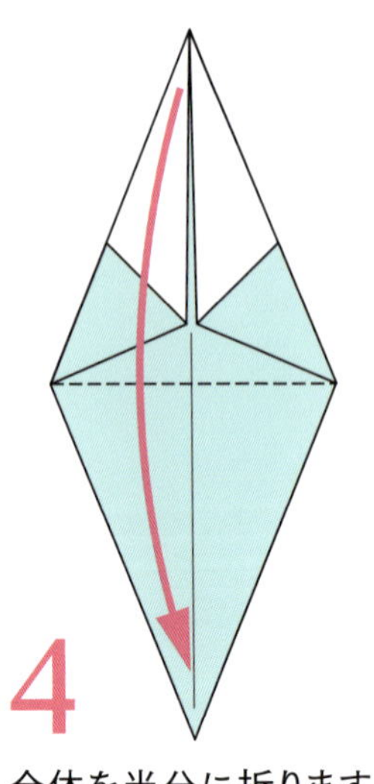

4 全体を半分に折ります。

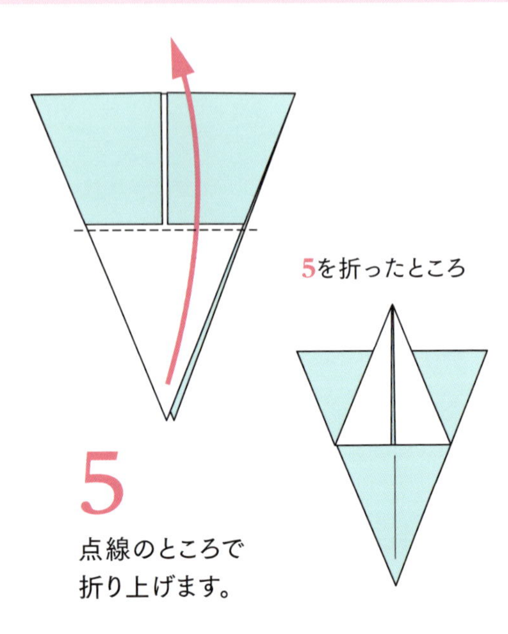

5 点線のところで
折り上げます。

5を折ったところ

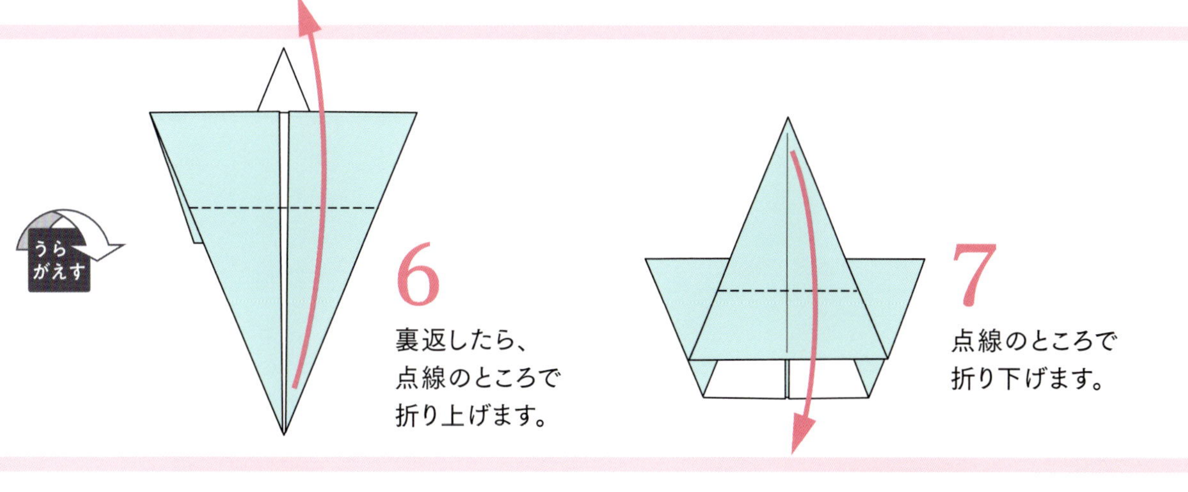
うらがえす
6
裏返したら、
点線のところで
折り上げます。
7
点線のところで
折り下げます。

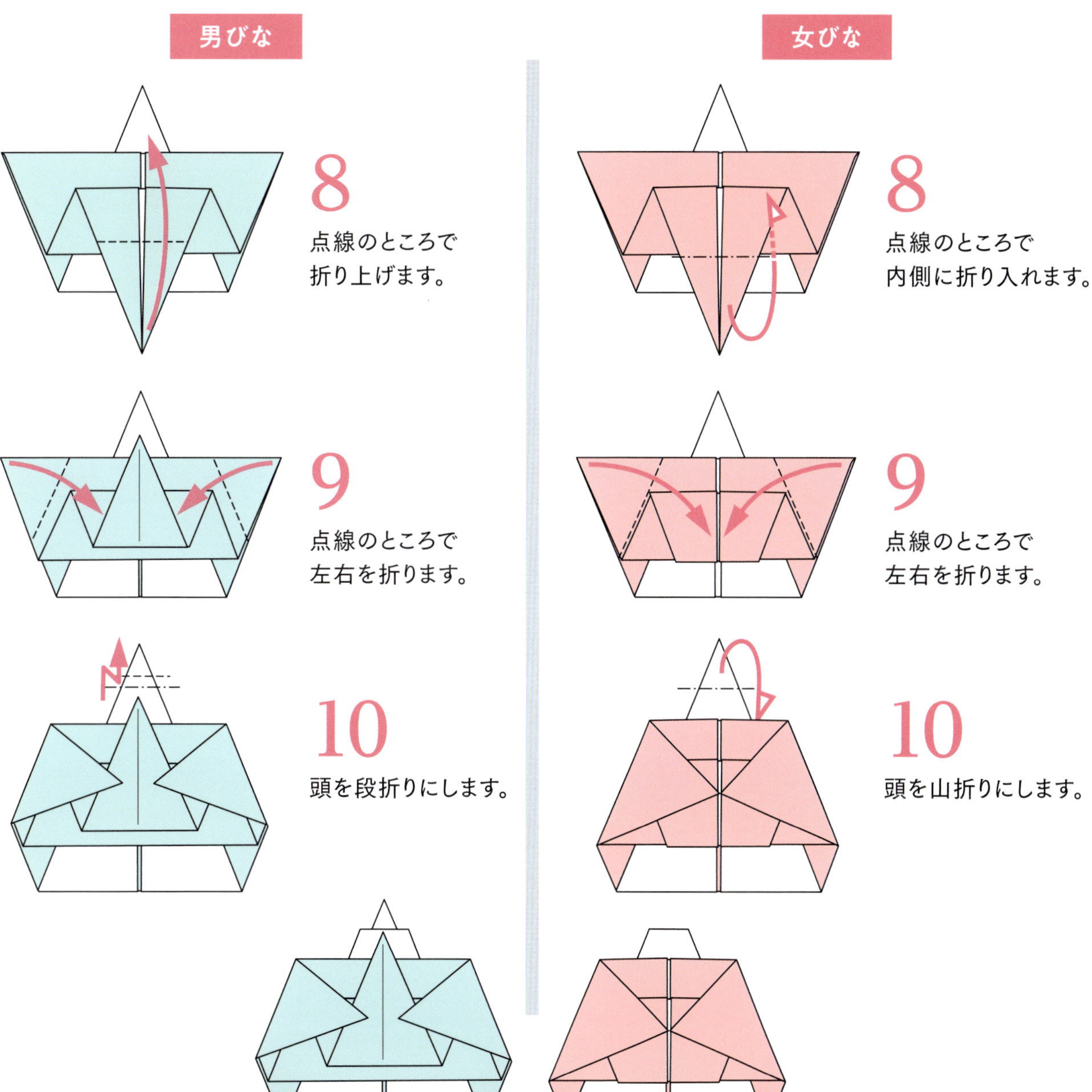
男びな
女びな
8
点線のところで
折り上げます。
8
点線のところで
内側に折り入れます。
9
点線のところで
左右を折ります。
9
点線のところで
左右を折ります。
10
頭を段折りにします。
10
頭を山折りにします。
できあがり

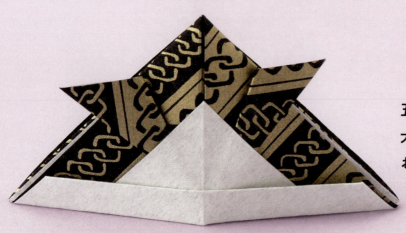

かぶと

五月飾りの代表的な作品。
大きな紙で折ってかぶらせれば
お孫さんもきっと笑顔に。

◆かぶと

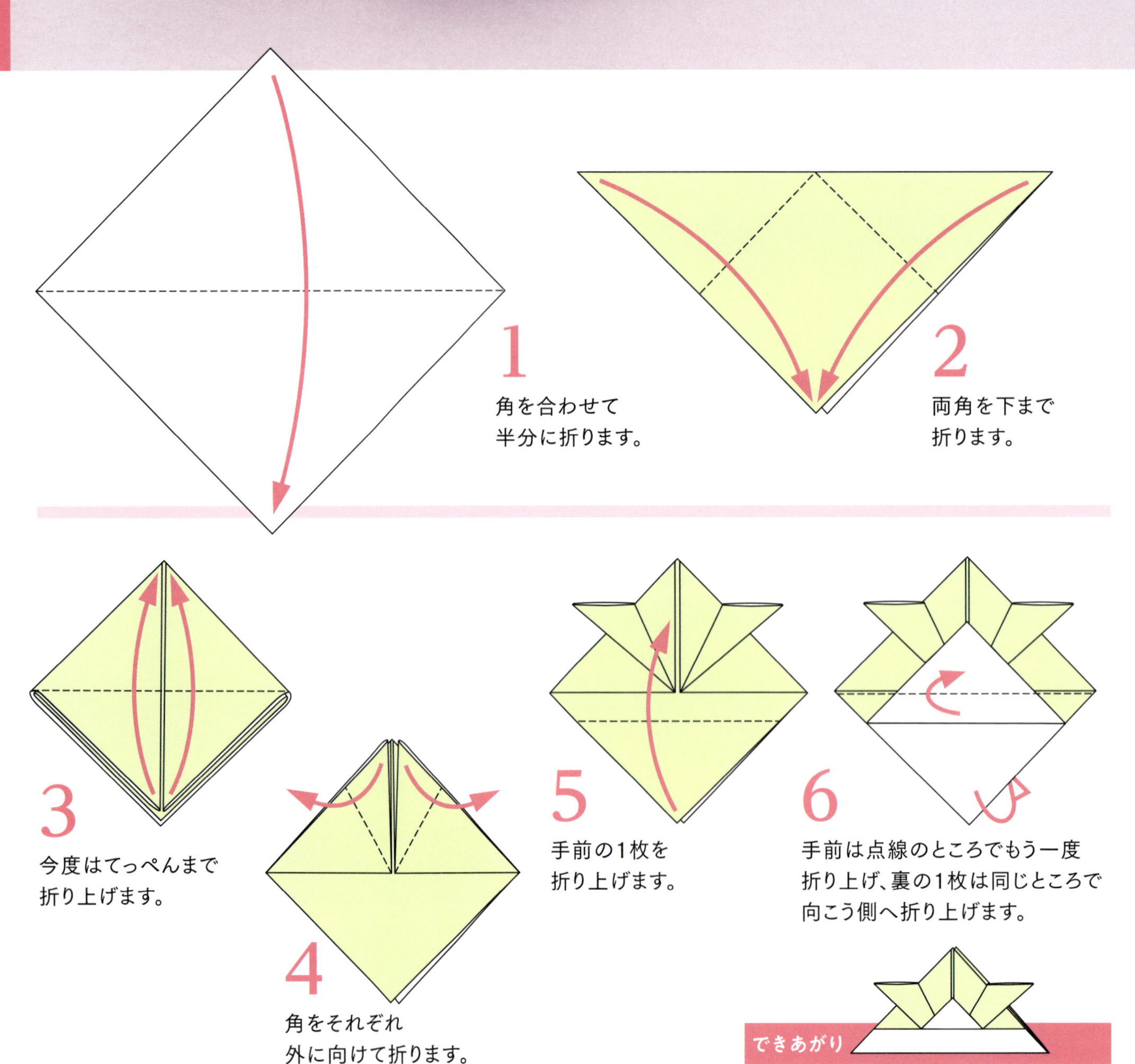

1 角を合わせて半分に折ります。

2 両角を下まで折ります。

3 今度はてっぺんまで折り上げます。

4 角をそれぞれ外に向けて折ります。

5 手前の1枚を折り上げます。

6 手前は点線のところでもう一度折り上げ、裏の1枚は同じところで向こう側へ折り上げます。

できあがり

こいのぼり

胸びれの形やはね上げた尾びれが、
勢いのあるこいのぼりの姿
そのものですね。

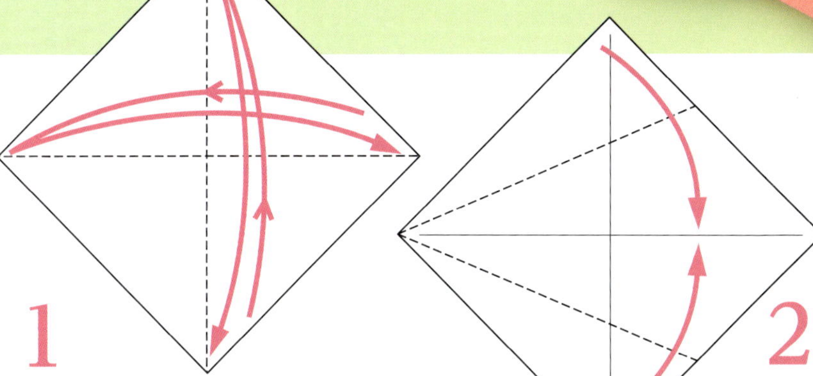

1
折りすじを
2本つけます。

2
折りすじに合わせて
上下を折ります。

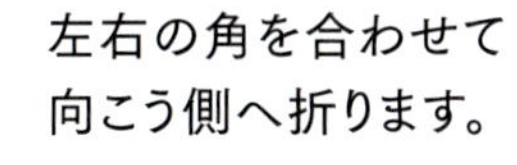

3
左右の角を合わせて
向こう側へ折ります。

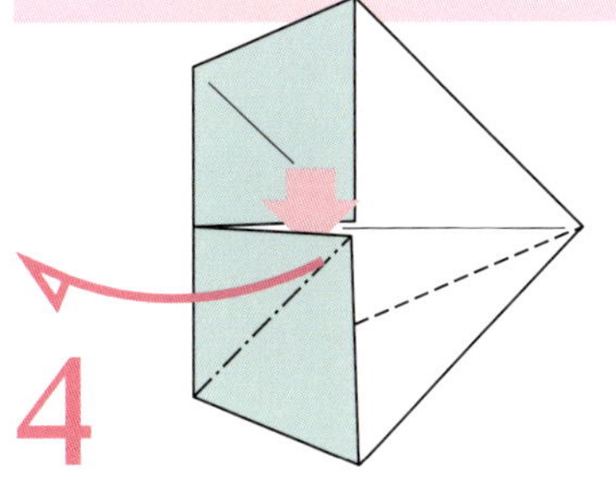

4
から指を入れ、開いてつぶします。

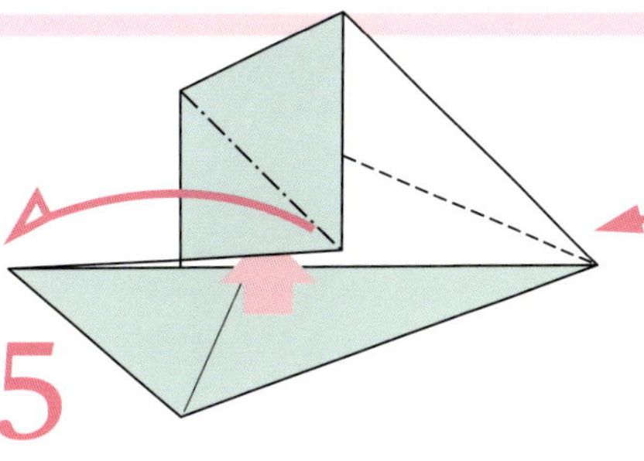

5
上も同様に開いてつぶします。

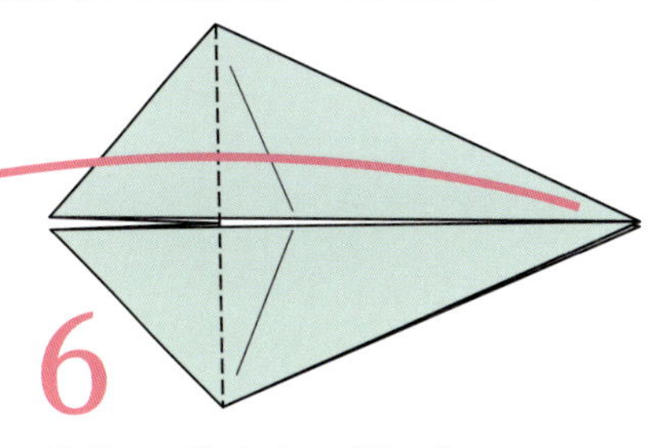

6
手前の1枚を左に倒します。

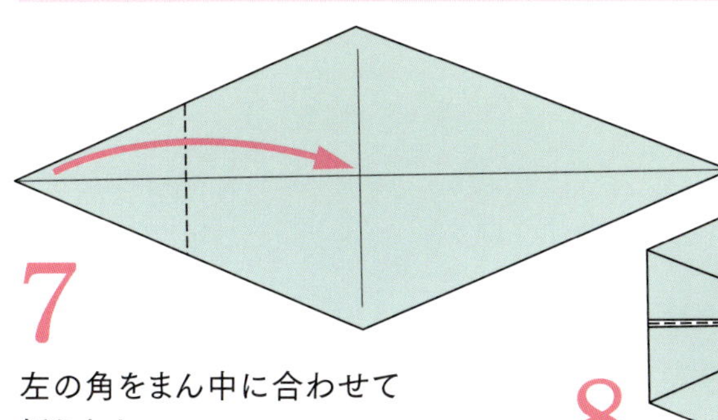

7
左の角をまん中に合わせて
折ります。

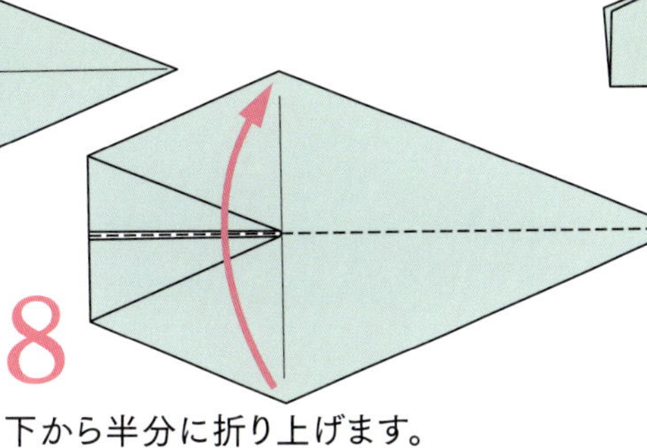

8
下から半分に折り上げます。

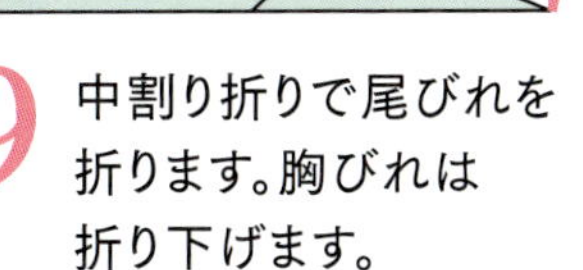

9
中割り折りで尾びれを
折ります。胸びれは
折り下げます。

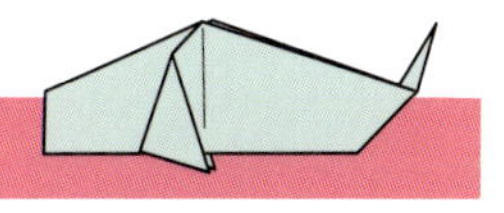

きれいに折るテクニック

「おりがみをより美しく仕上げたい」。
そんなときに役立つコツやテクニックを紹介します。

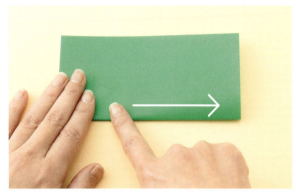

折り目をしっかりつける

キリッとした仕上がりになります。端と端を合わせ、折る位置をていねいに決めたら、折るときはスーッと手早く。折り目をしっかりと指でなぞります。紙を押さえるほうの手も、ずれないように気をつけましょう。

道具を上手に使いながら

道具の助けを借りると、きれいに仕上がることも多いものです。折った中を開くときは、折り目の最奥部に竹ぐしなどの先端が当たるまで差し入れると、よれずに角が広がります(写真**A**)。

紙が厚い場合や重なりが多いところは、あらかじめ折りすじをつけておくのも一手。インクのなくなったボールペンや鉄筆、ヘラなどで、しっかりすじを引きましょう(写真**B**)。折るべきところに定規や竹ぐしなどを当てて、軽く折りぐせをつけてから折るのもいいですね(写真**C**)。

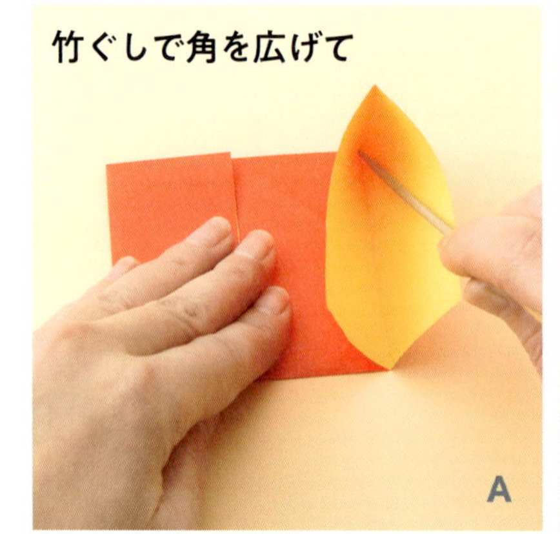

竹ぐしで角を広げて

A

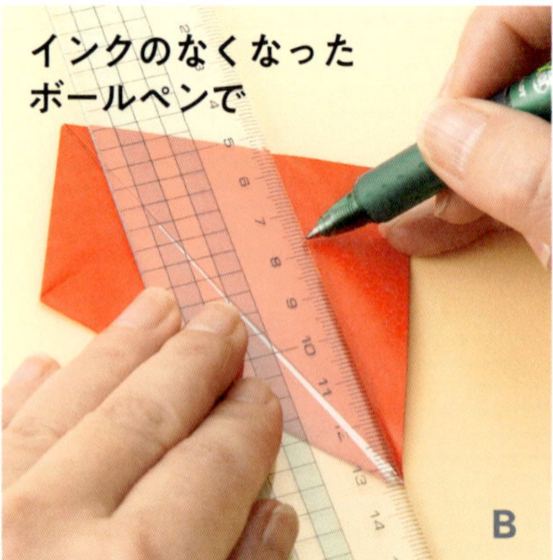

インクのなくなったボールペンで

B

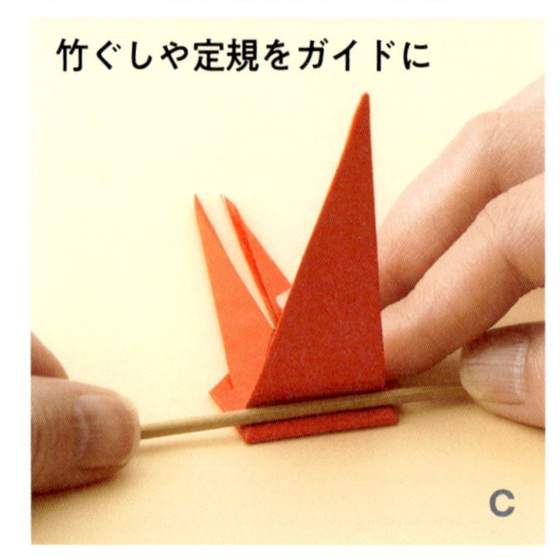

竹ぐしや定規をガイドに

C

ときには「きっちり折らない」

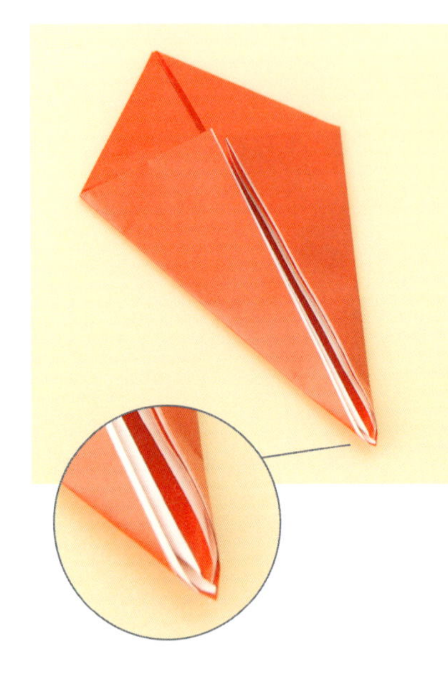

作品によっては、むしろ端まで「きっちり折らない」がコツになることも。「つる」の先端などがいい例。細く折ったあと、さらにそこを半分に折る場合などです。そういうときは、あえて余白を残して折り、また、先端の折り目は軽くつけるだけにするといいでしょう。形が整ってから、最後に改めて折り目をしっかりつければ大丈夫。

コツは何度か折るうちに自然とつかめるようになるでしょう。いろいろな方法を試すこともまた、活発脳のためにはいいことです。

菓子鉢

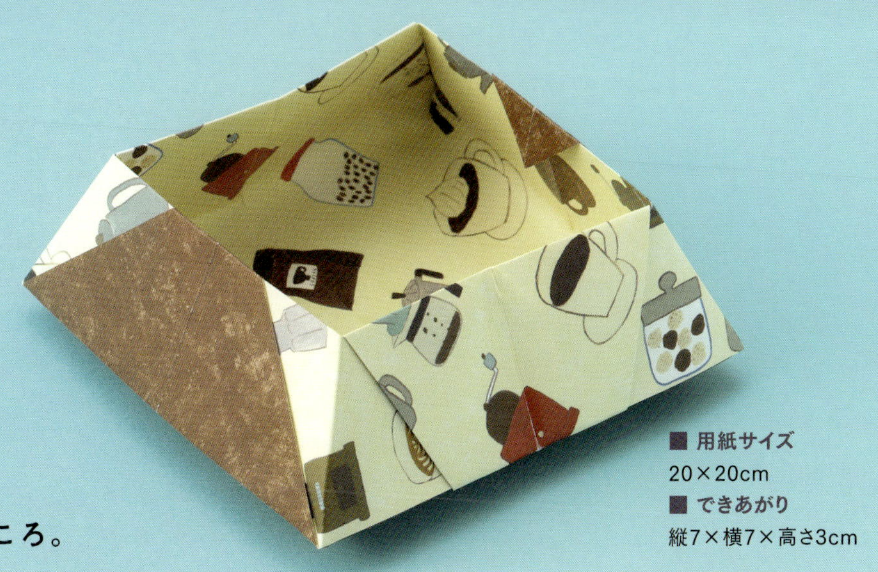

すてきな包装紙などで、ぜひ。
食べ終えたら
「そのまま丸めてポイ！」が
できるのが、紙の器のいいところ。

■ 用紙サイズ
20×20cm
■ できあがり
縦7×横7×高さ3cm

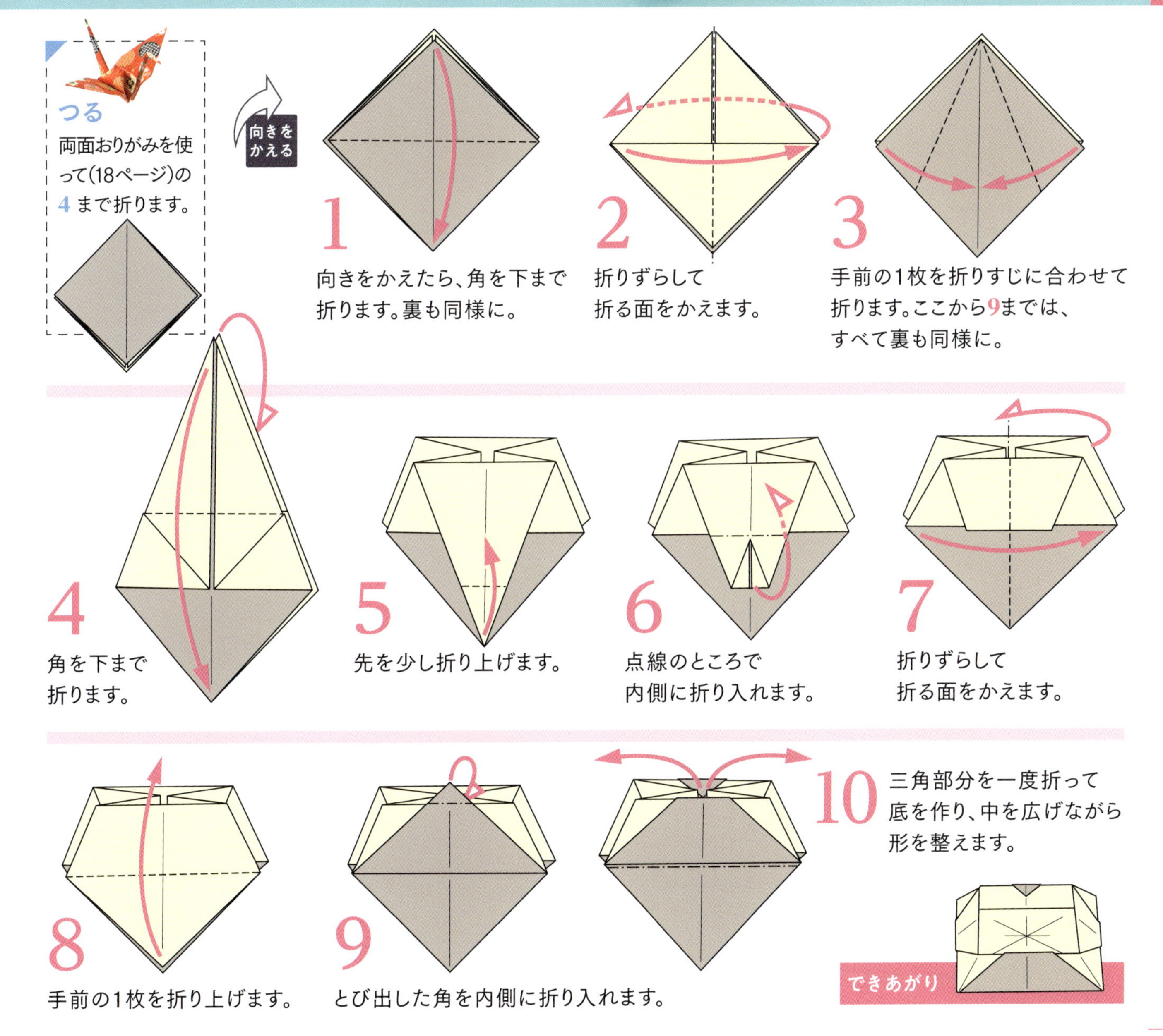

つる
両面おりがみを使って(18ページ)の4まで折ります。
向きをかえる
1
向きをかえたら、角を下まで折ります。裏も同様に。
2
折りずらして折る面をかえます。
3
手前の1枚を折りすじに合わせて折ります。ここから9までは、すべて裏も同様に。
4
角を下まで折ります。
5
先を少し折り上げます。
6
点線のところで内側に折り入れます。
7
折りずらして折る面をかえます。
8
手前の1枚を折り上げます。
9
とび出した角を内側に折り入れます。
10
三角部分を一度折って底を作り、中を広げながら形を整えます。
できあがり

花びら小皿

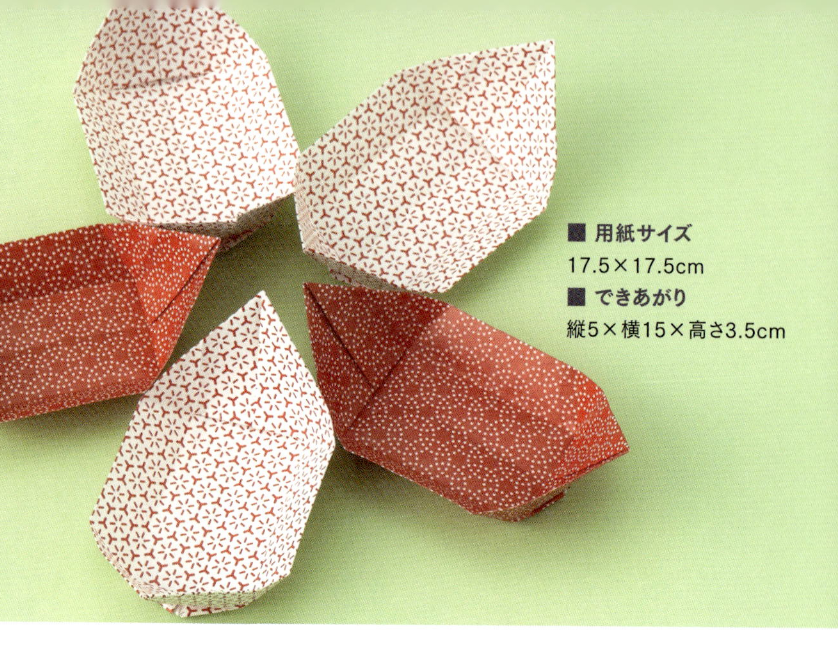

■ 用紙サイズ
17.5×17.5cm
■ できあがり
縦5×横15×高さ3.5cm

伝承の「ふね」を５つ折って、
桜の花に見立てました。
もちろん、１つで舟形の器としても
使えます。

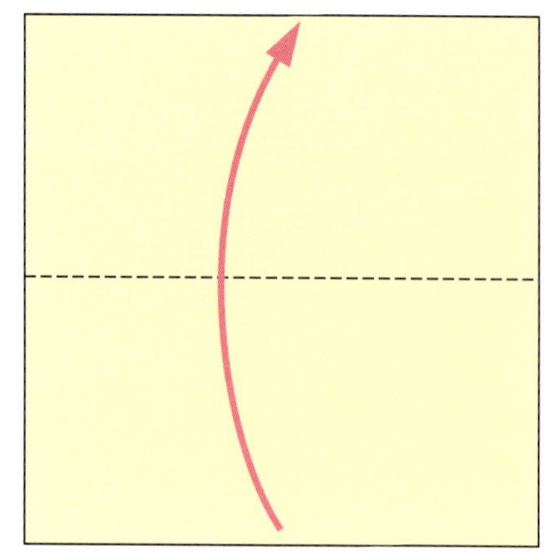

1 色のついた面を表にして
半分に折ります。

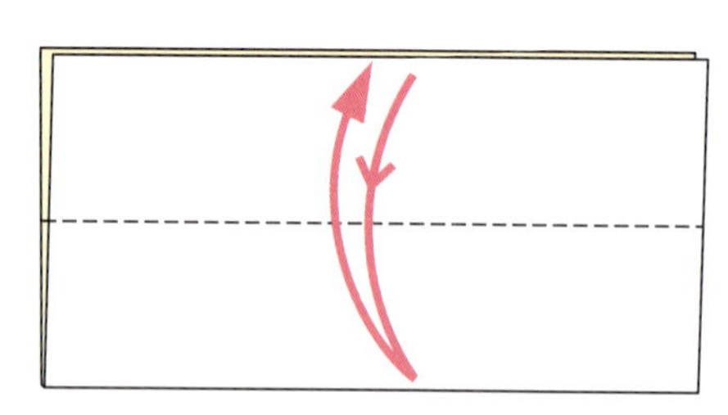

2 さらに半分に折って、
折りすじをつけます。

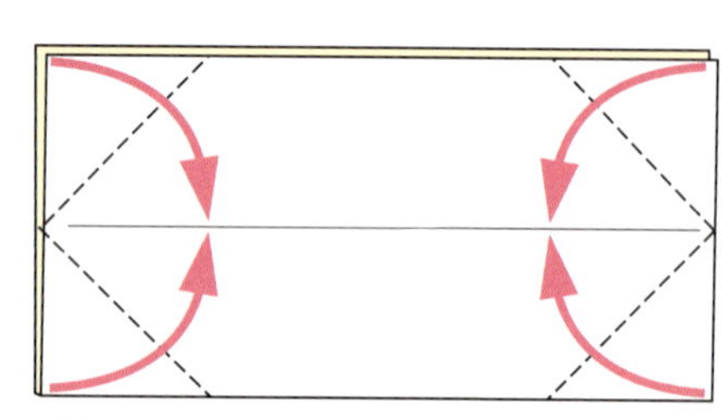

3 折りすじに合わせて
角をそれぞれ折ります。
上は、手前の1枚だけを
折ります。

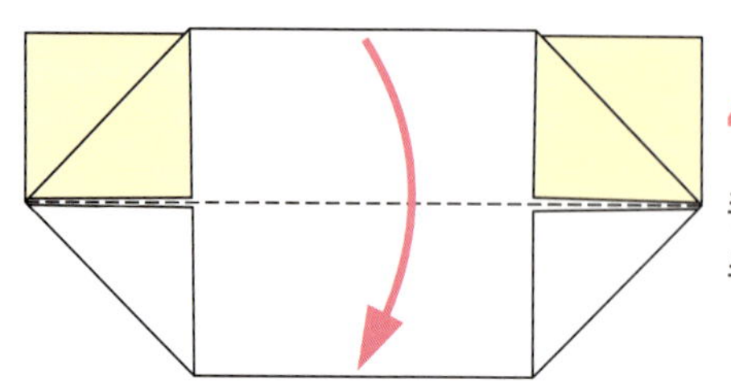

4 手前の1枚を
半分に折ります。

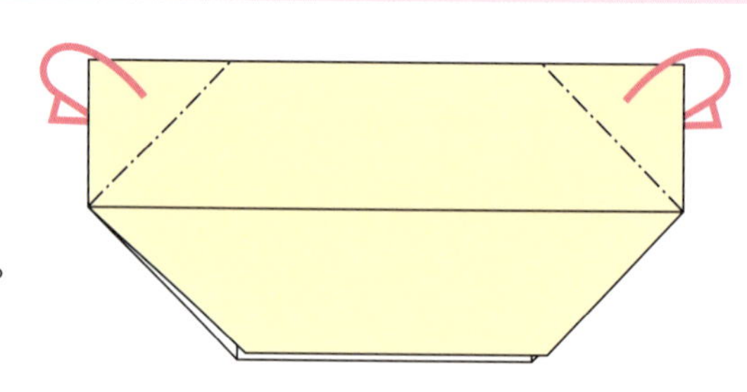

5 残った角を
向こう側へ
折ります。

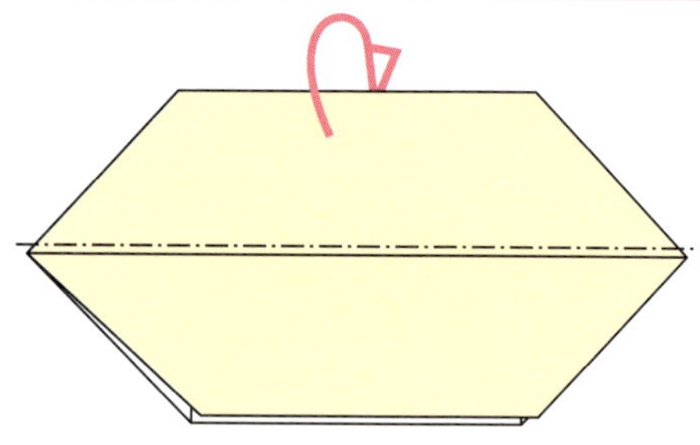

6 上半分を
向こう側へ
折り下げます。

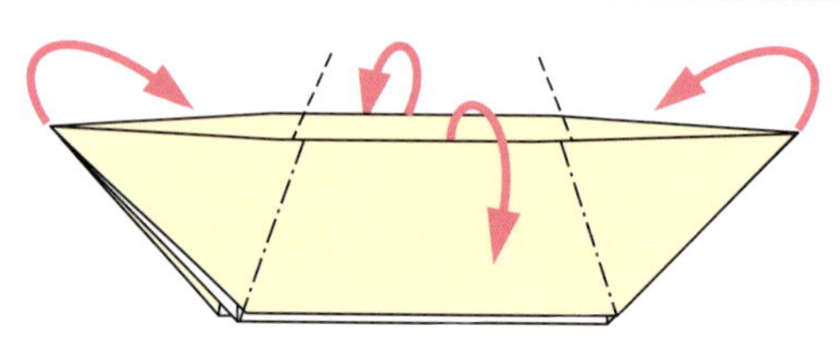

7 間を広げながら左右の先を中心に
寄せてつぶし、六角形にたたみます。

カンタンはし袋

柄と無地色の組み合わせを
いろいろに楽しみましょう。
食卓がポップに華やぎます。

■ 用紙サイズ
袋　縦18×横12cm
短冊　縦18×横4cm
■ できあがり
縦18×横4cm

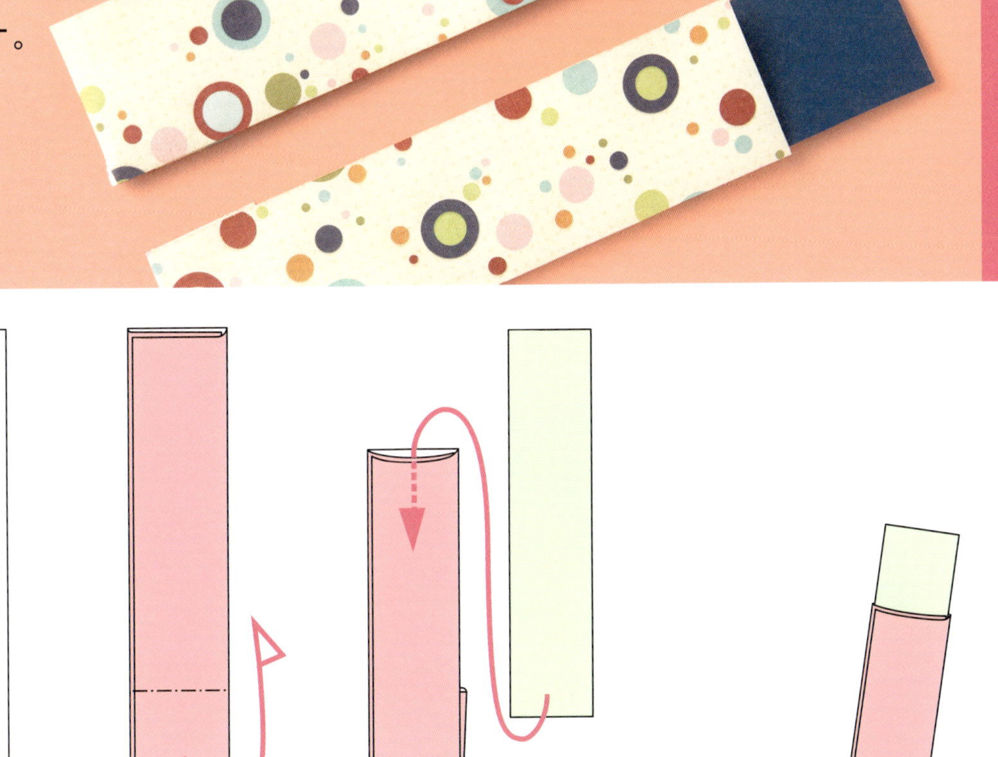

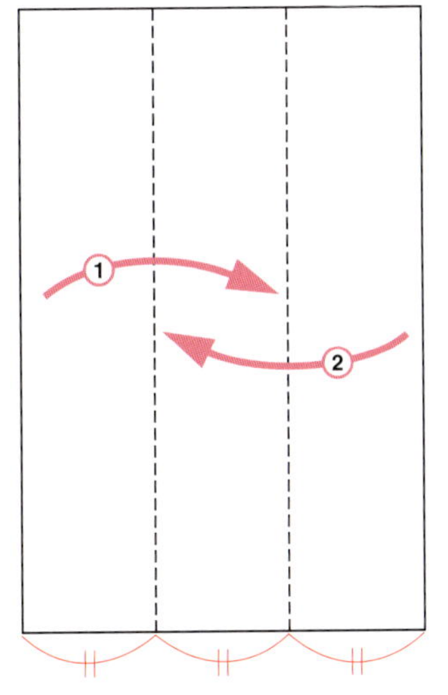

1 ①②の順で柄の紙を3つ折りにします。

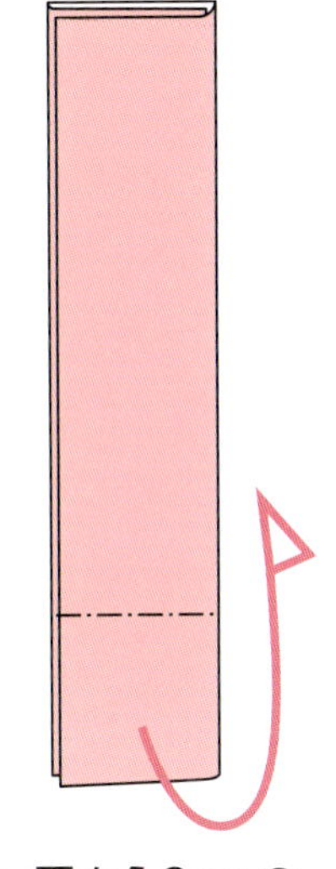

2 下から3cmのところで向こう側へ折ります。

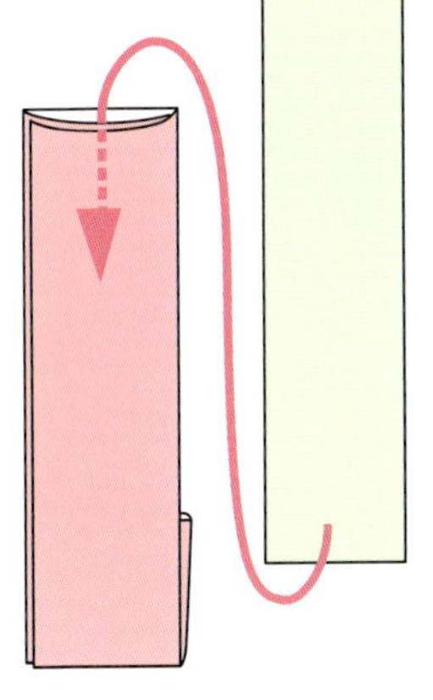

3 短冊に切った無地の紙を差し入れます。

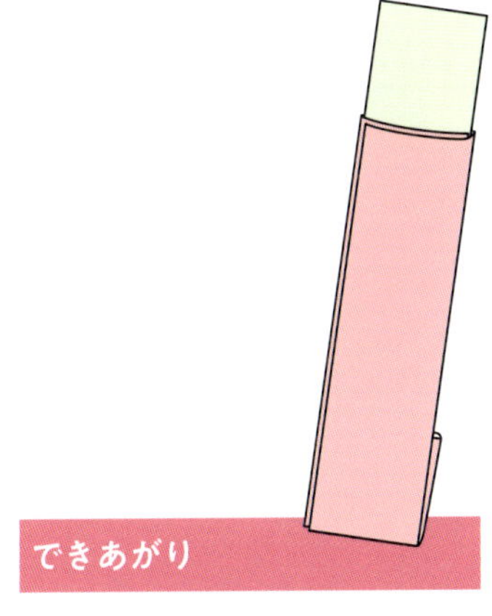

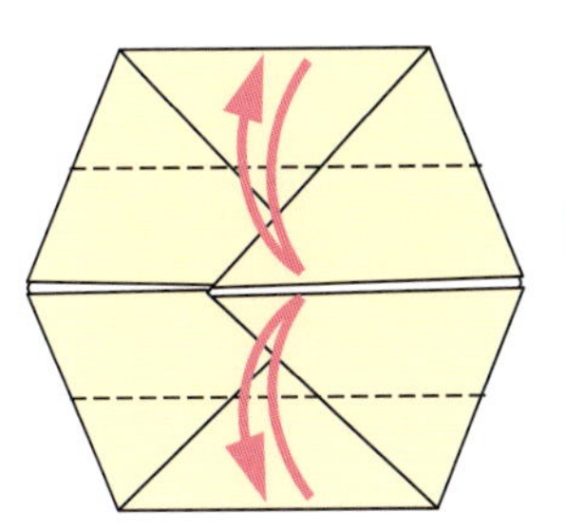

8 上下をそれぞれ半分に折って戻します。

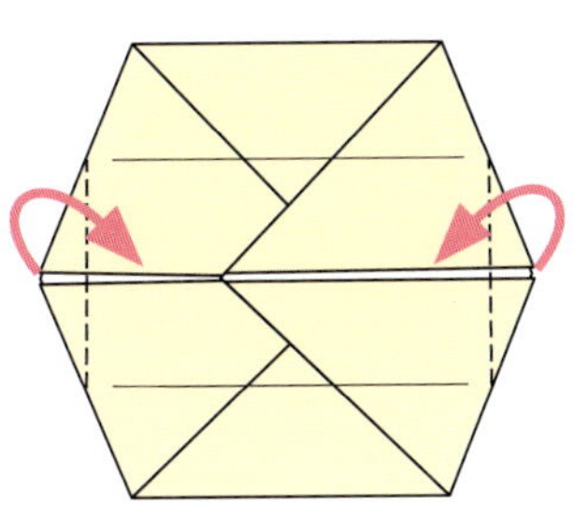

9 両端を少し内側へ折ります。

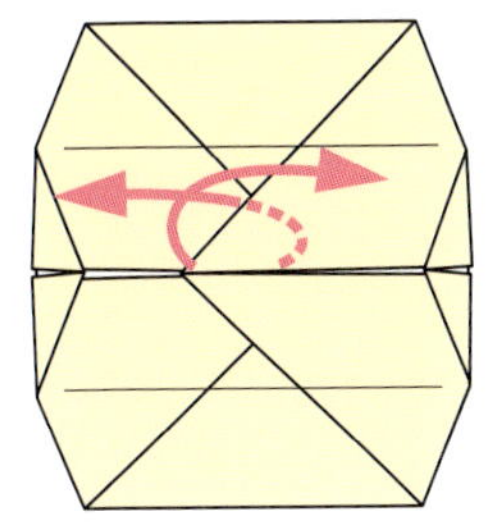

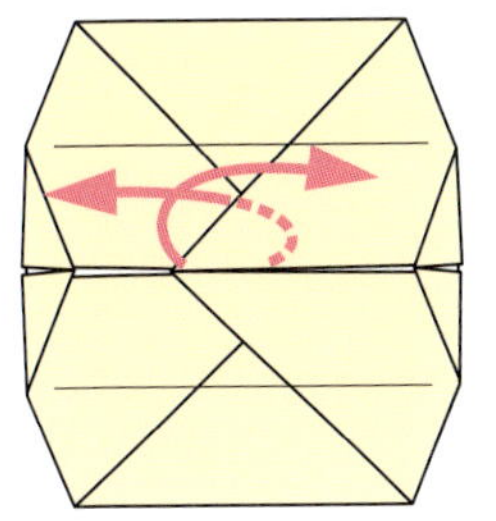

10 重なっている角を外へ開き、立体に。折りすじをしっかりなぞり、形を整えます。

できあがり

和のはし袋 はし置き

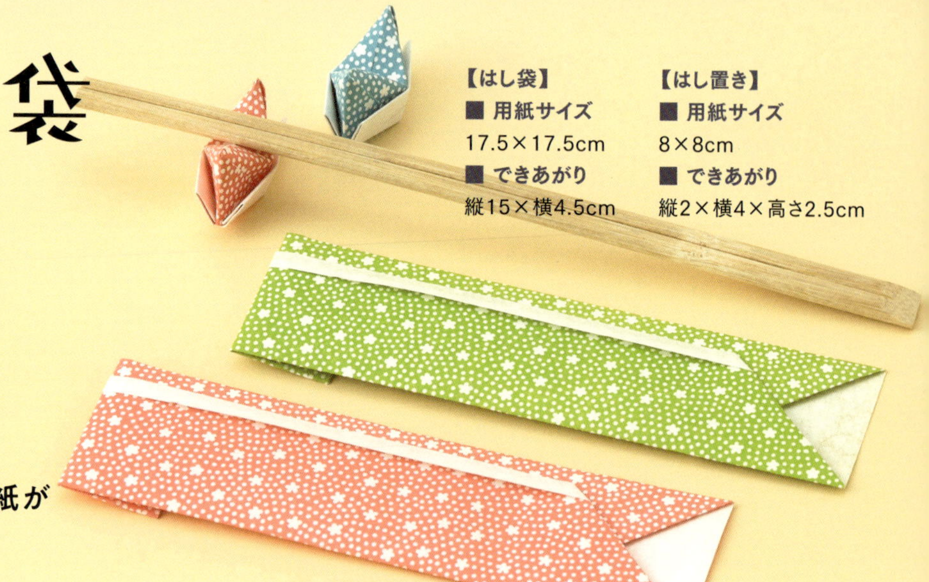

【はし袋】
■ 用紙サイズ
17.5×17.5cm
■ できあがり
縦15×横4.5cm

【はし置き】
■ 用紙サイズ
8×8cm
■ できあがり
縦2×横4×高さ2.5cm

和の粋を食卓にいかが？
はし袋は、着物を思わせる
縦のラインがポイント。
表裏で色の差がくっきりした紙が
似合います。

はし置き

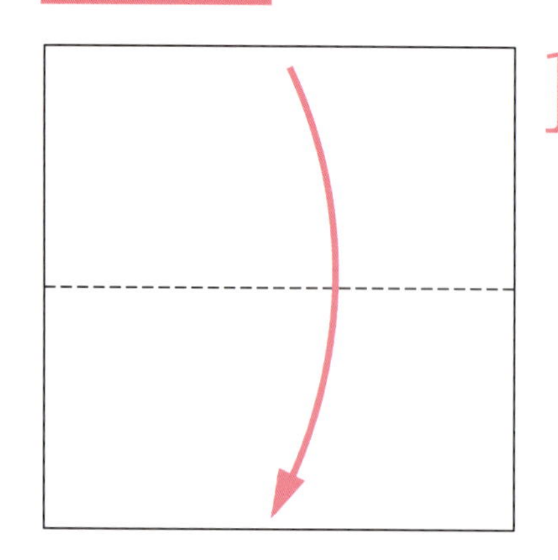

1 半分に折ります。

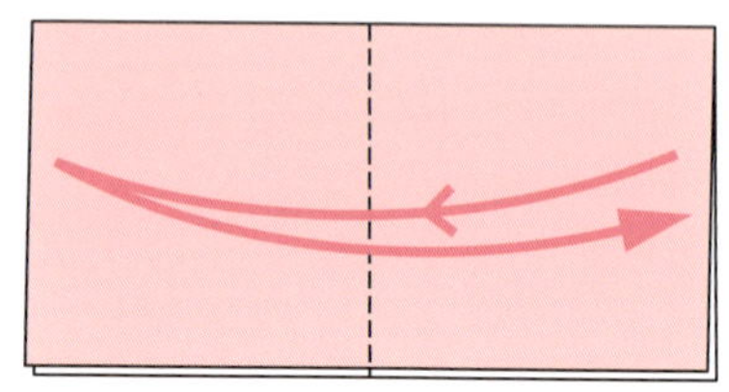

2 横半分に折って、折りすじをつけます。

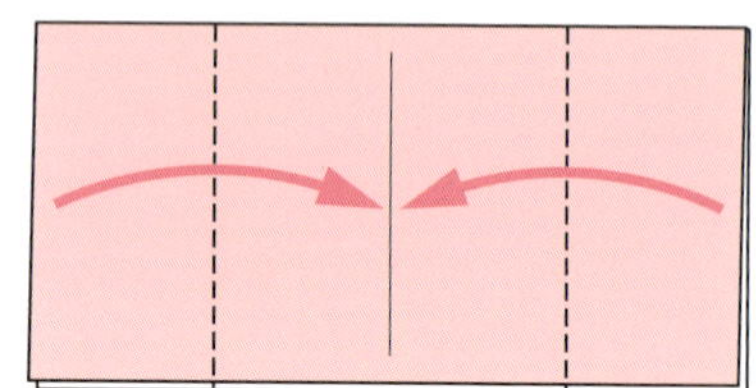

3 折りすじに合わせて左右を折ります。

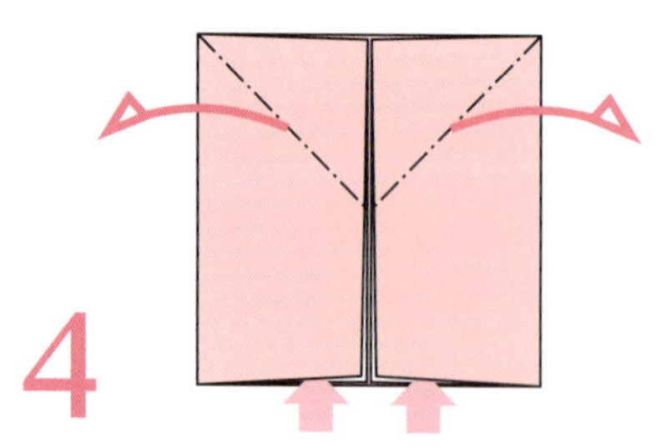

4 に指を入れ、外に開いてつぶします。

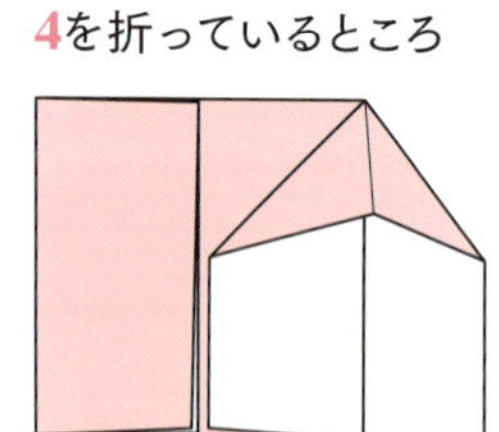
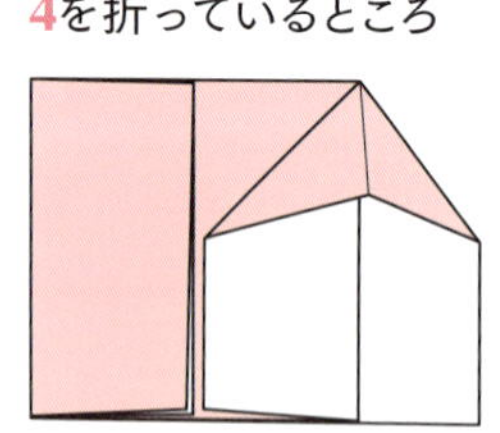

4を折っているところ

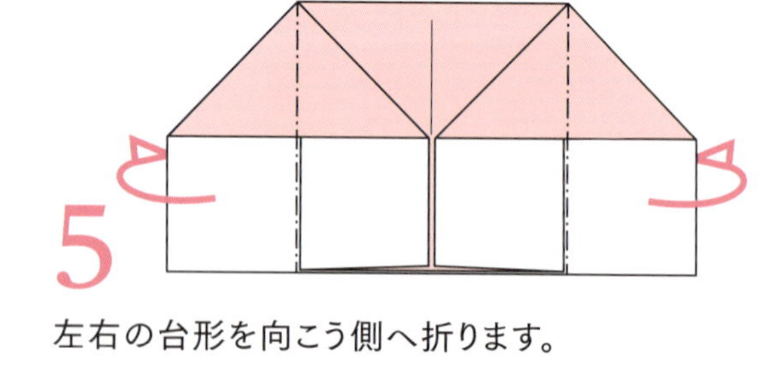

5 左右の台形を向こう側へ折ります。

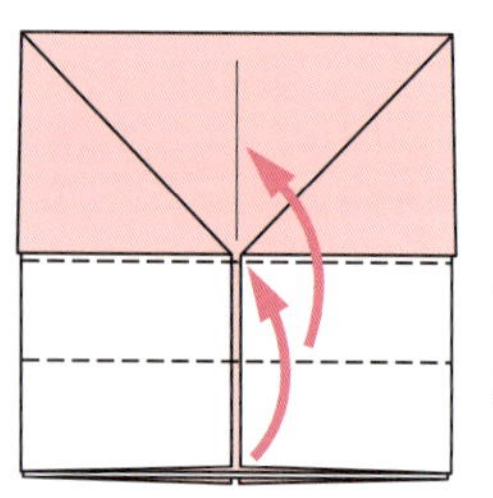

6 下から2回折り上げます。

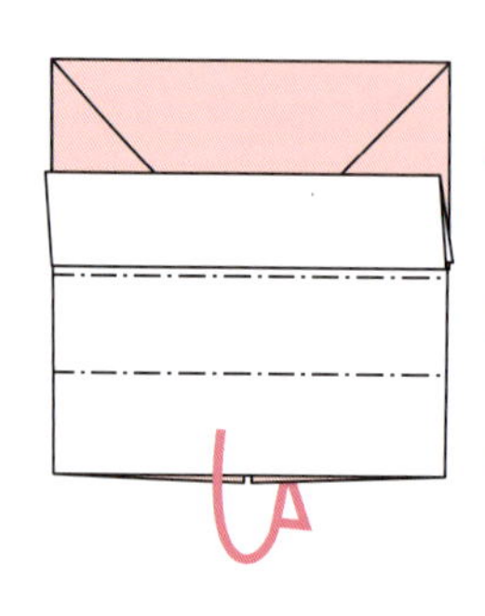

7 裏も同様に2回、向こう側へ折り上げます。

下から指を入れて中を広げます。

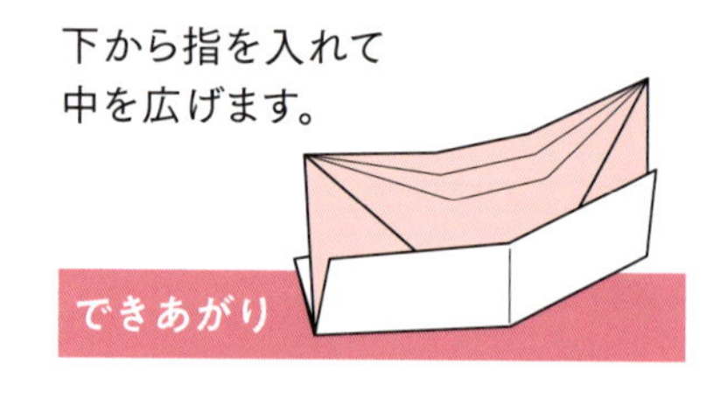

できあがり

はし袋

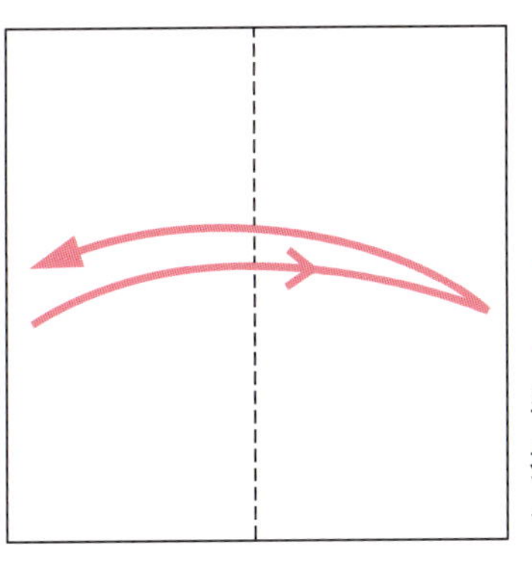

1 半分に折って折りすじをつけます。

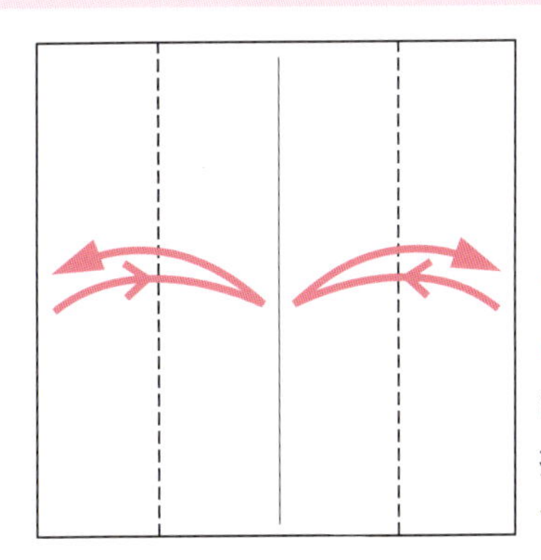

2 さらに半分に折り、折りすじを2本つけます。

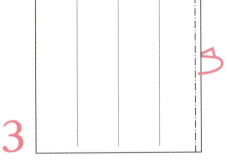

3 右端を0.5cmくらい向こう側へ折ります。

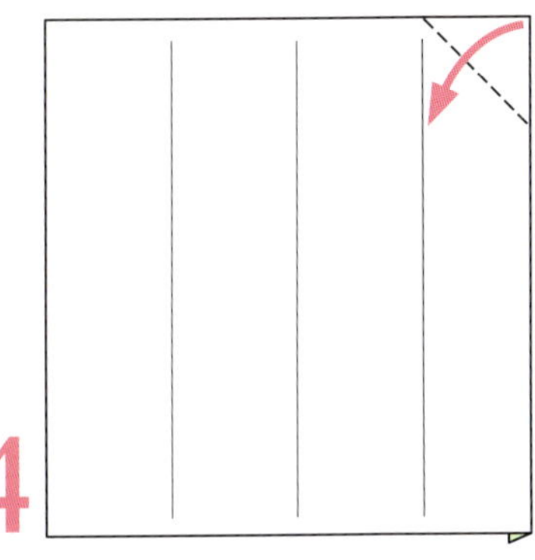

4 角を三角に折ります。

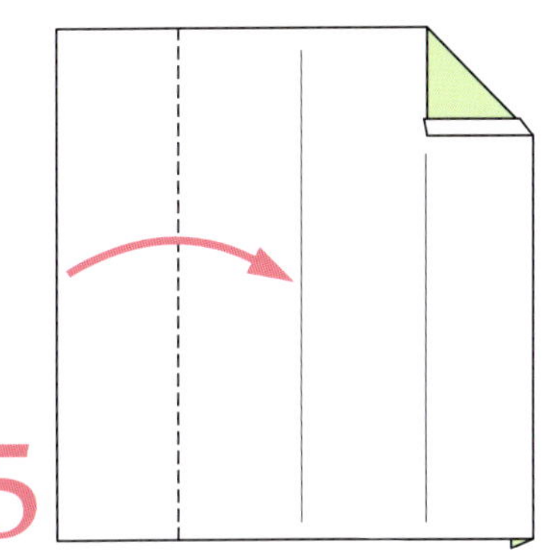

5 折りすじのところで左を折ります。

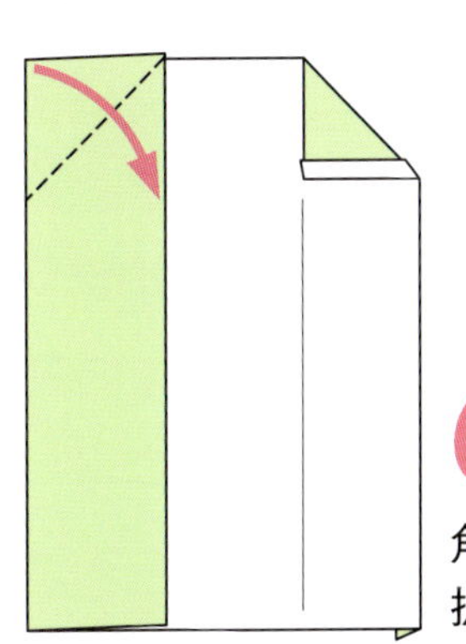

6 角を三角に折ります。

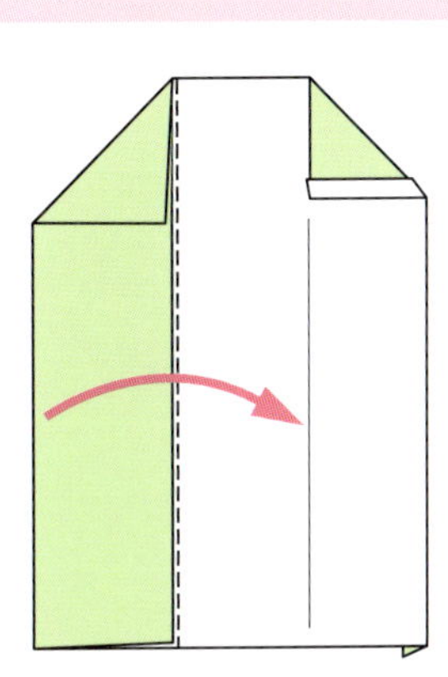

7 折りすじのところで折ります。

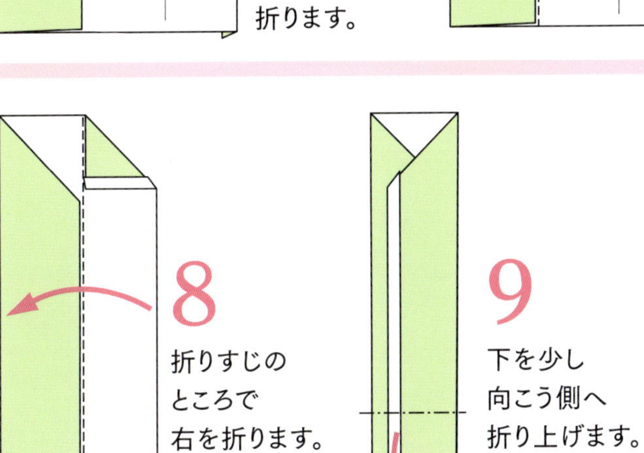

8 折りすじのところで右を折ります。

9 下を少し向こう側へ折り上げます。

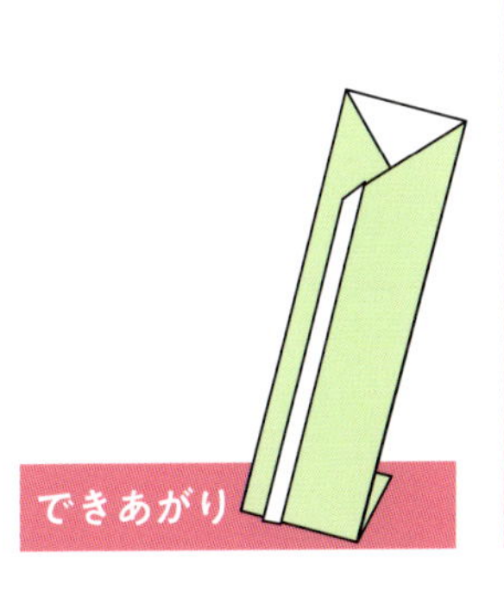

できあがり

色や柄の組み合わせを考えてセットで食卓に出せば、すてきなおもてなしに。

お年玉をあげるときや、
少額のお返しに便利なぽち袋。
表裏の色の差がはっきりした紙で折ると、
風車の形が浮き上がります。

風車飾りのぽち袋

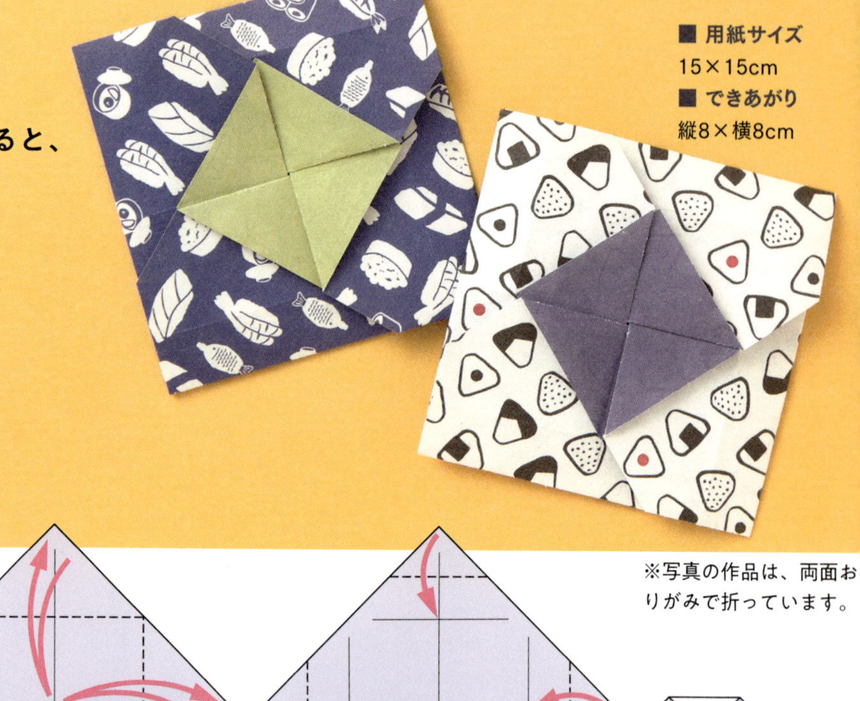

■ 用紙サイズ
15×15cm
■ できあがり
縦8×横8cm

※写真の作品は、両面おりがみで折っています。

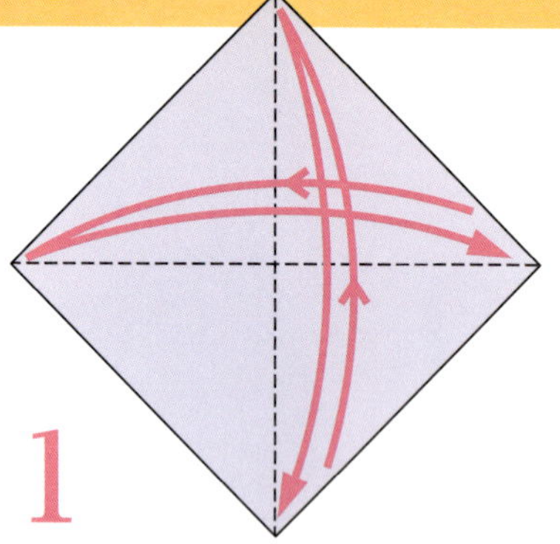

1 色のついた面を表にして、対角線に2本折りすじをつけます。

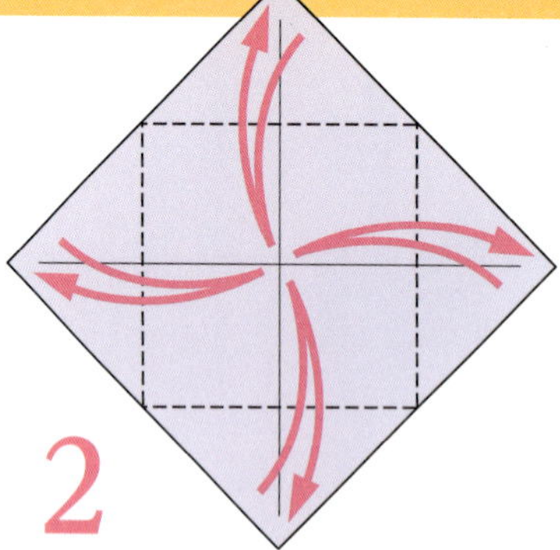

2 中心に向けて角を折って戻し、折りすじをつけます。

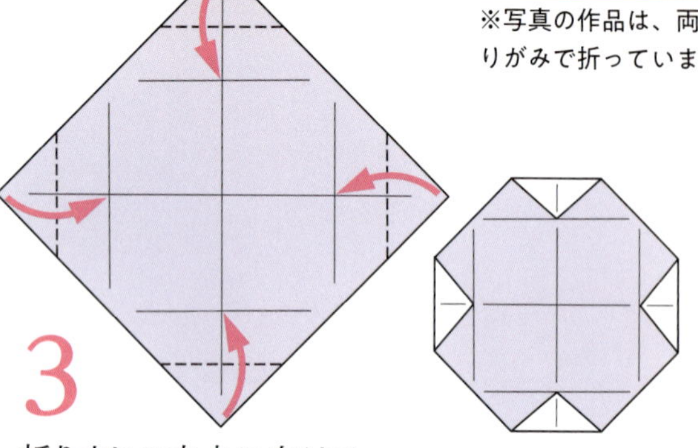

3 折りすじの交点に向けて角を折ります。

3を折ったところ

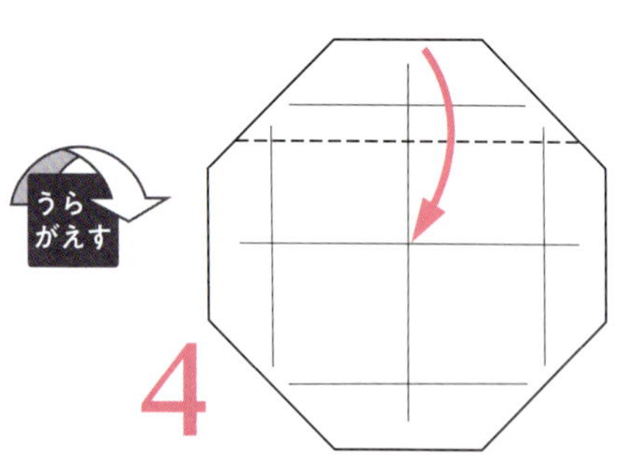

4 裏返したら、上のフチを折りすじに合わせて折ります。

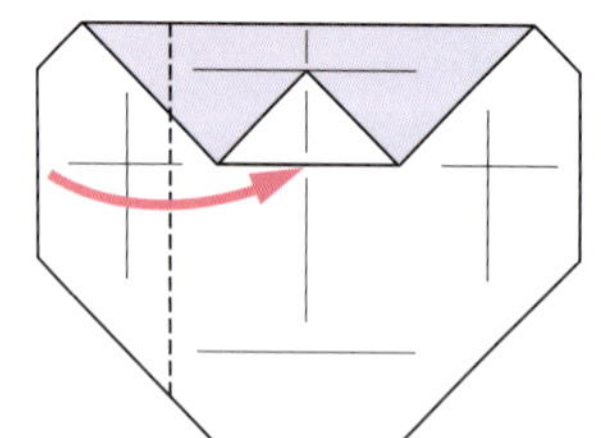

5 左も同様に折り、重ねます。

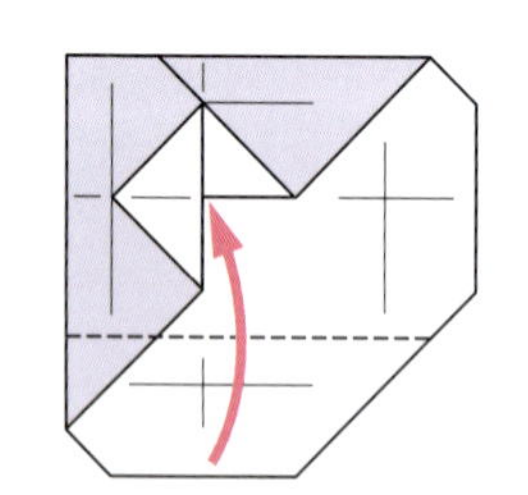

6 下も同様に折って重ねます。

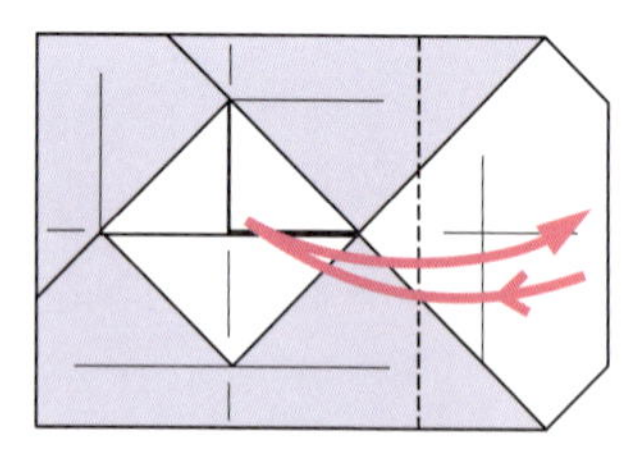

7 最後の右は先に折りすじだけつけます。

8 段ボール箱の口を閉じるときのように、上下が互い違いになるように重ねます。
半分は上に、半分は下に差し入れます。

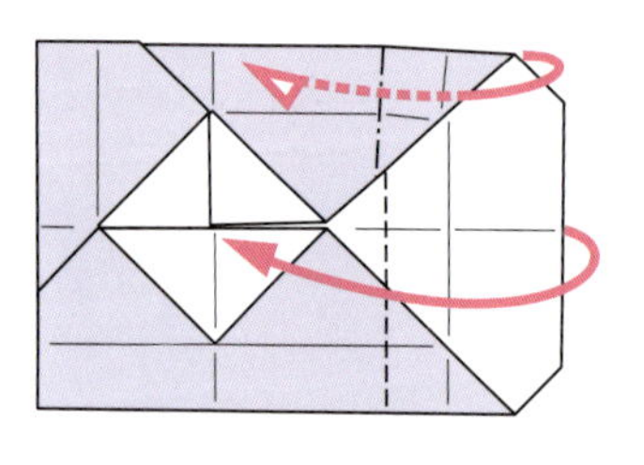

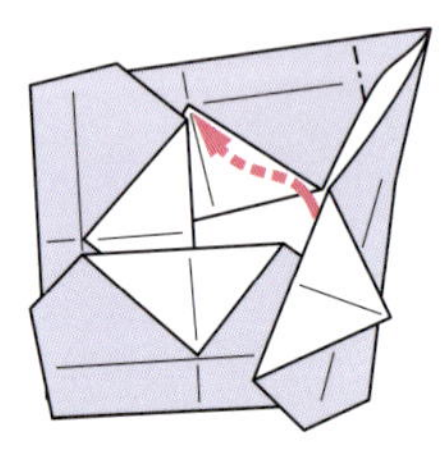

8を折っているところ

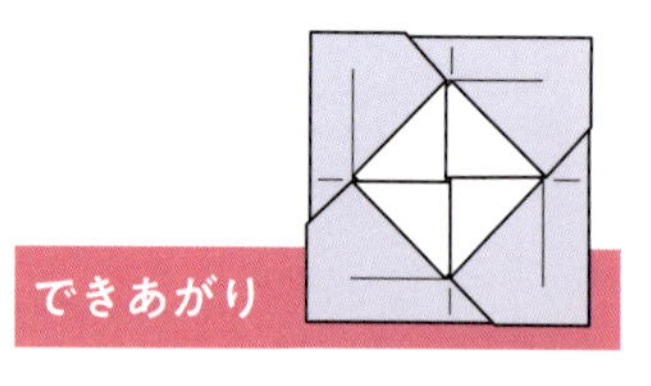

できあがり

三角重ねのぽち袋

ぽってりとした形がかわいいぽち袋です。
口がしっかり閉じるので、
小銭や種、ハーブなどを入れるのにも
向いています。

■ 用紙サイズ
21×21cm
■ できあがり
縦7×横7cm

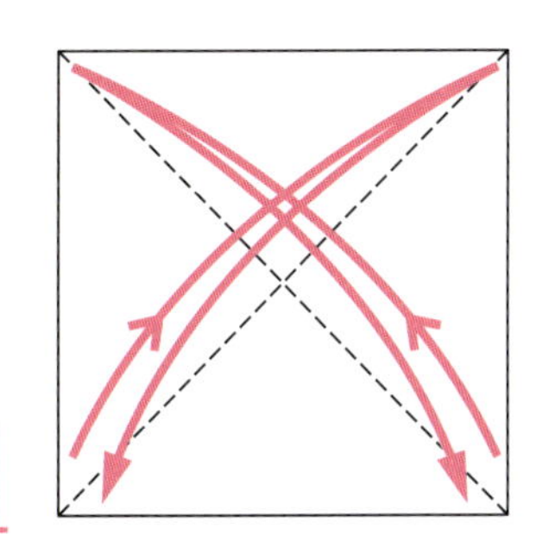

1
対角線に2本
折りすじをつけます。

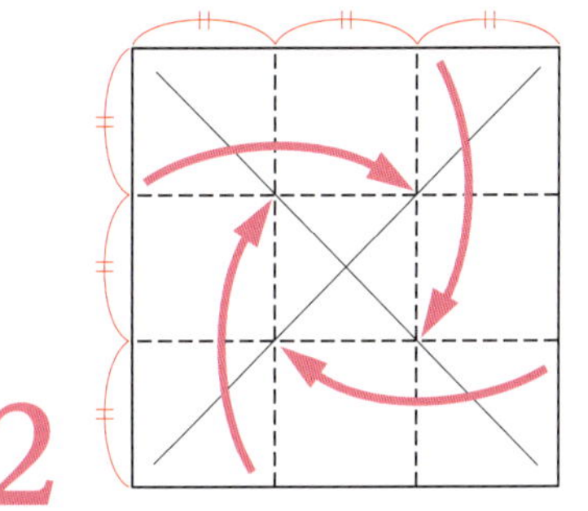

2
縦横3等分のところで
4本折りすじをつけます。

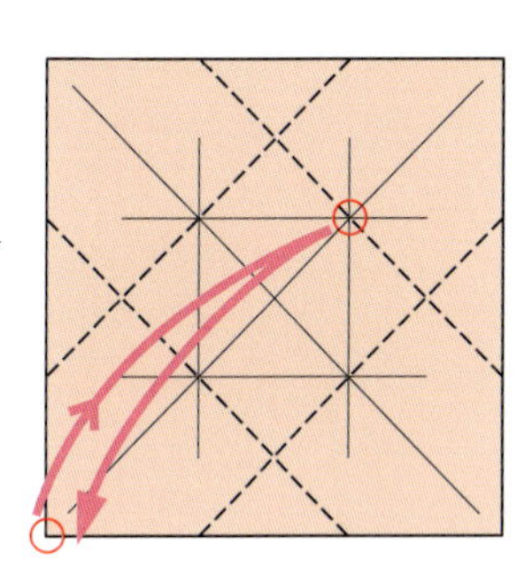

3
裏返したら、○の角と折りすじの交点を合わせて
折りすじをつけます。ほかの角も同様に。

4
裏返したら、○の折りすじ同士が
合うようにたたみます。

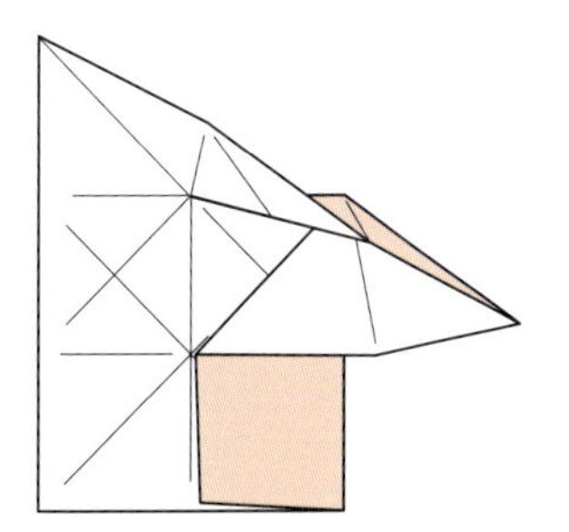

4を折っているところ

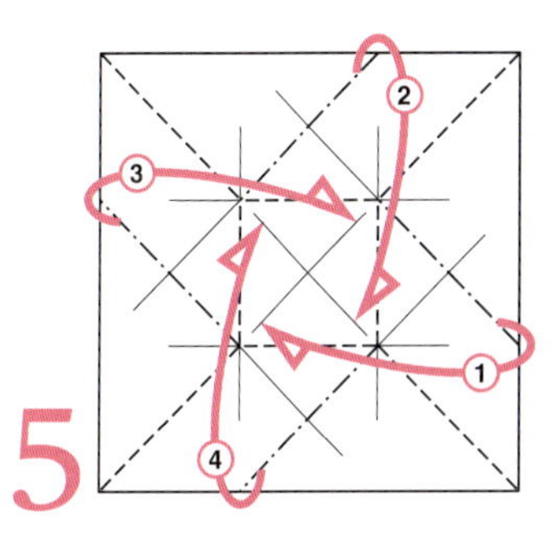

5
4と同じ折り方で
順にたたんでいきます。

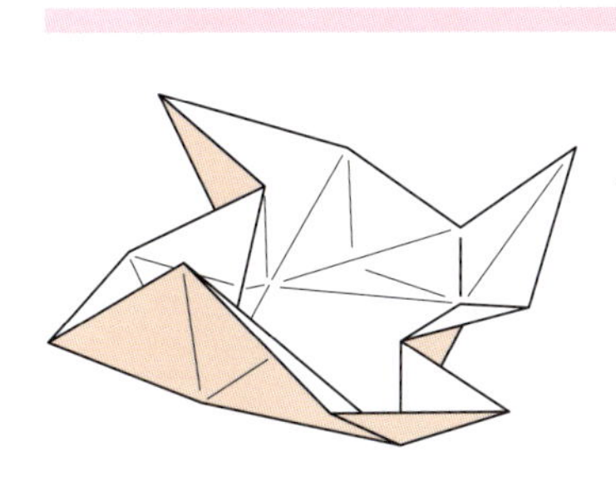

5を折っているところ

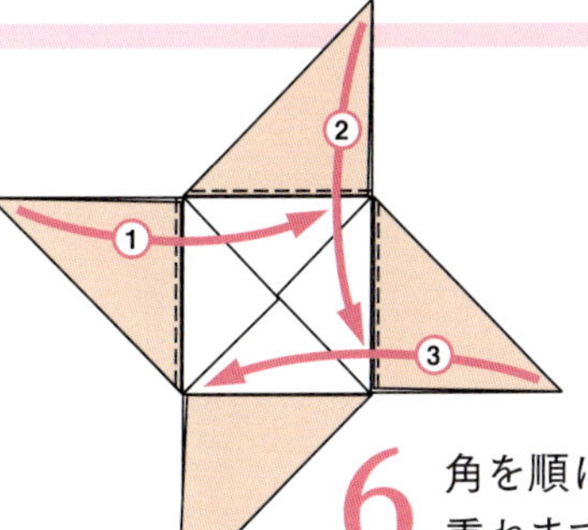

6
角を順に
重ねます。

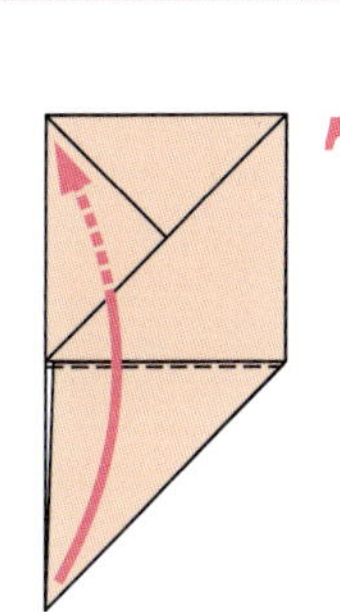

7
最後の角は
内へ差し込みます。

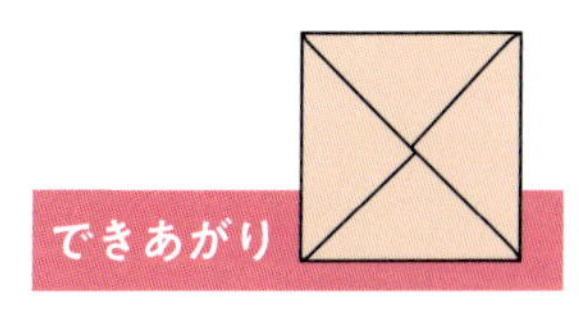

できあがり

四角たとうのぽち袋

■ 用紙サイズ
16×16cm
■ できあがり
縦7×横7cm

折りすじをしっかりつけ、
プロセスを1つ折るごとに
図と同じ向きに置いて、
確認しながら進めましょう。

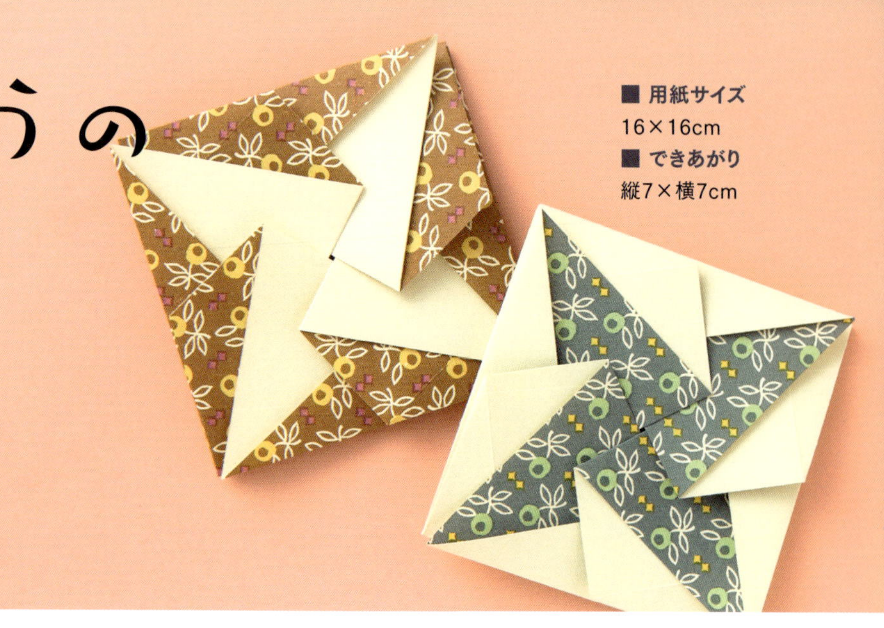

◆ 四角たとうのぽち袋

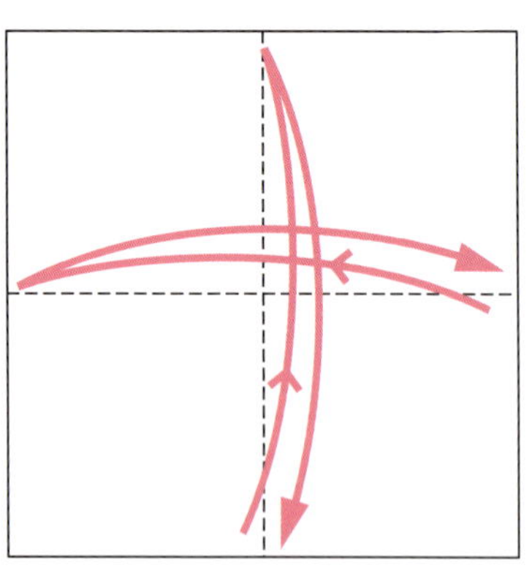

1 四角に折って、
折りすじを2本つけます。

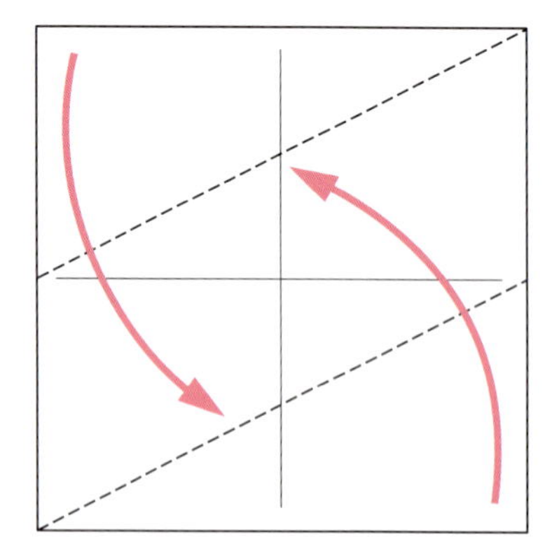

2 長方形の対角線で
それぞれ折ります。

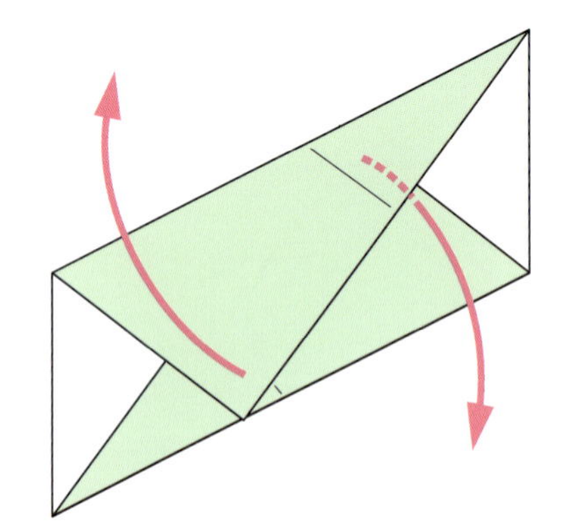

3 一度広げます。

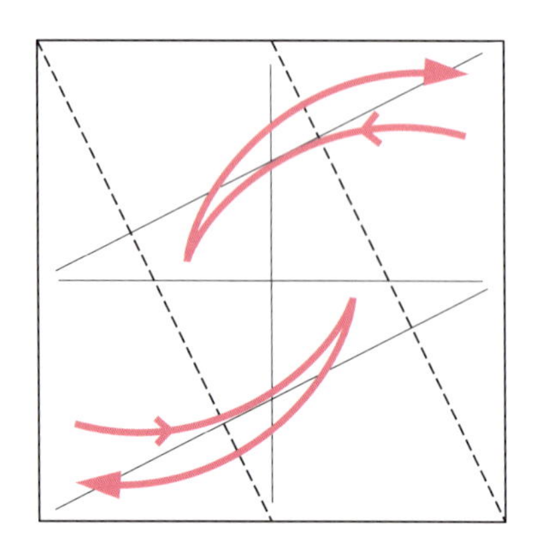

4 左右も1と同様に
対角線で折って戻します。

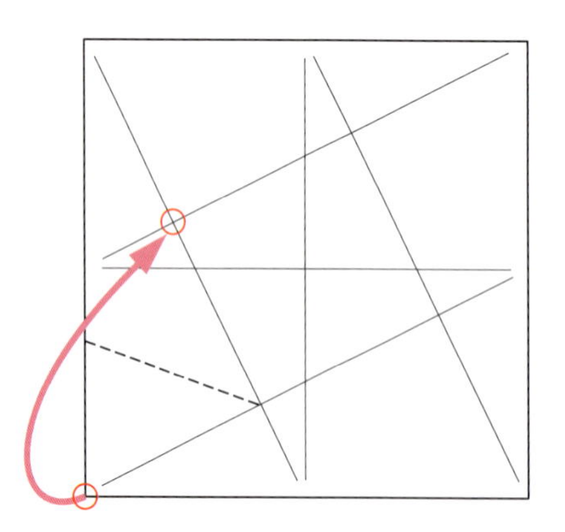

5 角を折りすじの交点に
合わせます。

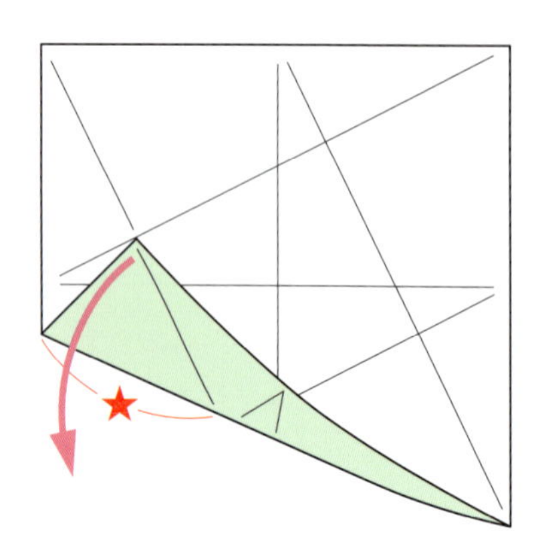

6 ★の部分だけ折りすじを
つけて戻します。

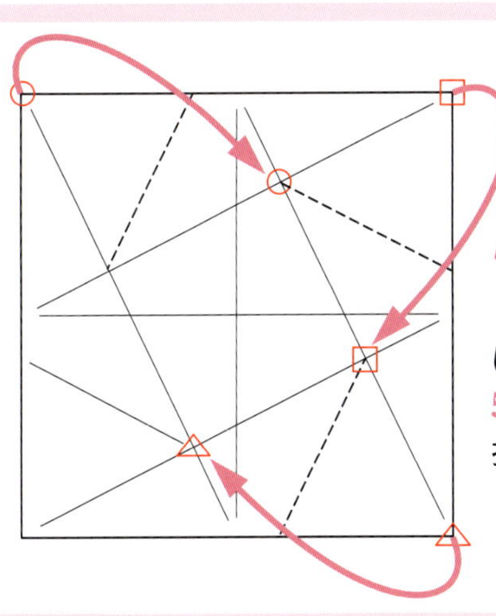

7
ほかの角も
5〜6と同様にして
折りすじをつけます。

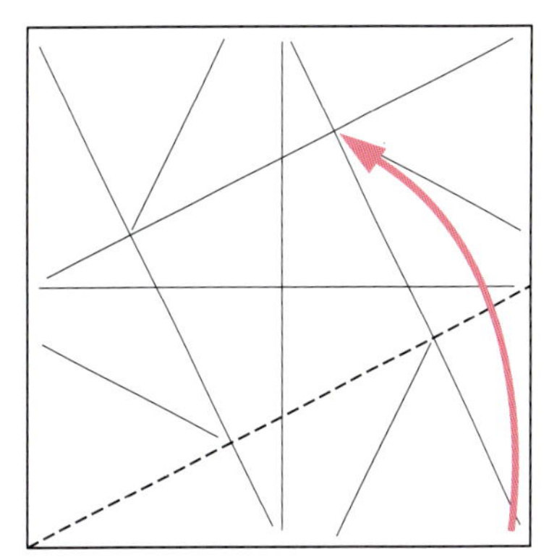

8
折りすじのところで
折ります。

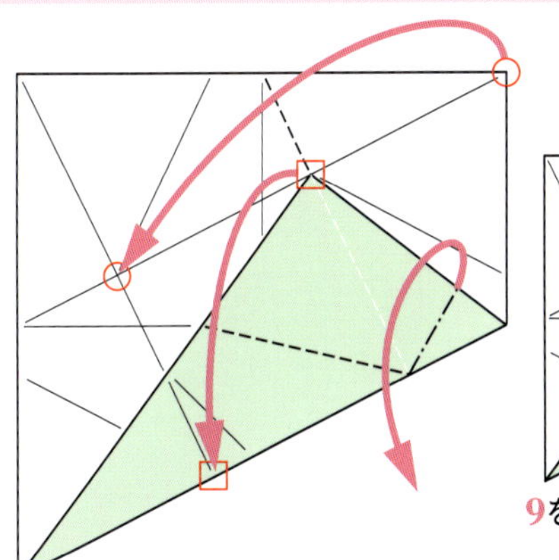

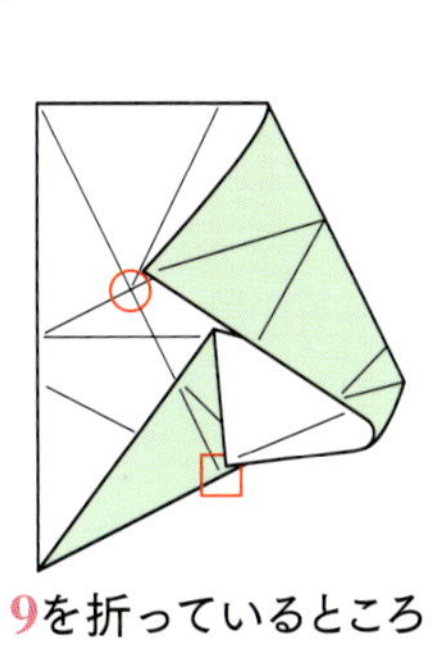

9を折っているところ

9 折りすじを利用して、○と○、□と□を
合わせるようにたたみます。

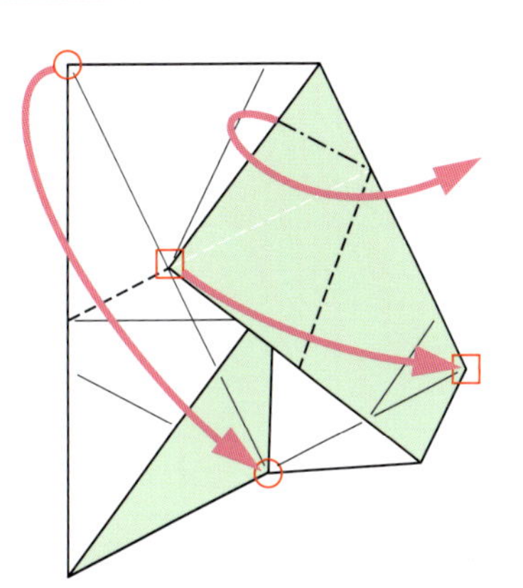

10 9と同様に○と○、□と□を
合わせるようにたたみます。

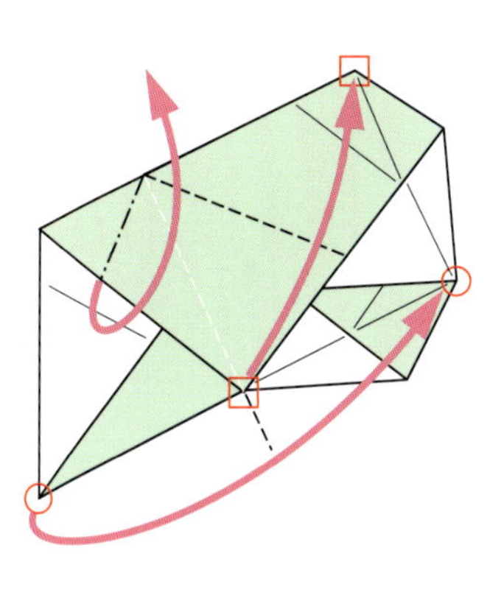

11 次も同様に。

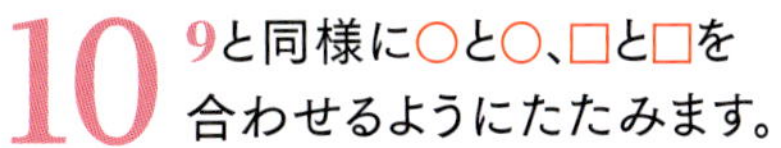

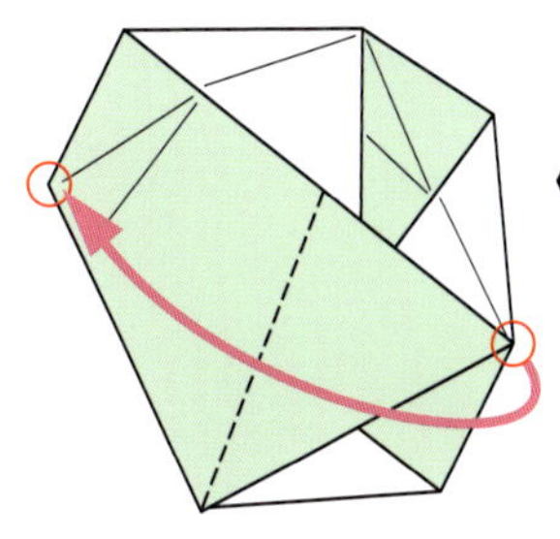

12
○と○を合わせて
たたみます。

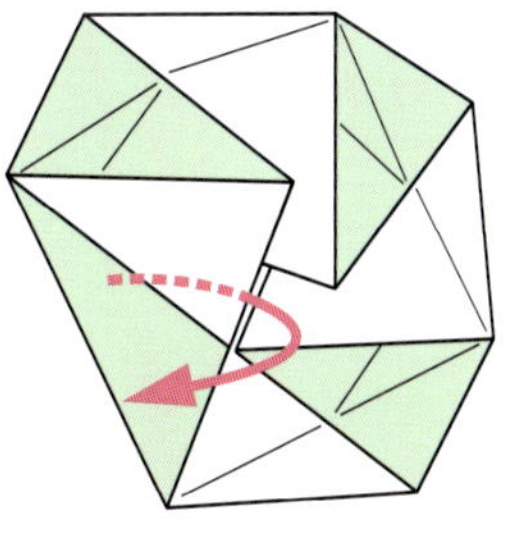

13
内側から下の角を
引き出して
上に重ねます。

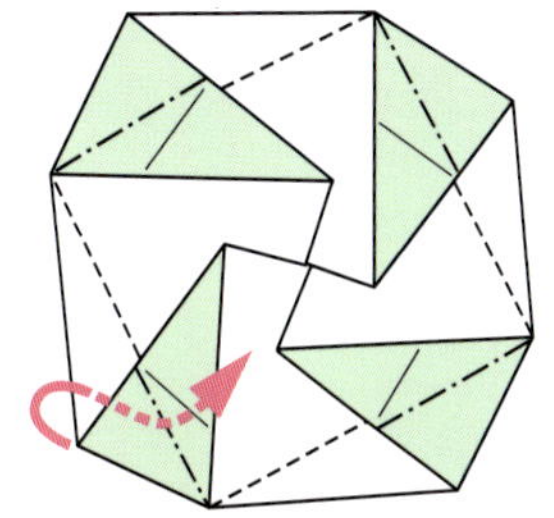

14
中割り折りで4つの角を
内へ折り入れます。

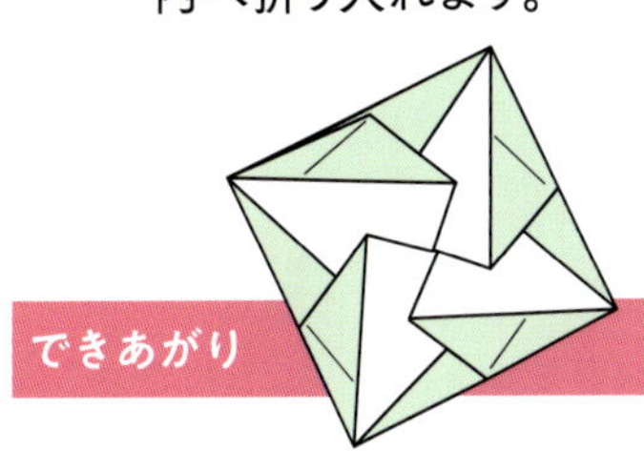

できあがり

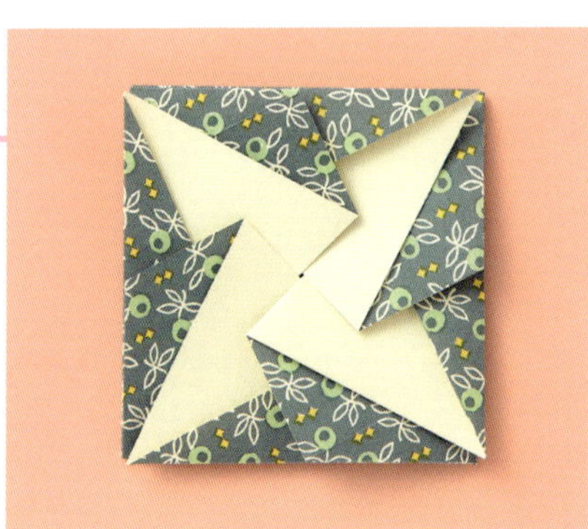

この作品や78ページの風車飾りのぽち袋
などの「たとう折り」の作品は、薄手の紙を
選べば、コースターや、ちょっとしたお菓子
をのせる器がわりとしても重宝します。

ペントレー

長方形の紙で折る
細長の作品です。
6は厚みがあるので、
定規などを当てながら
しっかり折りましょう。

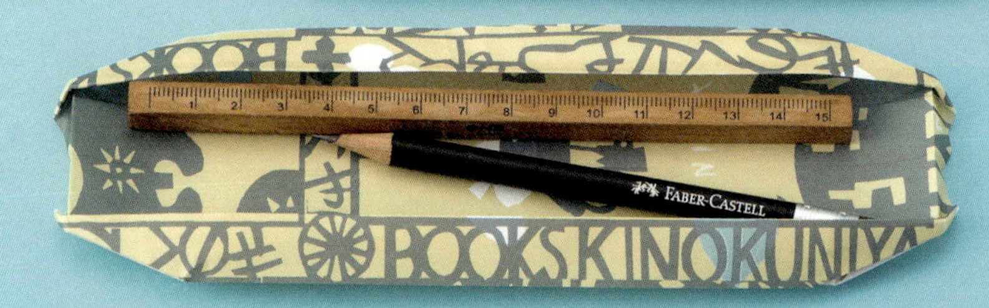

■ 用紙サイズ
縦21×横10cm

■ できあがり
縦19×横6×高さ1.5cm

◆ペントレー

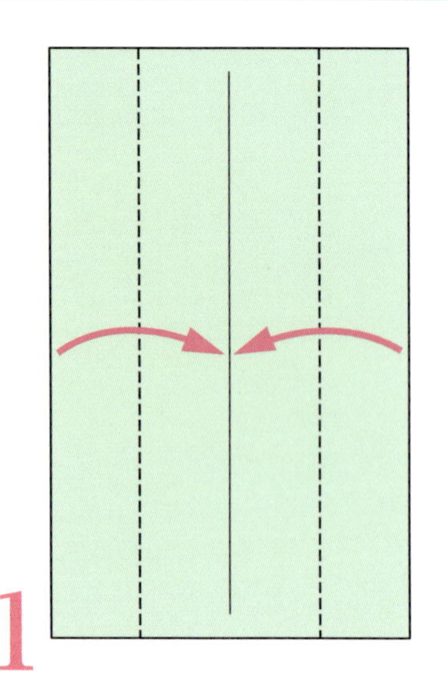

1
色のついた面を表にして始めます。折りすじをつけてから左右を折ります。

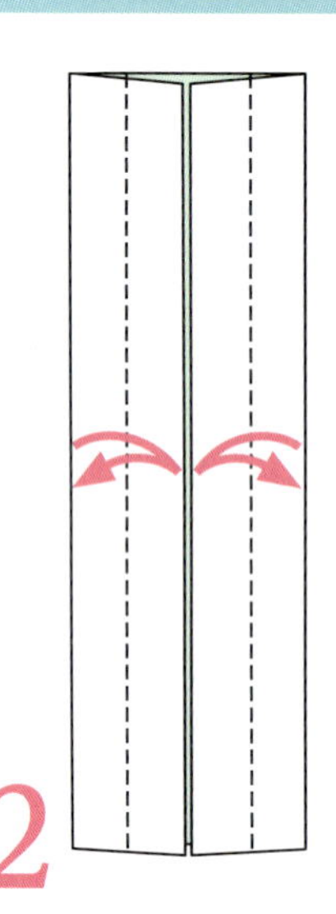

2
さらに半分に折り、折りすじをつけます。

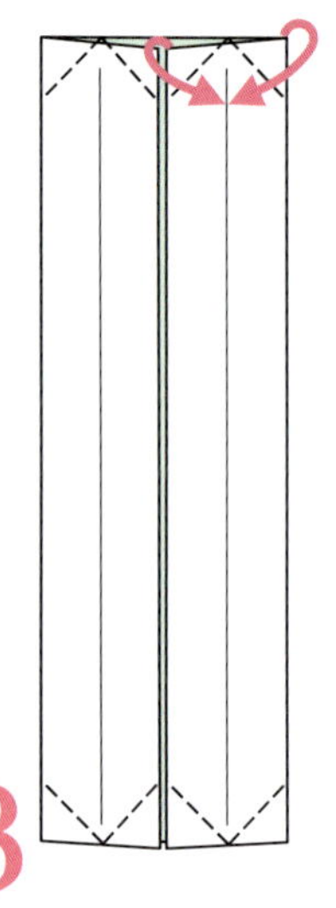

3
上下の4カ所で折りすじに向けて角を折ります。

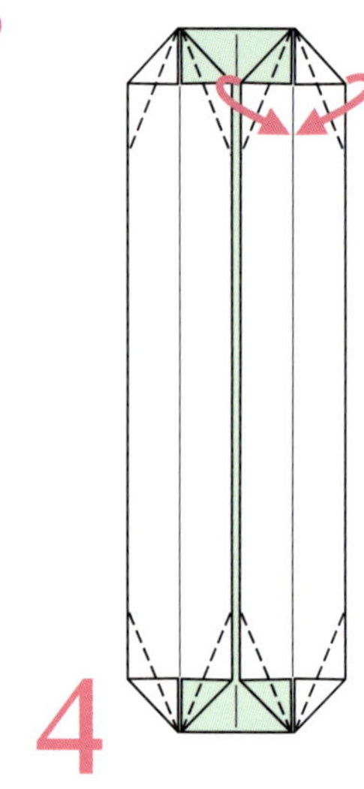

4
もう一度それぞれ折りすじに向けて角を折ります。

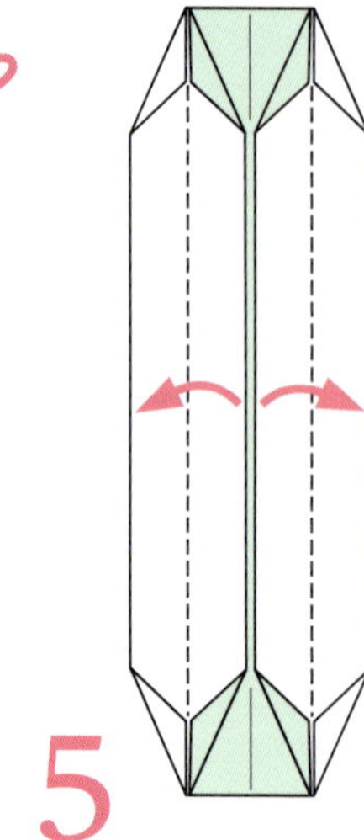

5
折りすじのところで外に開きます。

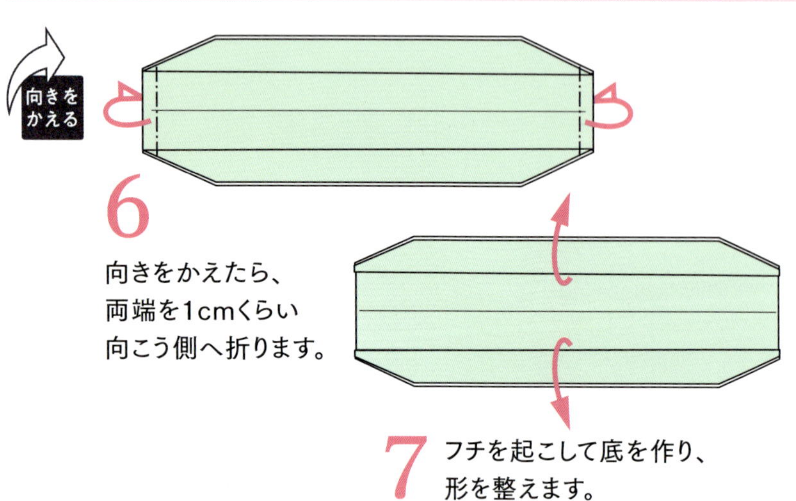

6
向きをかえたら、両端を1cmくらい向こう側へ折ります。

7
フチを起こして底を作り、形を整えます。

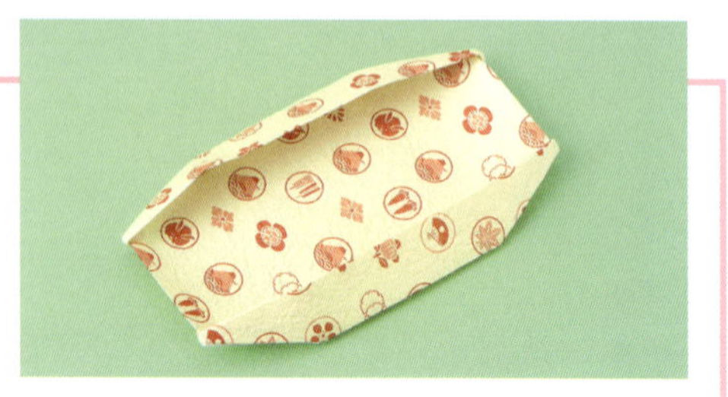

用紙を正方形に近づけていくと、写真のように幅広に仕上がり、用途もいろいろ広がります。

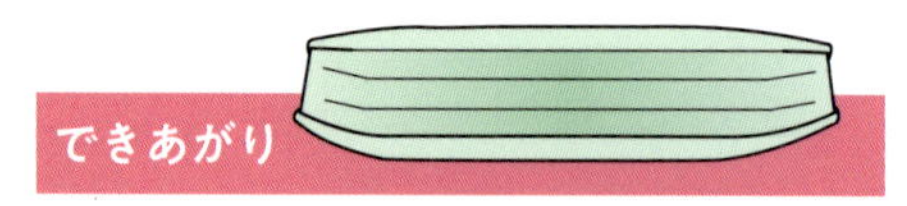

できあがり

5章

孫と遊ぶ・孫と楽しむ

「楽しむ」が脳の老化を遠ざける

孫が喜ぶ姿を想像しながら折ったり、
いっしょに折って遊んだり。このような情緒は
脳が十分に働いた状態でこそ味わえるもの。
しっかりと脳を鍛え、情緒豊かな状態を保つことは、
認知症の予防にもなるのです。

ここでは子どもに人気の作品を集めました。
ぜひ、お孫さんやまわりの子どもさんとの
ふれ合いに役立ててください。

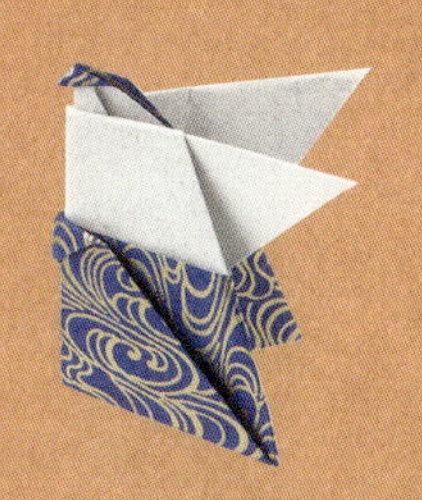
 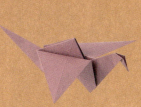
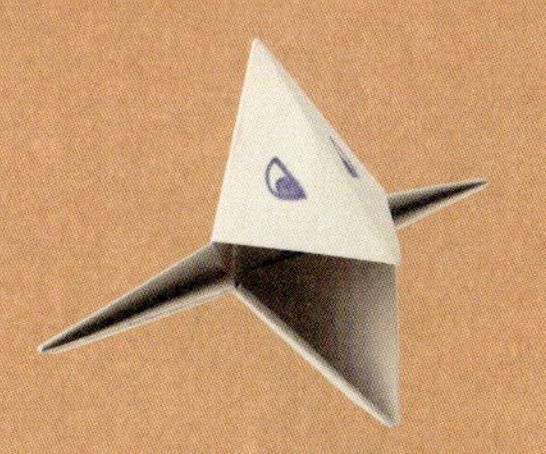
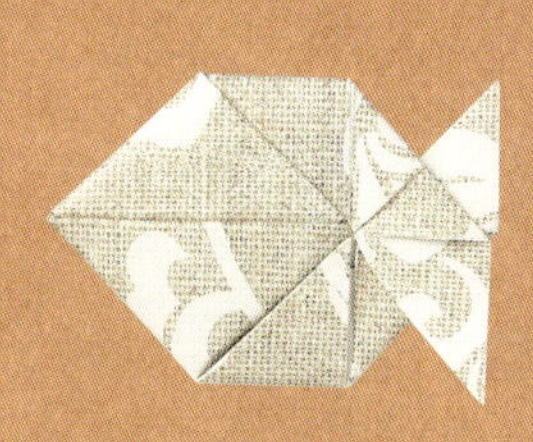
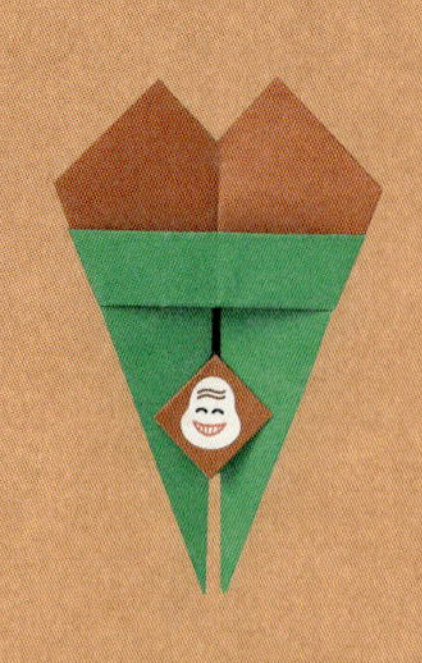

さかなの手紙

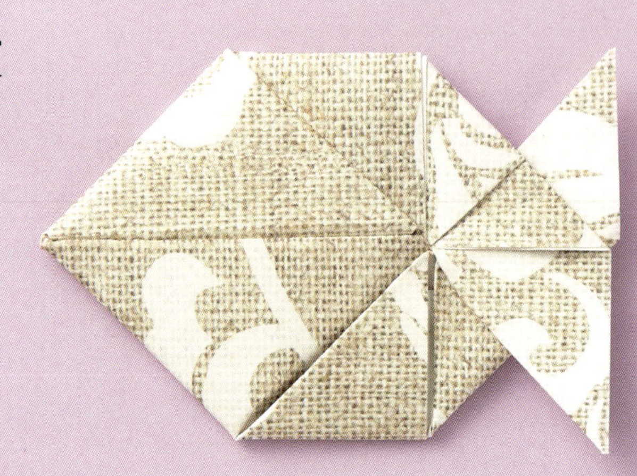

かわいい便せんに
手紙を書いたら、
さかな形に折って
お孫さんと文通しましょう。

◆さかなの手紙

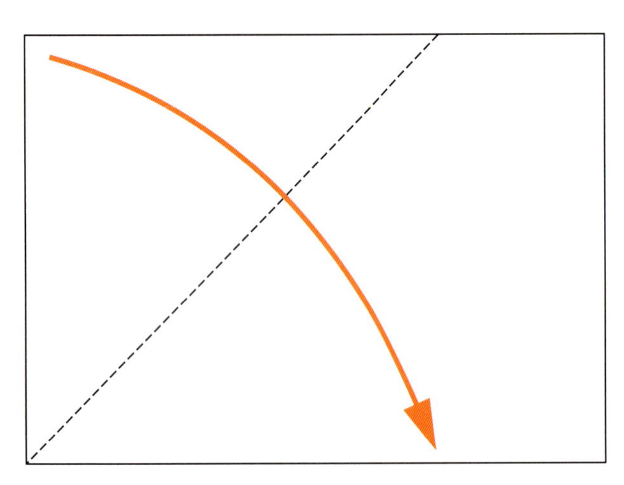

1 長方形の紙のフチとフチを合わせて、三角に折ります。

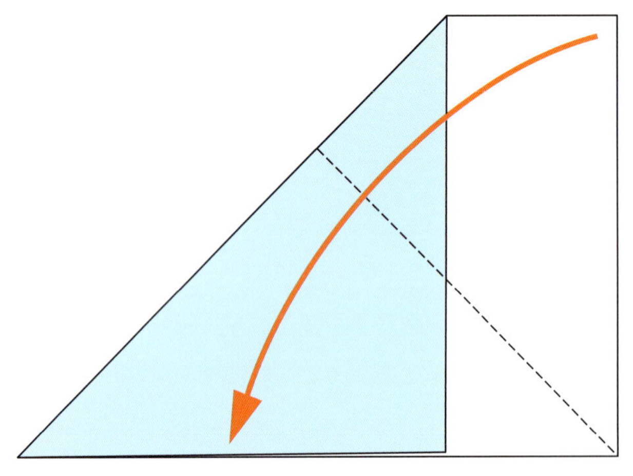

2 右側も三角に折ります。

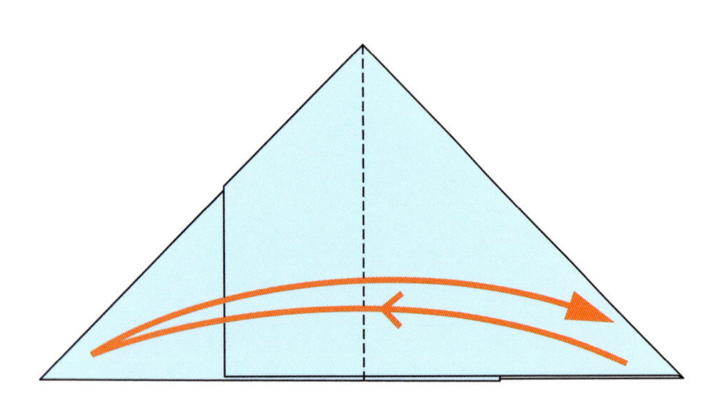

3 全体を半分に折って、折りすじをつけます。

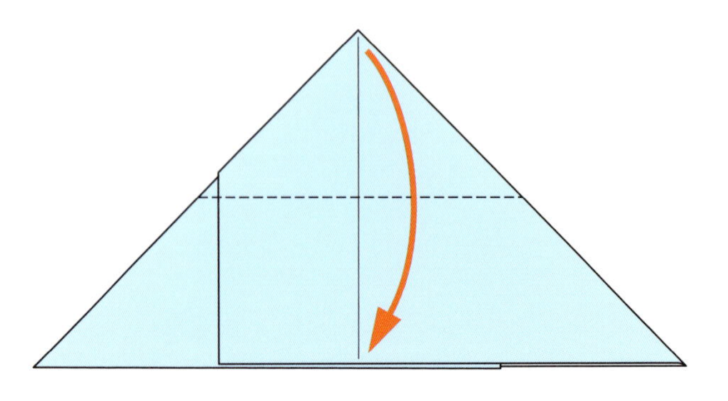

4 上の角を下まで折ります。

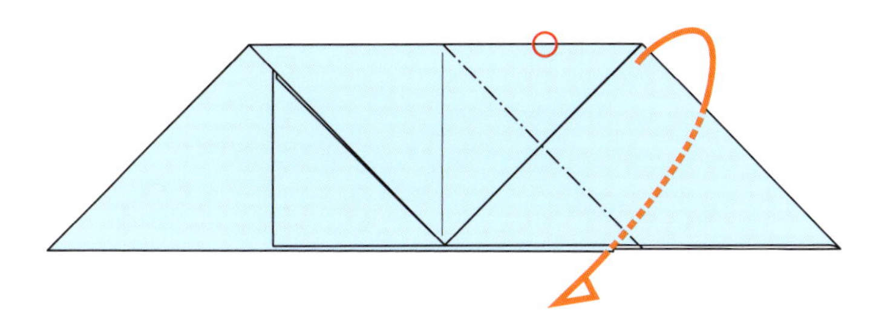

5 ○とまん中の折りすじが合うように、
山折りをします。

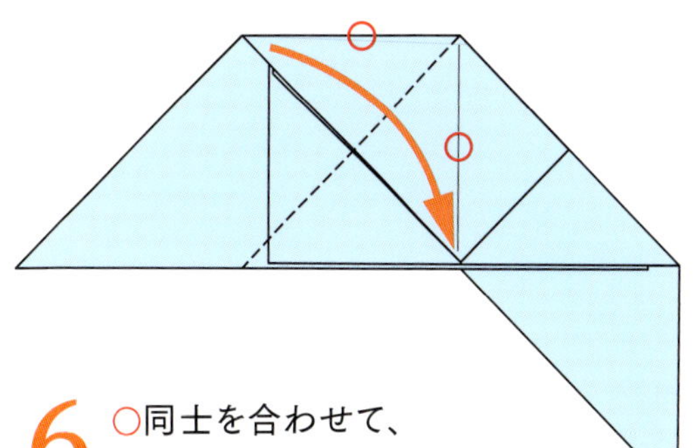

6 ○同士を合わせて、
谷折りをします。

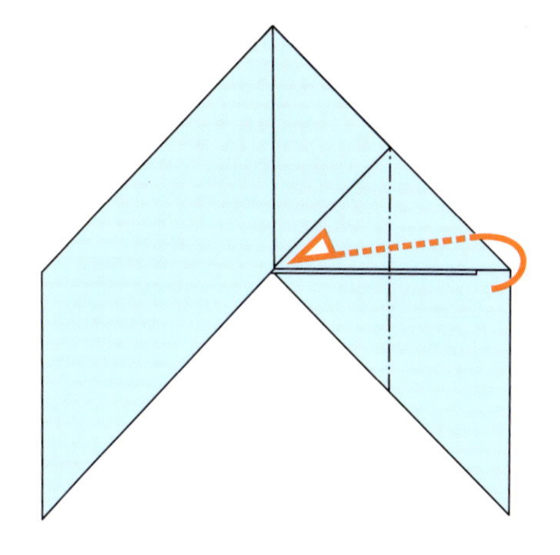

7 点線のところで山折りをします。

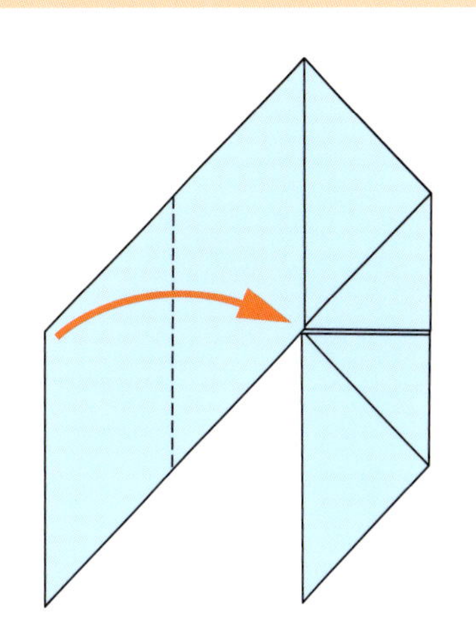

8 今度は谷折りをします。

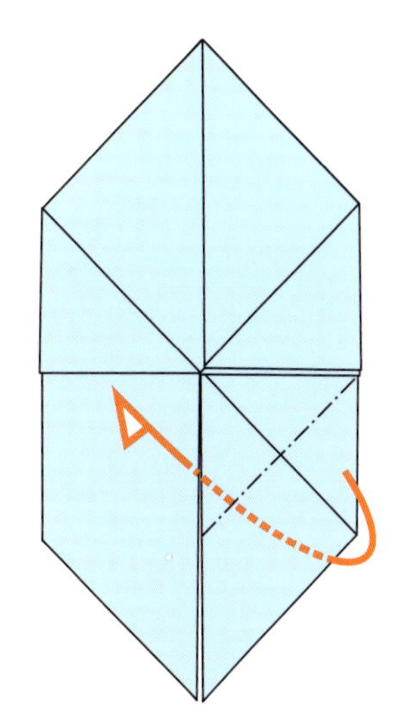

9を折っているところ

9 点線のところで山折りをします。
先を左の紙の上に出します。

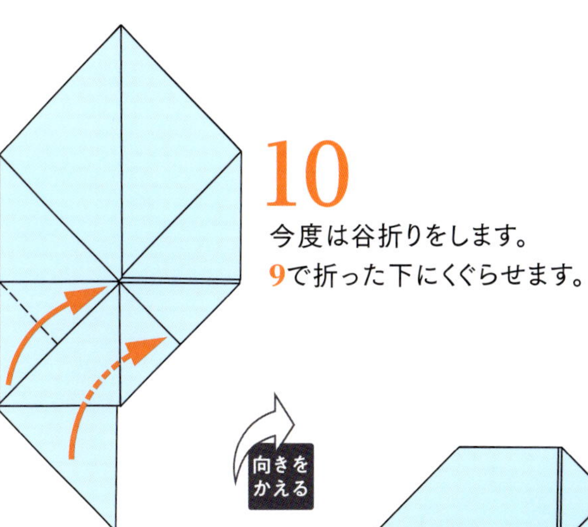

10
今度は谷折りをします。
9で折った下にくぐらせます。

できあがり

はらぺこガラス

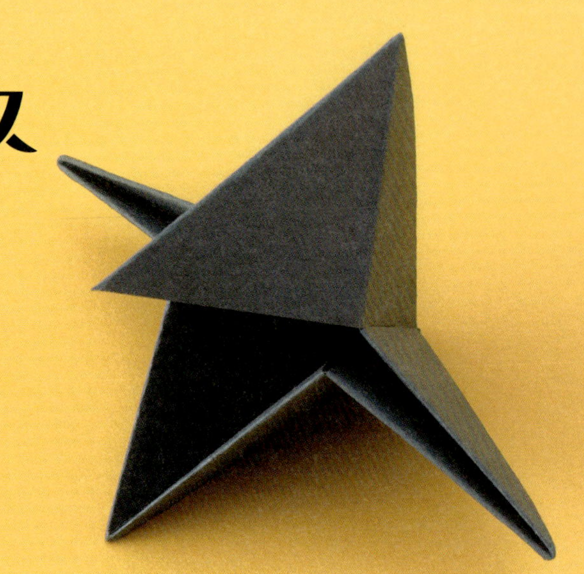

羽を左右に引っぱると、
口が動いてなんでもパクッ！
上手にくわえられたら、ほめてあげましょう。

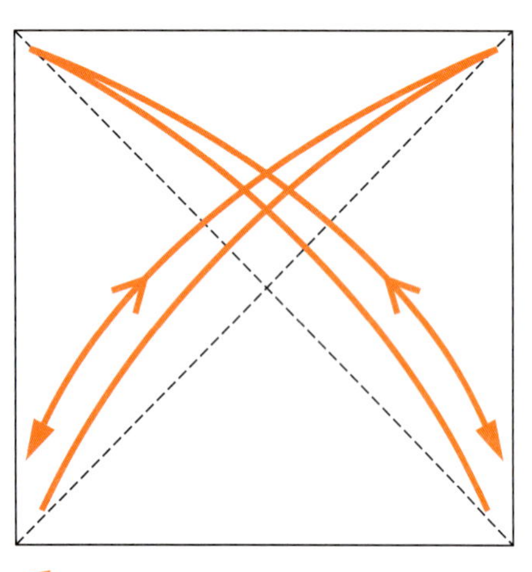

1 ななめに折って、
折りすじを2本つけます。

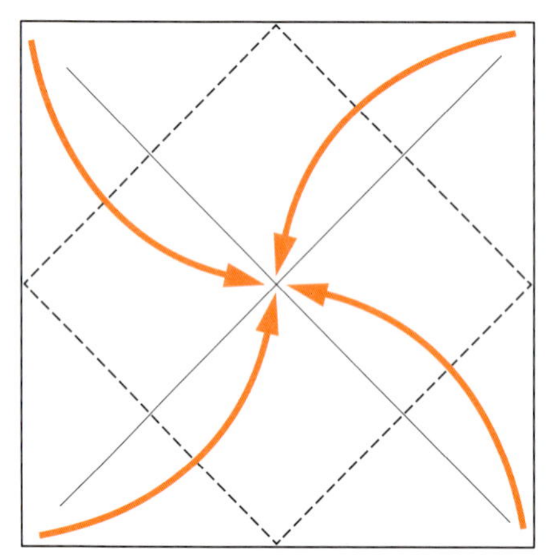

2 まん中に寄せて
角を折ります。

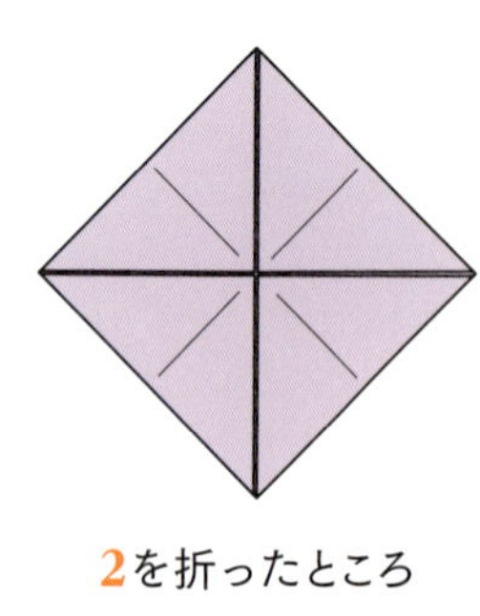

2を折ったところ

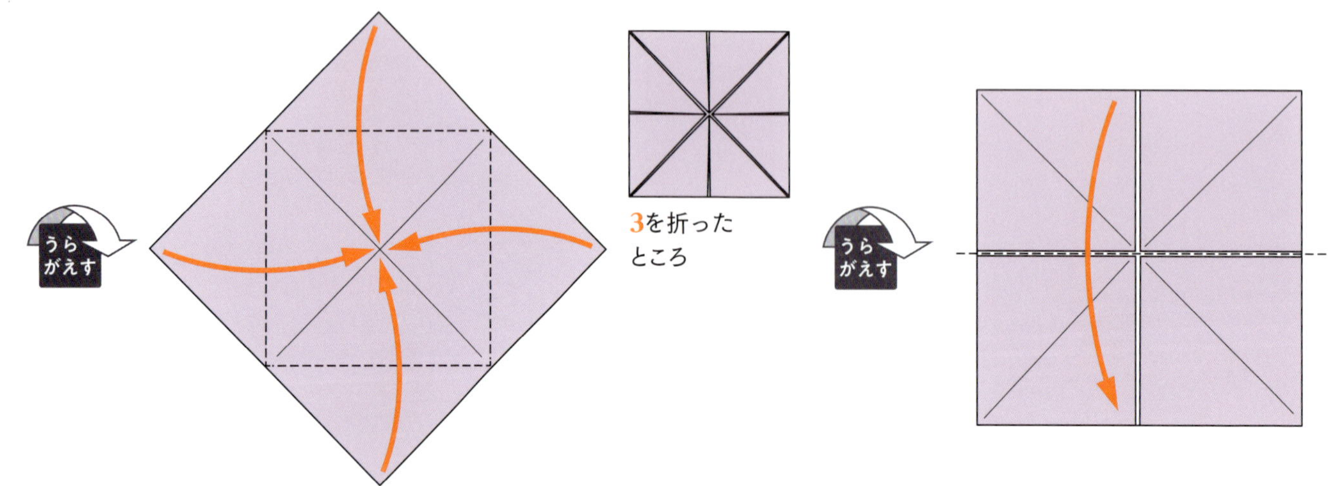

3 裏返したら、もう一度
まん中に寄せて角を折ります。

4 裏返したら、
半分に折ります。

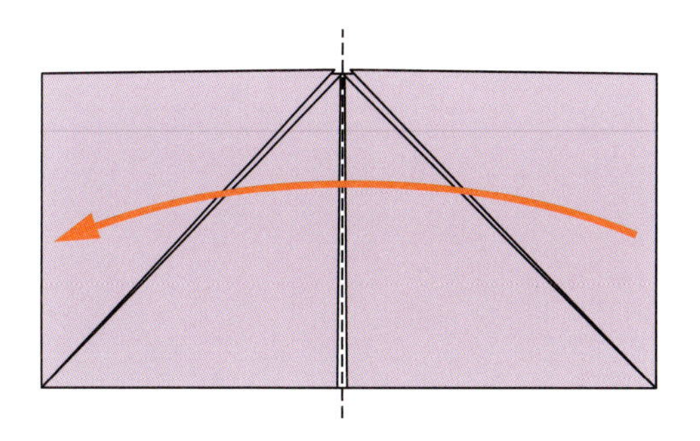

5 もう一度、半分に折ります。

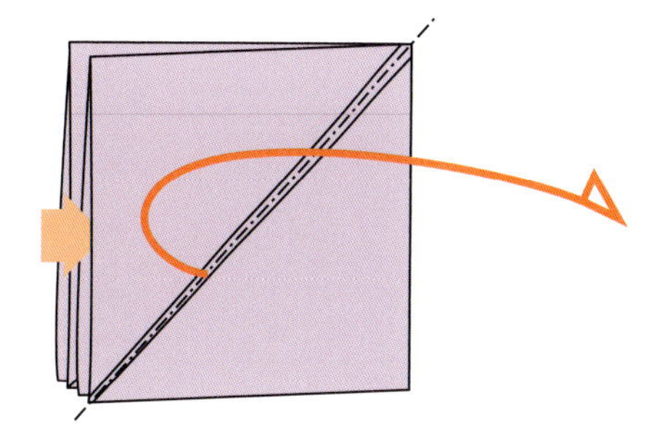

6 ➡から手を入れ、開いて三角につぶします。裏も同様に。

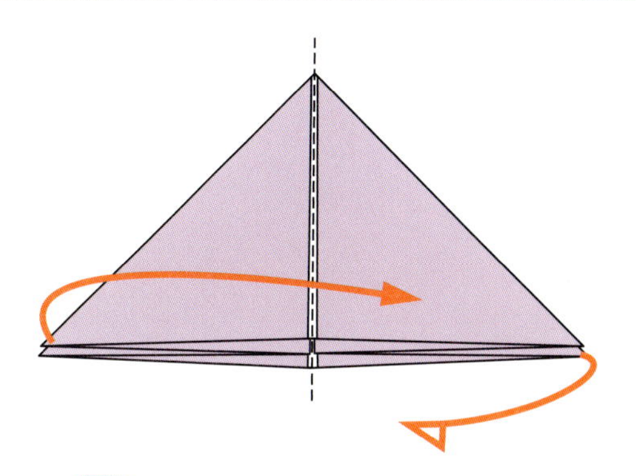

7 折りずらして星形にします。

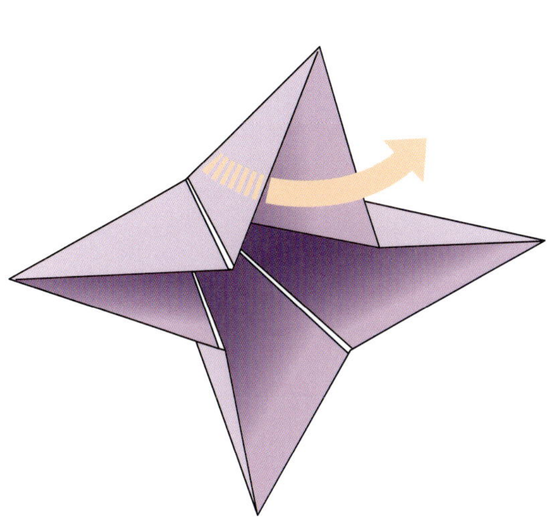

8 内側から角を引き出します。

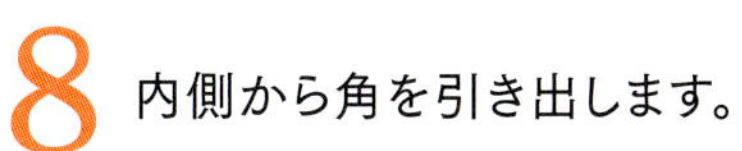

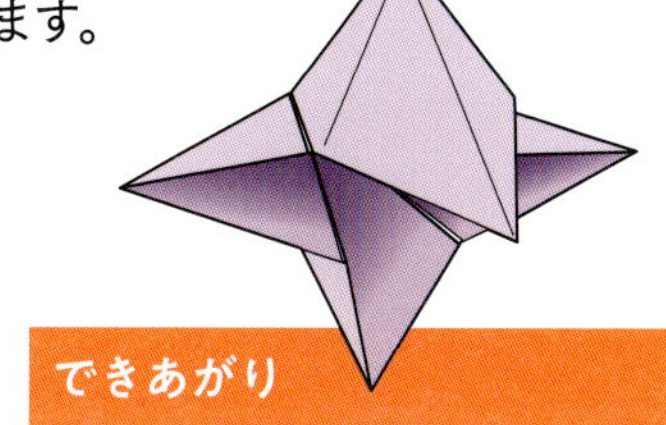

できあがり

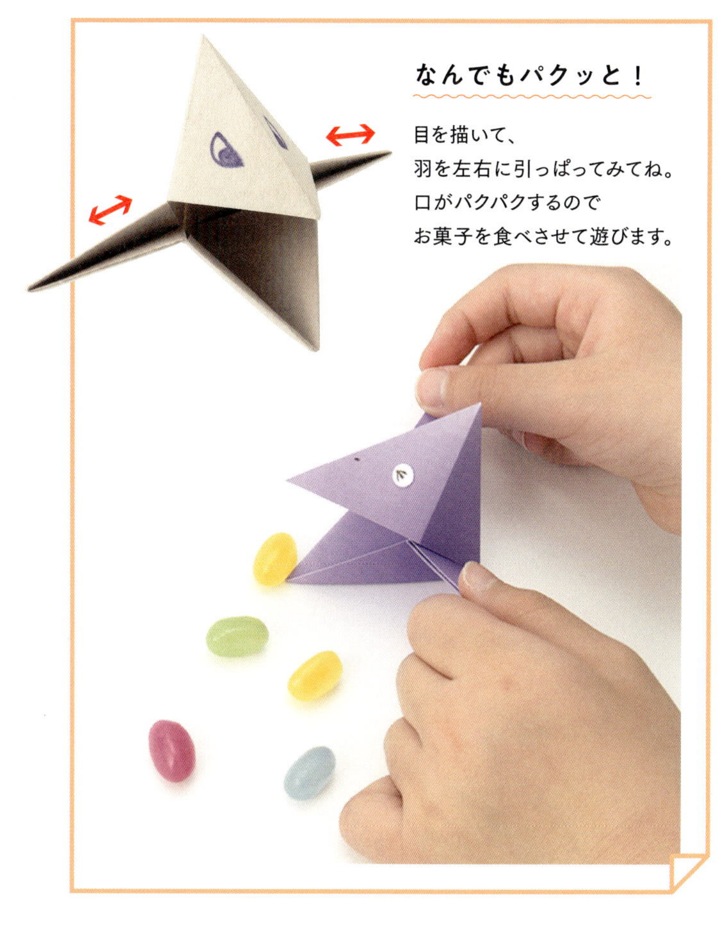

なんでもパクッと！

目を描いて、
羽を左右に引っぱってみてね。
口がパクパクするので
お菓子を食べさせて遊びます。

孫と遊ぶ・孫と楽しむ

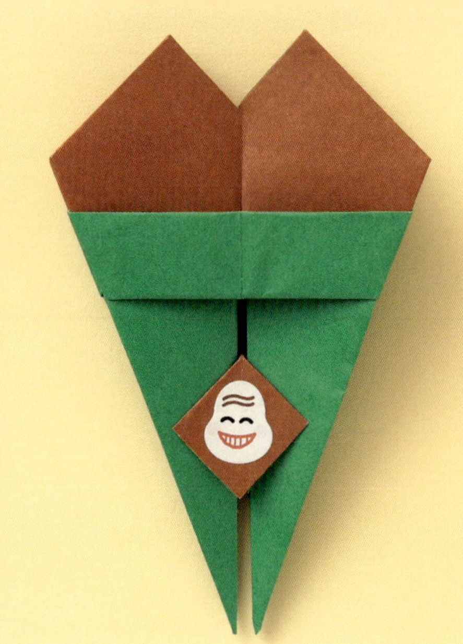

さるの木登り

あらら、不思議！
さるがスルスルと
木を登っていきますよ。

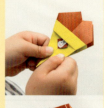
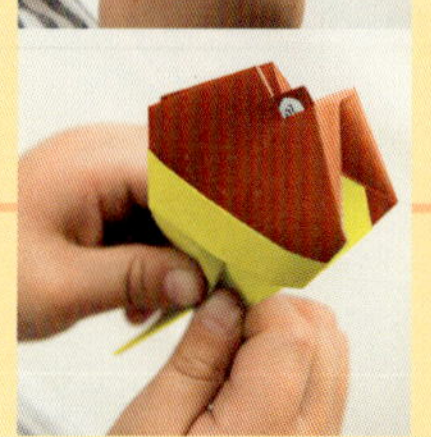

上手に木登りできるかな？
幹をこすり合わせると、摩擦でさるが木を登って、てっぺんから顔を出します。

◆さるの木登り

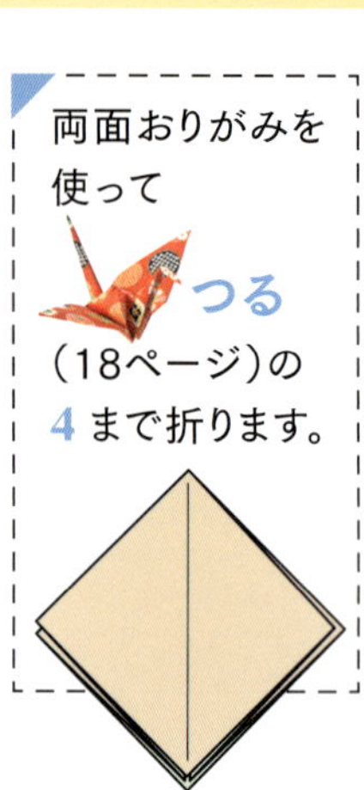

両面おりがみを使って つる（18ページ）の4まで折ります。

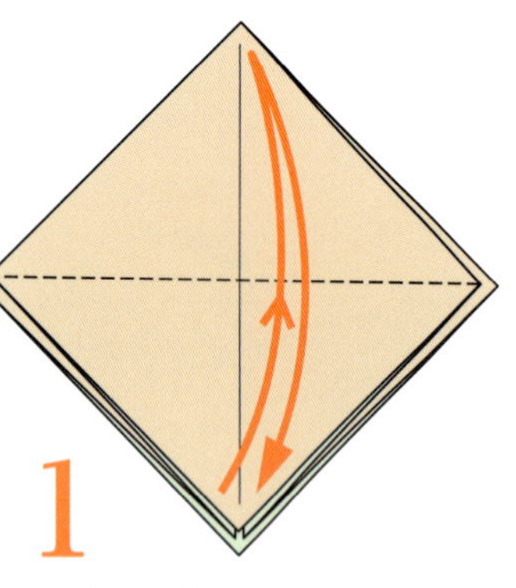

1 手前の1枚に折りすじをつけます。

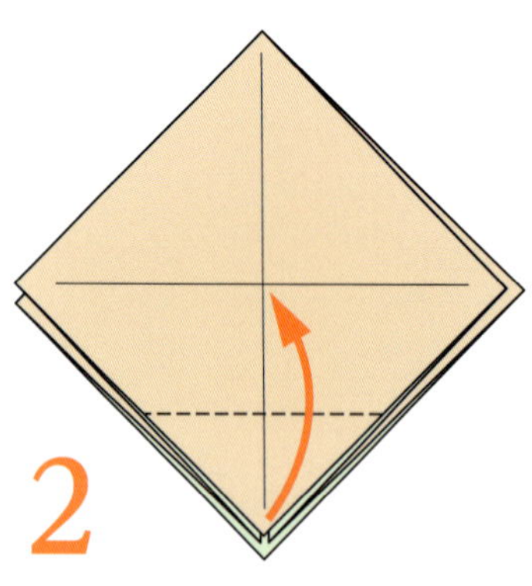

2 まん中に向けて下の角を折り上げます。

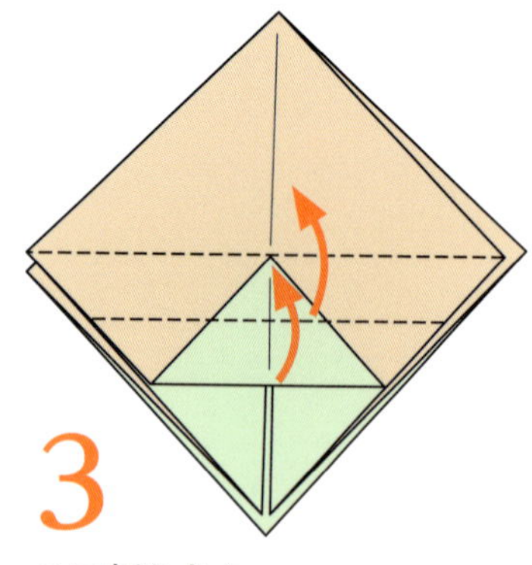

3 2回折ります。裏も1〜3を同様に折ります。

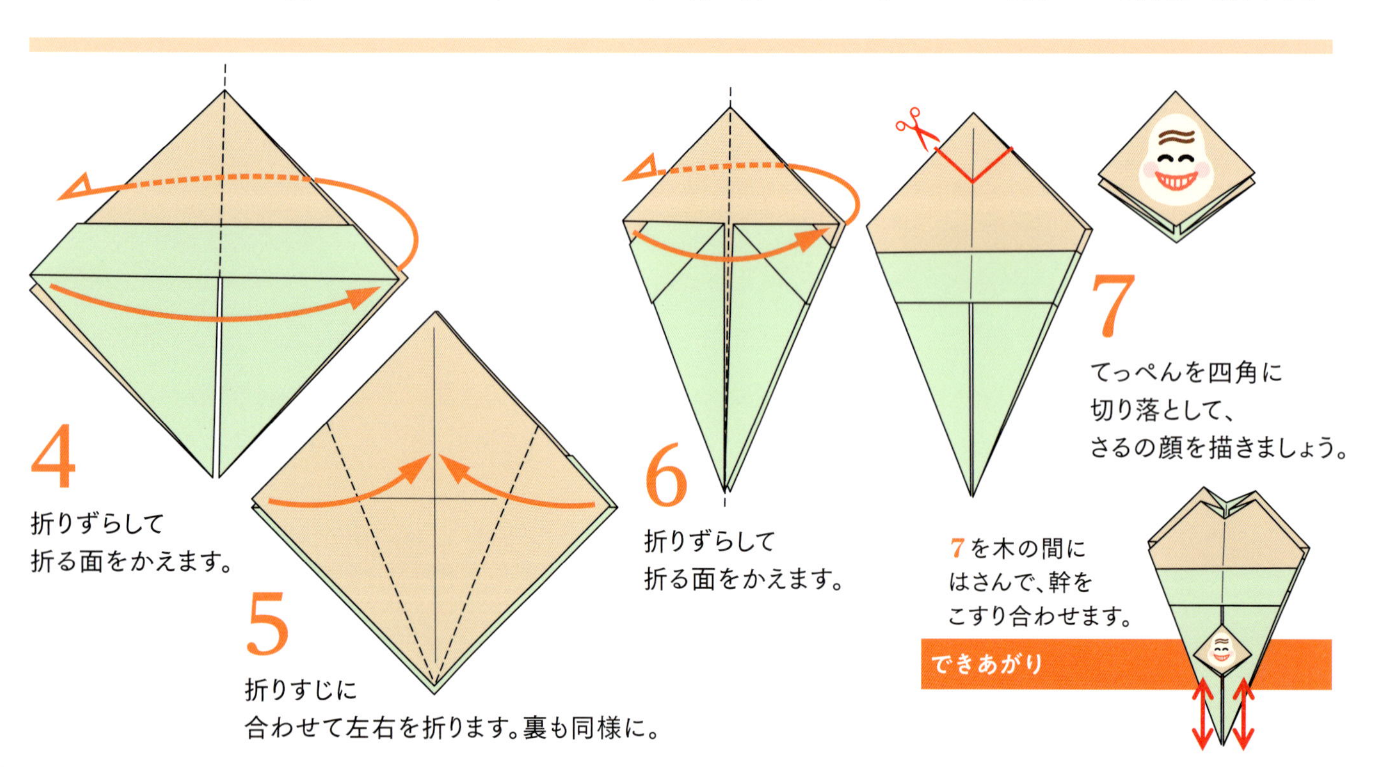

4 折りずらして折る面をかえます。

5 折りすじに合わせて左右を折ります。裏も同様に。

6 折りずらして折る面をかえます。

7 てっぺんを四角に切り落として、さるの顔を描きましょう。

できあがり
7を木の間にはさんで、幹をこすり合わせます。

羽ばたく鳥

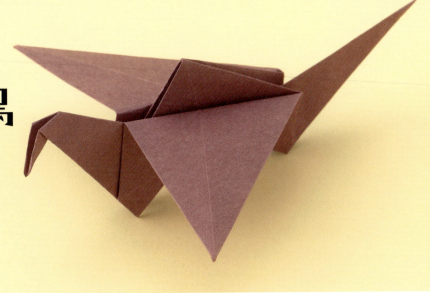

尾を引っぱると
羽がパタパタと動いて、
まるで飛んでいるみたい！

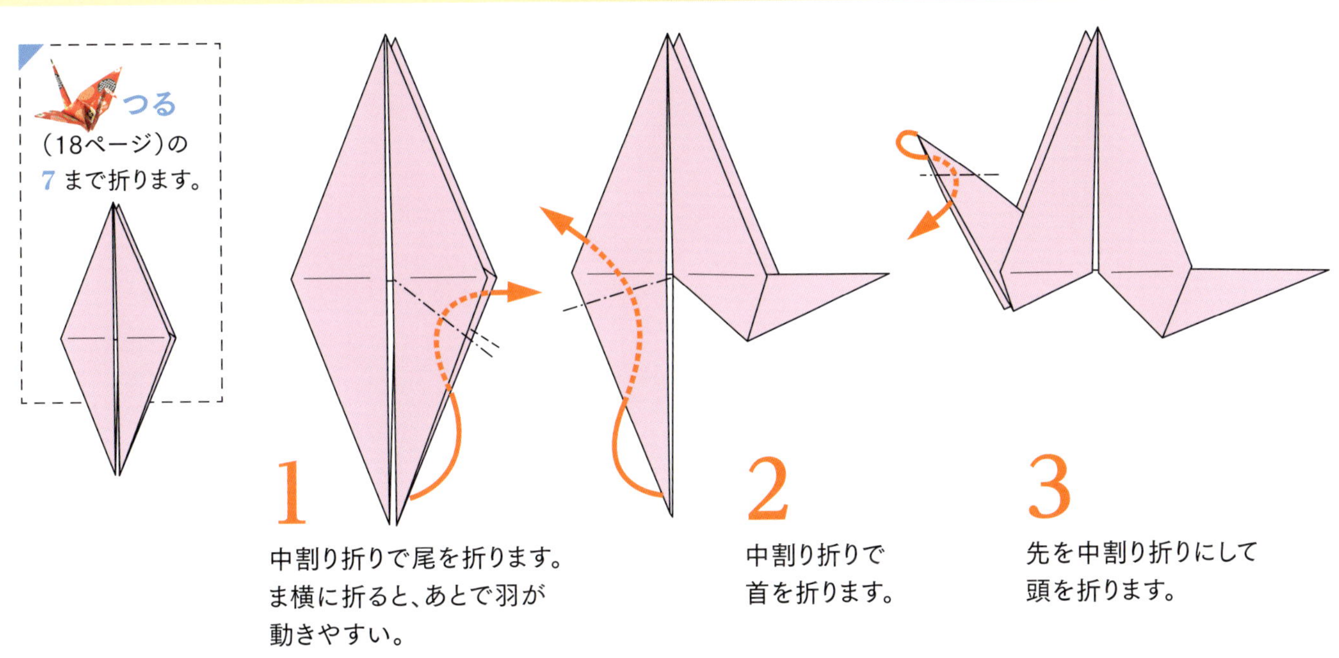

つる(18ページ)の7まで折ります。

1 中割り折りで尾を折ります。ま横に折ると、あとで羽が動きやすい。

2 中割り折りで首を折ります。

3 先を中割り折りにして頭を折ります。

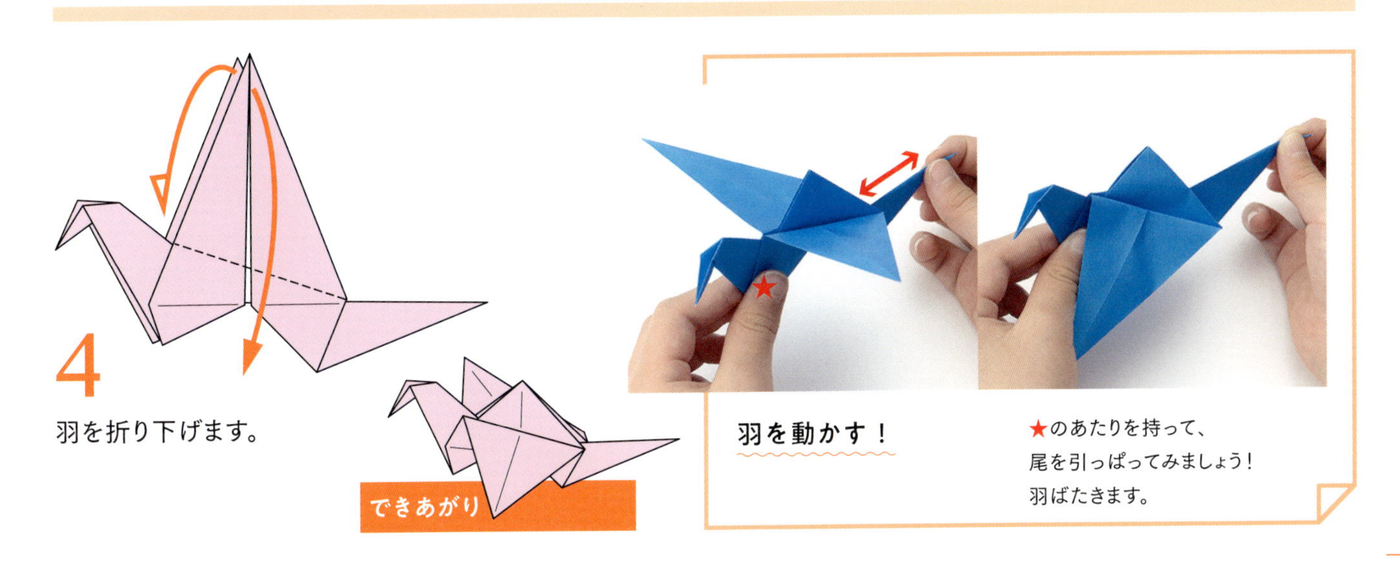

4 羽を折り下げます。

できあがり

羽を動かす！

★のあたりを持って、
尾を引っぱってみましょう！
羽ばたきます。

指人形

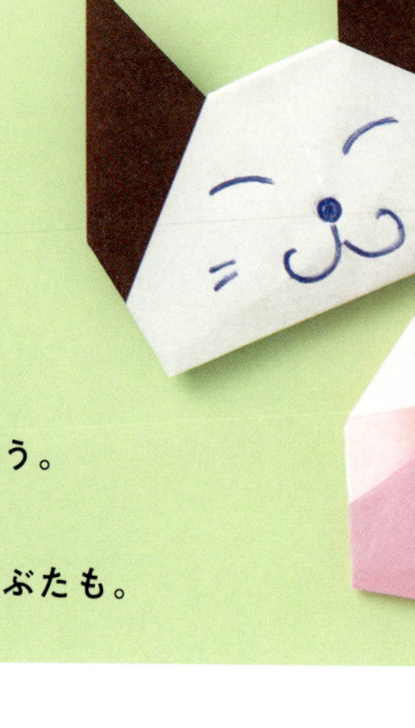

たくさん折って、
お孫さんとお話ししましょう。
基本のねこを折ったら、
耳の折り方をかえていぬやぶたも。

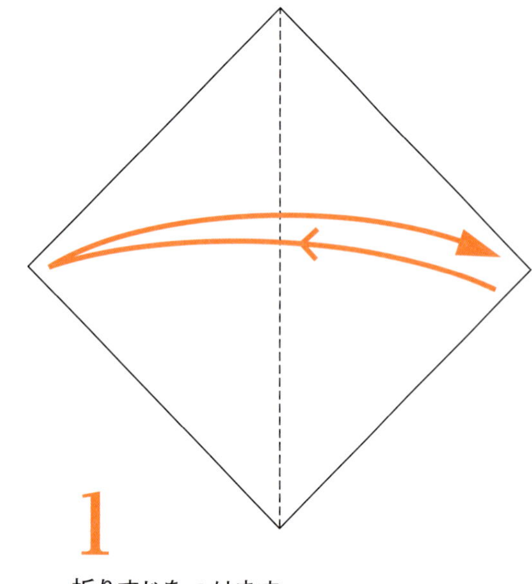

1
折りすじをつけます。

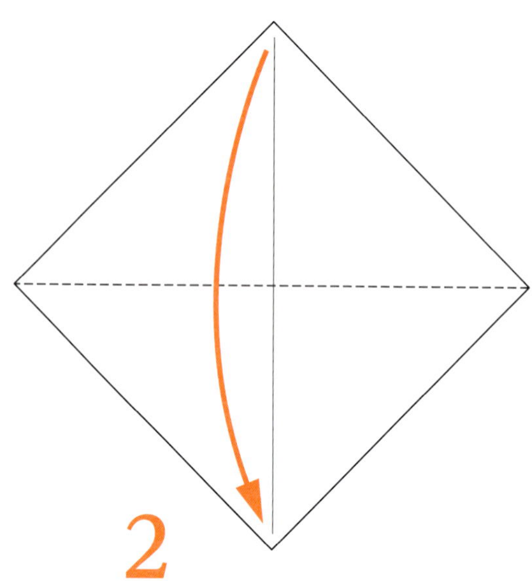

2
違う向きに折ります。

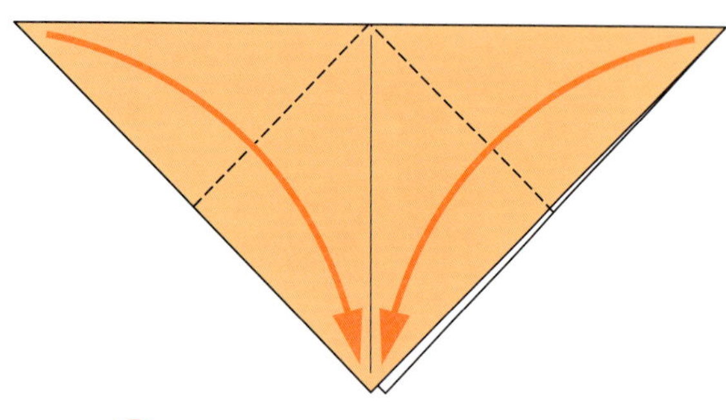

3
両方の角を下の角に合わせて折ります。

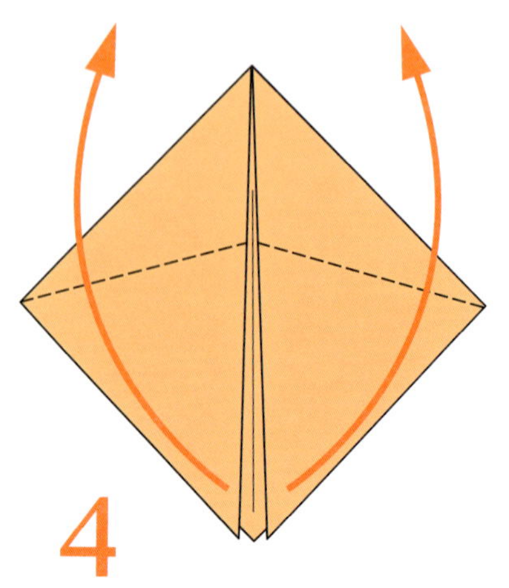

4
点線のところで少しななめに折り上げます。

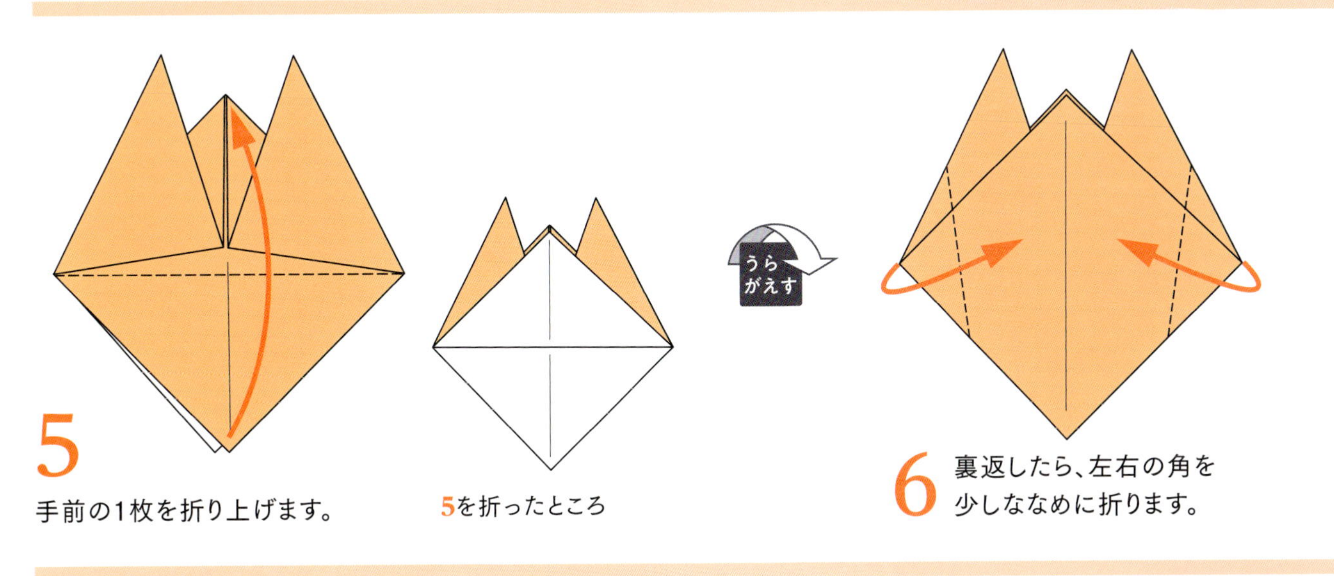

5 手前の1枚を折り上げます。

5を折ったところ

6 裏返したら、左右の角を少しななめに折ります。

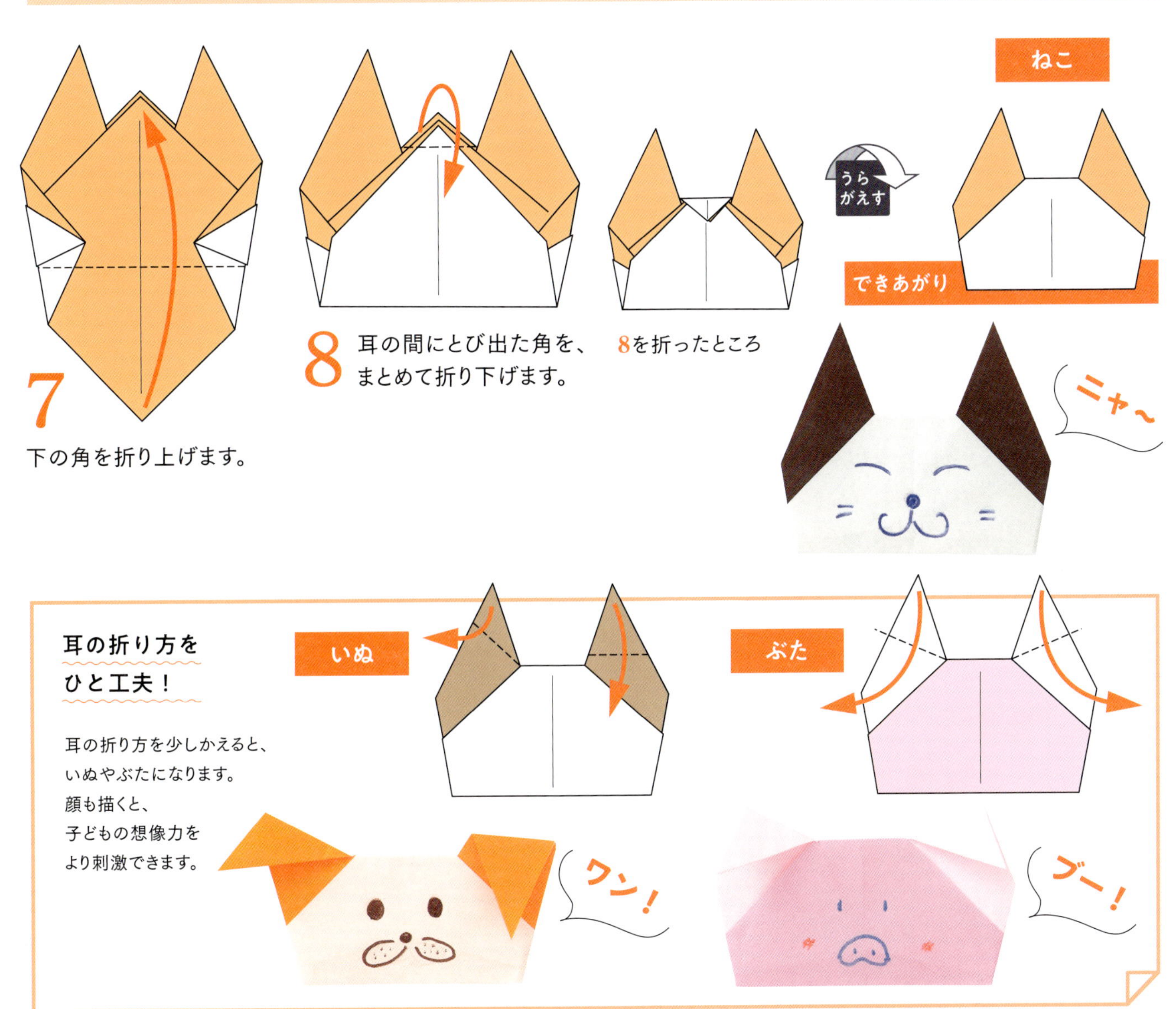

7 下の角を折り上げます。

8 耳の間にとび出た角を、まとめて折り下げます。

8を折ったところ

耳の折り方をひと工夫！

耳の折り方を少しかえると、
いぬやぶたになります。
顔も描くと、
子どもの想像力を
より刺激できます。

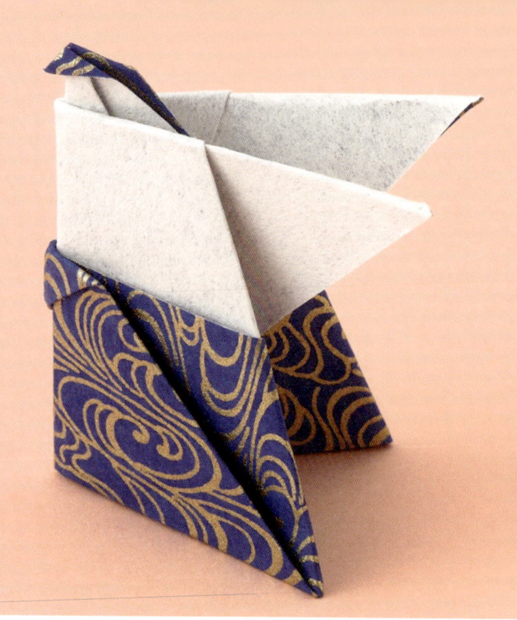

おすもうさん

頭にちょんまげをつけたおすもうさん。
はっけよい、のこった！
の合図で、トントンずもうスタート！

◆おすもうさん

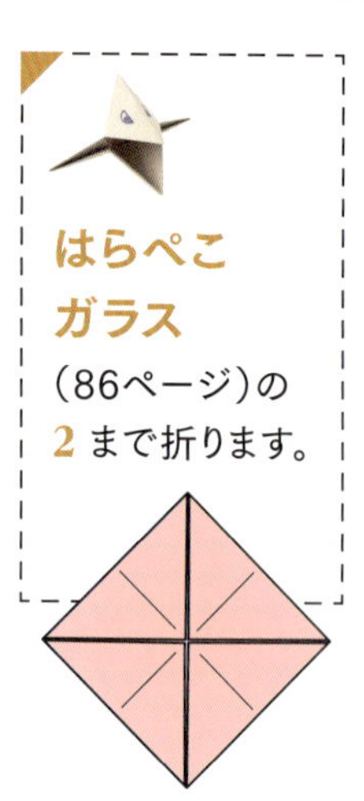

はらぺこ
ガラス
(86ページ)の
2まで折ります。

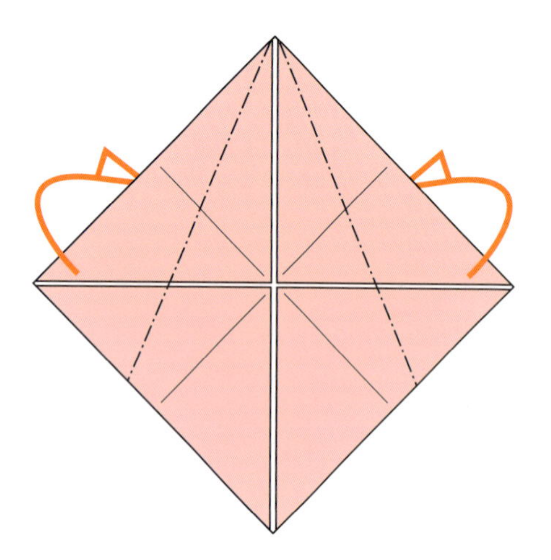

1 まん中に合わせて、左右を向こう側へ折ります。

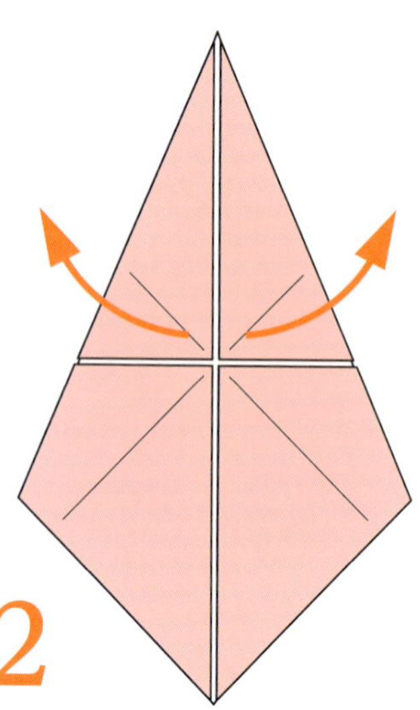

2 上の2枚を外へ開きます。

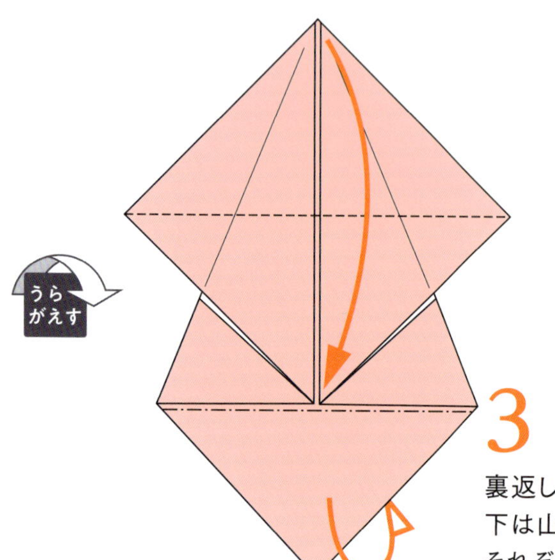

3 裏返したら、上は谷折りに
下は山折りに
それぞれ折ります。

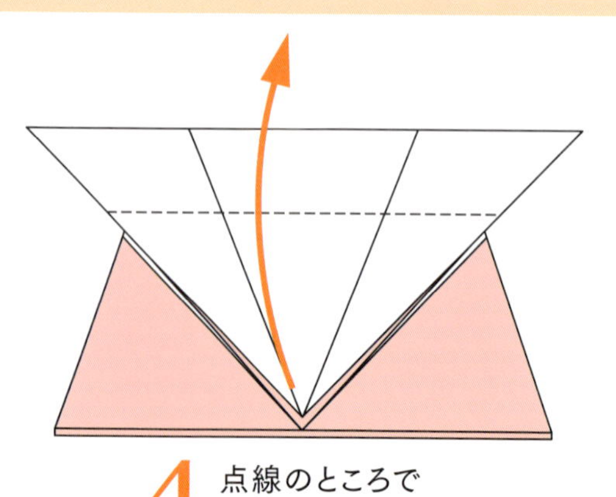

4 点線のところで折り上げます。

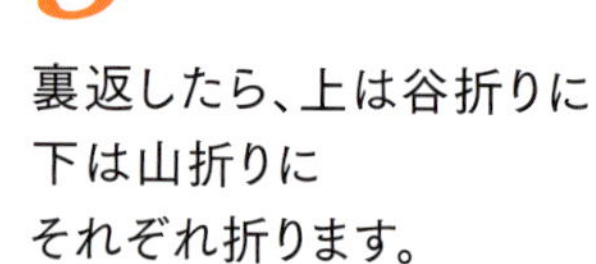

4を折ったところ

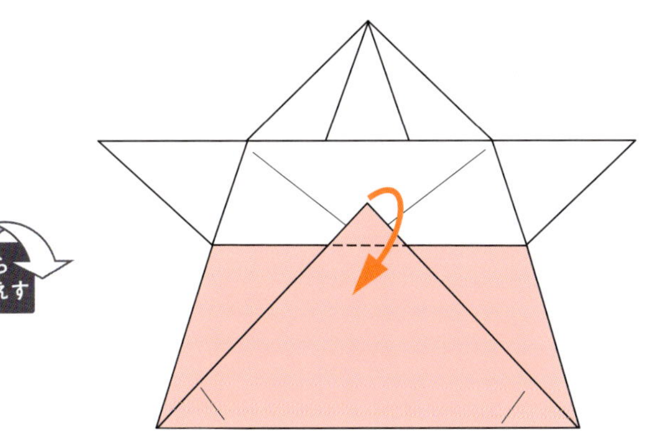

5 裏返したら、とび出たところを小さく折ります。

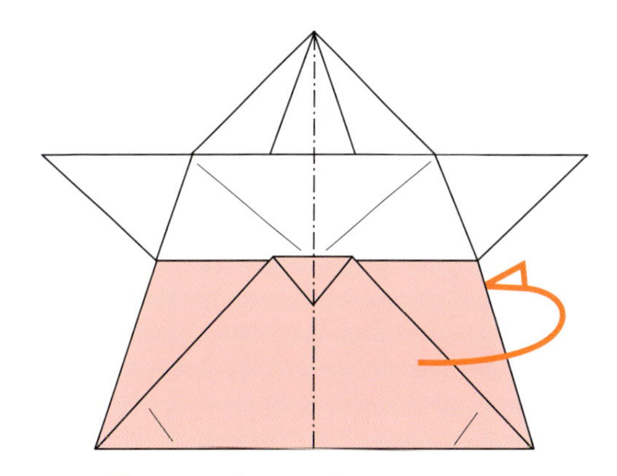

6 向こう側へ全体を半分に折ります。

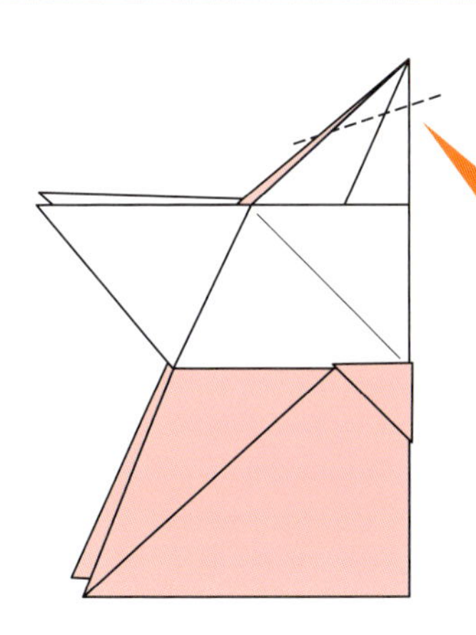

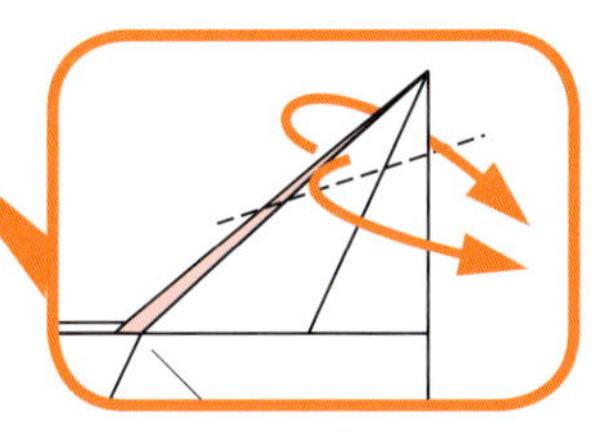

7 外割り折りでちょんまげを折ります。

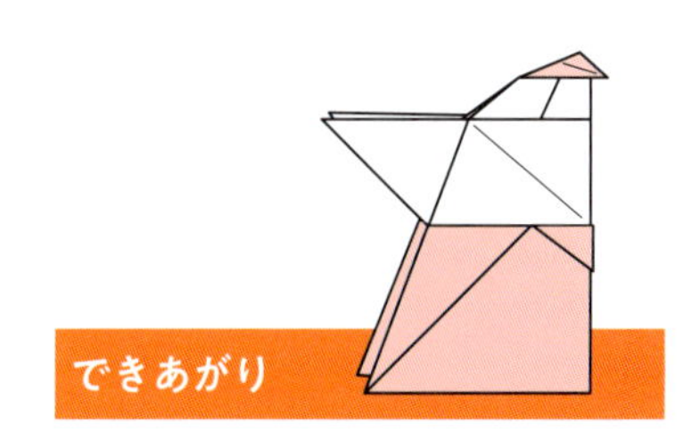

トントンずもうをしよう！

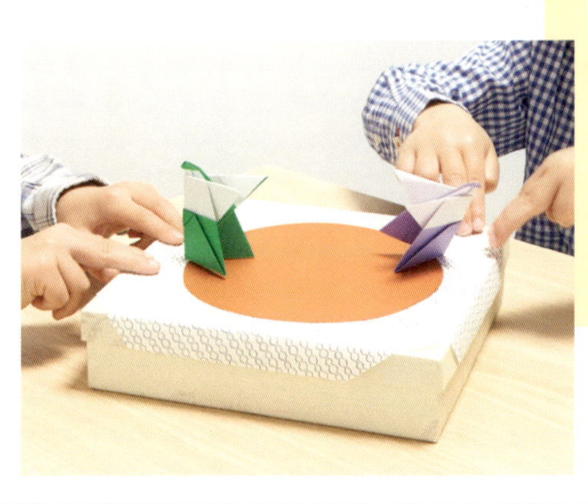

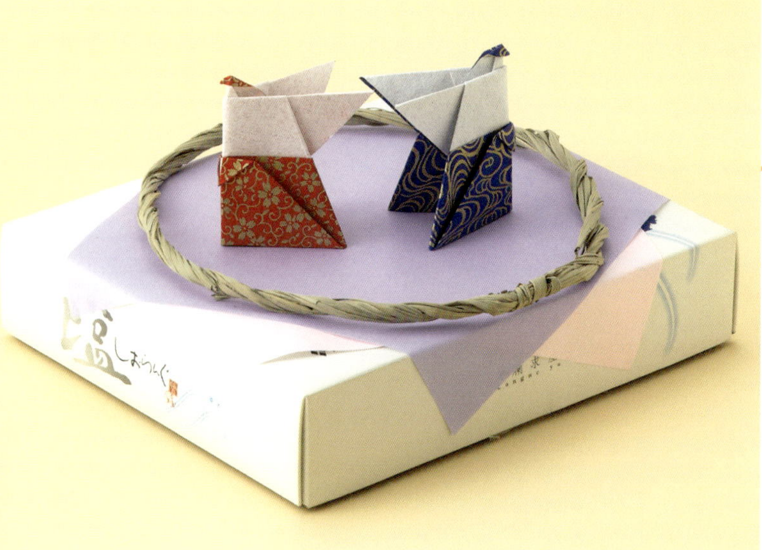

空き箱で土俵を作りましょう。
おすもうさんをのせて、土俵をトントン。
土俵から出たり、倒れたりしたら負けです。

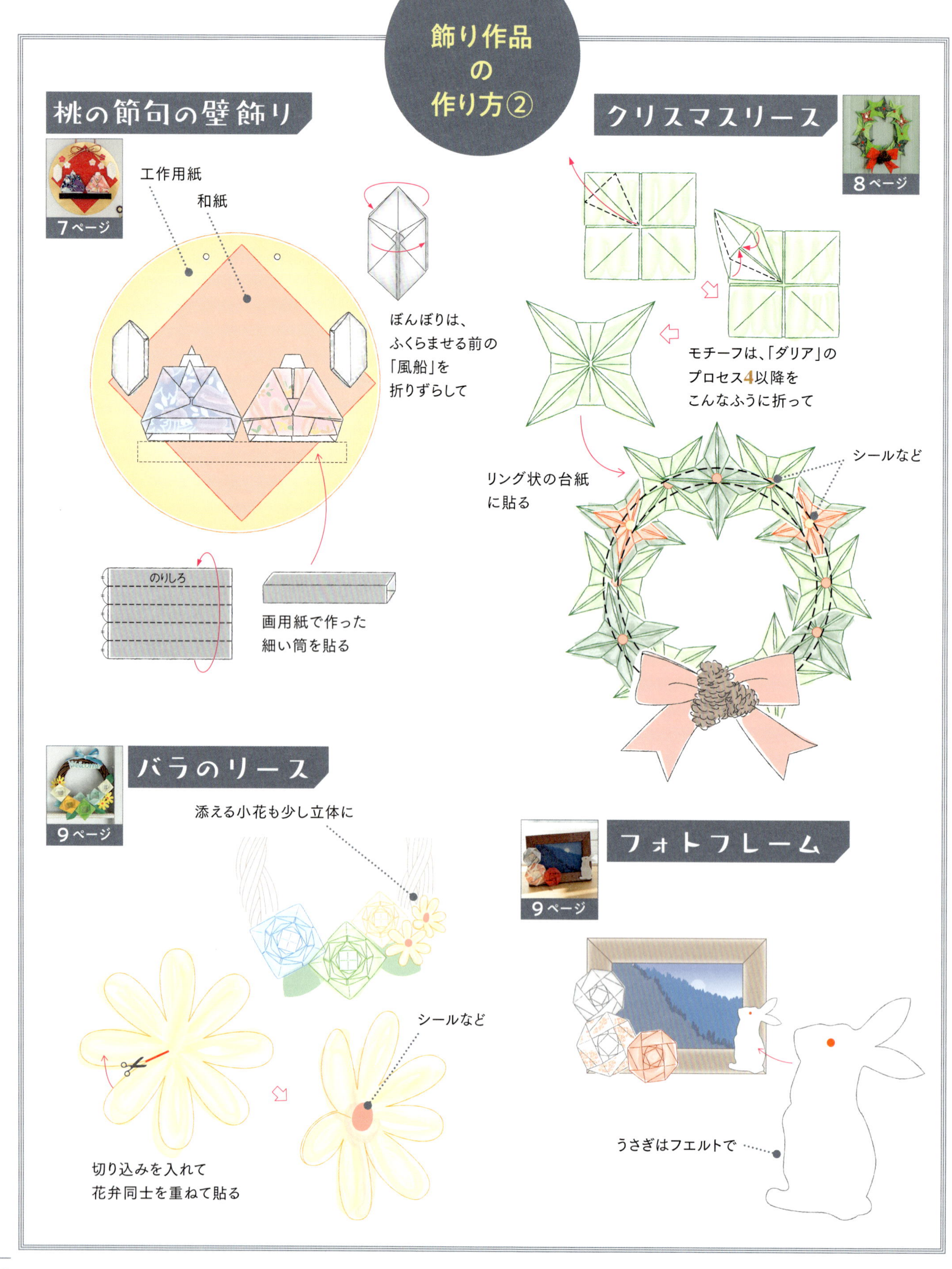
飾り作品
の
作り方②
桃の節句の壁飾り
7ページ
工作用紙
和紙
ぼんぼりは、
ふくらませる前の
「風船」を
折りずらして
のりしろ
画用紙で作った
細い筒を貼る
クリスマスリース
8ページ
モチーフは、「ダリア」の
プロセス4以降を
こんなふうに折って
リング状の台紙
に貼る
シールなど
バラのリース
9ページ
添える小花も少し立体に
切り込みを入れて
花弁同士を重ねて貼る
シールなど
フォトフレーム
9ページ
うさぎはフエルトで

索引

監修

古賀良彦（こが よしひこ）

医学博士。精神科医。杏林大学名誉教授。日本ブレインヘルス協会理事長、日本催眠学会名誉理事長。『脳の筋トレ！ 思い出しおりがみ』（主婦の友社）、『大人の折り紙』（KADOKAWA）、『1日３分 脳がよみがえる! リハビリ指なぞりドリル』（PHP研究所）など、著書・監修書多数。

staff

構成・編集・おりがみ製作／唐木順子　鈴木キャシー裕子
ブックデザイン／今井悦子（MET）
撮影／佐山裕子（主婦の友社）　三富和幸（DNPメディア・アート）
作品製作／阪本あやこ
イラスト／大森裕美子
折り図製作／西紋三千代　速水えり
スタイリスト／伊藤みき（tricko）
校正／田杭雅子
協力／高橋容子
編集担当／松本可絵（主婦の友社）

脳画像撮影協力
株式会社スペクトラテック
http://www.spectratech.co.jp/

活発脳(かっぱつのう)をつくる 60歳(さい)からのおりがみ

2018年４月10日　第１刷発行
2025年５月10日　第20刷発行

編　者　主婦の友社
発行者　大宮敏靖
発行所　株式会社主婦の友社
〒141-0021 東京都品川区上大崎3-1-1
目黒セントラルスクエア
電話 03-5280-7537（内容・不良品等のお問い合わせ）
049-259-1236（販売）
印刷所　大日本印刷株式会社

ISBN978-4-07-428028-5

■本のご注文は、お近くの書店または主婦の友社コールセンター（電話0120-916-892）まで。
＊お問い合わせ受付時間　月～金（祝日を除く）　10：00～16：00

＊個人のお客さまからのよくある質問のご案内　https://shufunotomo.co.jp/faq/